U0200415

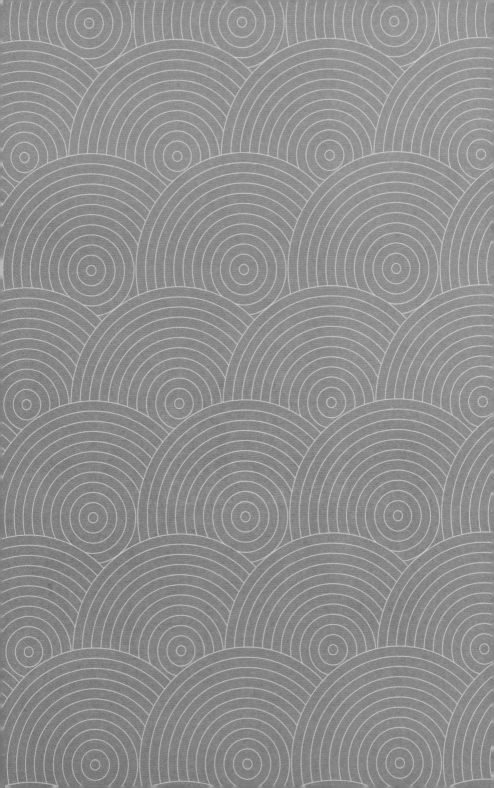

运斤斫垩

余云岫、恽铁樵学术论争集

周鸿飞 编

学苑出版社

图书在版编目(CIP)数据

运斤斲垩：余云岫、恽铁樵学术论争集/余云岫，
恽铁樵著. —北京：学苑出版社，2019.5
ISBN 978－7－5077－5687－6

Ⅰ.①运… Ⅱ.①余… ②恽… Ⅲ.①中医学—文集
Ⅳ.①R2-53

中国版本图书馆 CIP 数据核字(2019)第 080985 号

责任编辑：付国英
出版发行：学苑出版社
社　　址：北京市丰台区南方庄 2 号院 1 号楼
邮政编码：100079
网　　址：www.book001.com
电子信箱：xueyuanpress@163.com
销售电话：010-67601101(销售部)、67603091(总编室)
经　　销：新华书店
印 刷 厂：北京市京宇印刷厂
开本尺寸：880×1230　　1/32
印　　张：10.625
字　　数：210 千字
版　　次：2019 年 6 月北京第 1 版
印　　次：2019 年 6 月北京第 1 次印刷
定　　价：58.00 元

前　　言

一、中医药法

　　2017 年 7 月 1 日,《中华人民共和国中医药法》正式颁布实施。这是我国第一部针对中医药行业领域的基本法,第一次从法律层面明确了中医药的重要地位、发展方针和扶持措施,为中医药事业发展提供了法律保障。对中医学界来说,这是一部历经波折、来之不易的法律,即便放在整个中医学术史的时空维度来考量,这部法律仍然具有里程碑式的重要意义。1983 年,时任第六届全国人大常委会委员的著名中医学家董建华教授,首次在全国人大会议上提出制定中医药法的议案,由此开启中医药立法的探索历程。1986 年,国务院启动《中华人民共和国中医药条例》起草工作,直到 2003 年 4 月,该条例才得以颁布。2009 年,《国务院关于扶持和促进中医药事业发展的若干意见》发布,中医药立法步伐加快。2013 年,中医药法草案终于列入全国人大常委会立法计划档。2015 年12 月 9 日,国务院第 115 次常务会议讨论通过中医药法(草案)。2016 年 12 月 25 日,第十二届全国人民代表大会常务委员会第 25 次会议通过《中华人民共和国中医药法》,于 2017年 7 月 1 日正式实施。历时 35 年,从未有哪一部法律像中医药立法这样充满曲折,举步维艰,并历经反复论证。然而,相较于近百年中医学术史,这部凝聚几代中医人不懈努力的法律,终究可以一慰人心。

二、天崩地陷

　　19世纪末—20世纪初,是中国社会与意识形态嬗变的一个特殊时期。在此之前,且不论延续两千多年"天朝上国,万方来仪"的从容自信优越感,即便清朝中后期面对西洋列强带来的种种挫折与屈辱,都没能从根本上动摇中国社会体制的思想基础和运行秩序。当时社会精英阶层普遍认为,是先进技术让西洋诸国强大起来的,只要引进西洋技术,就可以改变中国孱弱无能的被动局面,是为"师夷长技以制夷"。然而,1894年甲午海战,中国竟然打败了,并且是一败涂地,而战胜方竟然是日本——当时社会精英阶层视野里的"虾夷"! 1895年4月17日,《马关条约》签定,割让台湾岛及其附属各岛屿、澎湖列岛,赔偿2亿两白银给日本。这个东洋小国可也是靠着"师夷长技",从被西洋列强蹂躏的境地挣扎出来不久,竟然也加入了瓜分中国的饕餮大宴。对于中国人来说,这可真是一种天崩地陷的感觉,长期拥有的从容自信心理彻底崩溃了。张謇在日记中痛苦地写道:"几罄中国之膏血,国体之得失无论矣。"梁启超在《戊戌政变记》里也说:"唤起吾国四千年之大梦,实则甲午一役始也。"这种迷梦的觉醒,不是酣睡之人的自然苏醒,而是惊吓致醒,有几分恼怒抓狂,有几分惊慌失措,还有几分茫然无措。这就是此后近半个世纪之中,满腔热血、雄心勃勃、"待从头,收拾旧山河"的各路精英人士重整乾坤,构建社会运行新秩序的宏观心理背景。

　　这些精英人士,根据其学识背景,大体可分为三类:西洋、东洋、本土。留学西洋的,当然习惯于移植欧美各国的科学技术与政治制度,对于数十年来不断切身感受西洋列强坚船利炮的中国来说,这是顺理成章的事;留学东洋的,相信日本这样一个由弱变强的成功典范,对中国来说更有借鉴意义;唯有本土人士,虽有保存国粹、整理国故之心,在洋风劲吹的大环境里,难免言辞嚅嚅。钱穆强调对本国历史要有"温情与敬意",想必是深切感受到了洋风吹拂的寒凉不适。其在《国史大纲》序言中说:"凡读本书,请先具下列诸信念:一、当信任何一国之国民,尤其是自称知识水平线以上之国民,对其本国以往历史,应该略有所知。二、所谓对其本国以往历史略有所知者,尤必附随有一种对其本国以往历史之温情与敬意。三、所谓对其本国以往历史有一种温情与敬意者,至少不会对其本国以往历史抱有一种偏激的虚无主义,将我们当身种种罪恶与弱点,一切诿卸与古人。四、当信每一国家必待其国民具备以上诸条件者比较渐多,其国家乃再有向前发展之希望。"然而,在当时环境,知音甚少,声闻几希。如此一来,在"全盘西化"思潮影响之下,中国所有传统的事物,似乎都在被打倒、摧毁或改造之列,几无一丝反抗能力和发声机会。就像是一场战争,强势一方,挥师直入,所到之处,摧枯拉朽,一扫而光,战事并无激烈可言,偶遇一股顽抗之敌军,众目聚焦,火力所向,就会被描绘成一场激战。20世纪上半叶的中医存废之争,之所以显得声势浩大,原因或许在于,在中国几乎所有自身的东西都逐渐溃败湮灭的背景下,中医不期而然地扮演了最后负隅顽抗的角色。

三、物换星移

　　战国时期·宋玉《风赋》："夫风生于地,起于青苹之末,侵淫溪谷,盛怒于土囊之口,缘太山之阿,舞于松柏之下,飘忽溯滂,激飏熛怒。"16 世纪以来,西方传教士陆续踏入中国,带来了丝丝缕缕的西洋空气。在孔孟礼教浸染至深之地宣扬上帝圣母、耶稣基督,几乎是不可能的事。如何将这种不可能变成可能? 医药。对于中国人来说,相较于上帝恩泽之于灵魂抚慰,能够即时解决身体病痛的医药技术,才是能让人心理上不抗拒,实实在在受益的东西。1692 年岁末,天主教神甫洪约翰带着一斤金鸡纳霜进入紫禁城,治愈了因罹患疟疾而卧床不起的康熙皇帝。这个故事影响广泛,鼓舞着一批又一批传教士进行"医务传道",试图通过输入近代西方医学体系,治愈中国人肉体病痛,进而以肉体痊愈为阶梯,传播宗教信仰。由此,西医,一套迥别于中国医学的医学体系,就像蒲公英的种子一样,被西洋之风带到了中国这块皇皇厚土,飘零落地,生根发芽。据统计,到 19 世纪末,教会医院的设立遍及全国 13个省市 80 多个地区,并由沿海城市向内陆地区辐射。

　　恽铁樵曾在《群经见智录》中慨叹:"西学东渐而后,为西医者类勇猛精进,为中医者类故步自封。"当西医在中国大地广泛传播,迅猛发展,势不可遏,中国医学逐渐失去的不单有病患人群,还有自身存在的天然合法性。当西医治愈身体病痛的同时,不可避免地改变了中国人对身体的认知,一种与其医疗体系相契合的"病人"形象被塑造出来,并逐渐成为中国人乐于接受的新常识。在中国人的头脑中,原本属于"肝胃不和"的位置被"慢性胃炎"占据了，"热毒壅盛"被"细菌感染"取代了。鹊巢鸠占，胜者为王，中医对某种病症的固有说理体系变成了异类，进而，中医自身也成了荒诞不经的怪物。"中医""西医"本是用于区分两种医学体系的名词称谓而已，当西医被称为"新医"，中医被称为"旧医"，则"除旧布新"的意味就呼之欲出了。

"夫社会之演进，优者胜，劣者败，哲理也。社会不需要之事业，自有天然淘汰，终归消灭，亦毋庸急积取缔也。"这是20世纪初，阴阳生行业一位从业者被绳之以法时的自我申诉之声。物竞天择，适者生存。在中国固有社会秩序崩塌之后，由西洋、东洋引进的一套全新社会体制重建的全新秩序时空里，若不做出适当之自身调整，确实没有阴阳生的存身之地。兔死狐悲，物伤其类，中医亦然。诚如余云岫所言："窃以为个体医学，其对象在于个人，其目的在于治病，而治病之必要条件，在于认识病体。况在今日治疗医学进而为预防医学，个体医学进而为社会医学，个人对象进而为群众对象。今日之卫生行政，乃纯粹以科学新医为基础，而加以近代政治之意义也。"换而言之，若不能适应以"科学新医＋近代政治"为架构基础的"今日之卫生行政"，则必将举步维艰，甚至走向被淘汰、被消灭的穷途末路。

四、余云岫《灵素商兑》

在现代中医学界，凡是听闻"余云岫"之名的，往往首先与"反中医"联系在一起。"余云岫←→反中医"，这几乎成了一个刻板印象。余云岫(1879～1954)，名岩，字云岫，号百之，浙江镇海人。年少时曾学习中医,1916 年毕业于日本大阪医科大学。日本于 1868 年"明治维新",确立富国强兵、文明开化、殖产兴业三大方针,以西方强国为样板,开始全面实施社会变革。日本医学界"灭汉兴洋"的重大变革,正式拉开序幕。自1868 年至 1875 年,日本明治政府采取一系列措施,扶持发展西医。当西医羽翼渐丰,则公开宣布取缔汉医。余云岫在日本学医期间,亲见"明治维新"之后的日本国势蒸蒸日上,尤其是废止"汉医"之后的日本医学得到飞跃性进步,故此认为中国也可以照样做;又因深受章师太炎汉学"循名责实"传统的影响,将西洋医学与中医学两相对比,中医学无疑是相形见绌了,由此促成其致力于医学革命工作。1917 年《灵素商兑》出版,意在揭批《灵枢》《素问》的谬误之处,这是余云岫批判中医、倡言医学革命的奠基之作。阴阳五行是《内经》理论的基础,故书中通过证明阴阳学说之谬,说明《内经》在根本立足点上的错误;继而通过当时西医对人体解剖、生理、病因、病理的认识,证明中医脏腑经脉、六淫致病、切脉诊病等理论尽皆错谬。如此一路论证下来,《内经》自然是"无有一节可以为信"。余云岫对《灵素商兑》可能发生的社会影响充满希冀:"此书一出,世之盲从荒唐、诞怪、迷信、二千年来术士薪传之玄论者,可以唤醒其醉梦,恍然于旧说、旧术之毫无根据,不可为训,而赞成医学革命之举矣。"

五、恽铁樵《群经见智录》

《灵素商兑》甫一出版,即震撼了整个中医界,"而今日中医界中人,道及'余云岫'三字,辄为憾颏。"(恽铁樵《伤寒论研究》自序）然而也只是震撼而已，竟未有旗鼓相当之文章，以进行系统有力的学术辩驳。直到 1922 年恽铁樵《群经见智录》出版，以自建所信，且回应辩难。恽铁樵（1878～1935），名树珏，字铁樵，别号冷风、焦木、黄山，江苏武进人。1906 年毕业于南洋公学，1911 年入商务印书馆任编译员，次年开始主编《小说月报》，以翻译西洋小说而蜚声文坛。1916 年长子因伤寒而殇，次年二子、三子也相继因伤寒而夭，接连丧子之痛使之锐意学医，先后问学于沪上名医汪莲石、丁甘仁先生，深通《内经》《伤寒》之旨，以医名闻于当世，具有开阔的学术视野、渊博的医学知识、丰富的临床经验。主张"西方科学不是唯一之途径，东方医学自有立脚点"，"医术之精粗在能辨证，辨证之真确在能明理，能明理，然后古书所言知所别择，是今日中医之立脚点也"，应在继承传统的基础上，吸收新知识，以提高中医学术，使之发展进步。针对余云岫对《内经》的发难，恽铁樵认为当务之急不该是逞一时口舌之快，而应当深入探求中医根柢之所在。"须知，余云岫无德于中医，不为中医维持饭碗；亦无恶于中医，不蓄心打破中医饭碗而后快。不从学术进退大问题着想，仅于余云岫个人而生恶感，等是妄谈六经六气之颠顶头脑而已。"《群经见智录》一书，对《内经》发源、成书、读法的论述，突破了长期以来盲目尊经的痼习，开拓了新视角和研究方法；对易理、太极、五行的研究，落实在四时阴阳变化上，使一直以来玄妙费解的理论变得通俗易懂。余云岫引《素问》"古者治病，可祝由而已"一句，便认为阴阳五行均为无稽之谈，此引证本身就属于断章取义，实为不明阴阳五行之本质；对于生命的认识，恽铁樵指出"中西医皆立于同等地位，皆未能勘破此神秘也"；针对余云岫对《内经》之五脏的责难，恽铁樵指出，中西医本为不同体系，与西医解剖学意义上的五脏不同，中医之五脏乃是"四时的五脏"，"气化的五脏"，不能用西医解剖学、生理学、病因学等知识来证《内经》之非。

六、书信辩难

围绕《内经》辩难，恽、余二人书信往复，"为纯粹的学术讨论"，（恽铁樵语）"相与周旋于学问场里，不杀一人，不伤一卒，而所得之乐，或有逾于南面王者，亦当世之雅事，而无伤乎朋友之道者也。"（余云岫语）恽铁樵指出，《灵素商兑》意气之辞过于学术研讨，"书名'商兑'，内容则谩骂"。余云岫以为"非大声疾呼，痛下针砭，必无反应可见"，"然此实恽君之忠告，敢不拜受乎？再版时当痛改之，以答盛意"。若是对比《灵素商兑》初版与1928年版《医学革命论初集》收录的《灵素商兑》内容，确实删改了许多无谓谩骂之辞。例如，删去"日以汤药圭刀戕人之生，夺人之命，鳏寡人之夫妇，孤独人之父子，其惨狠阴毒，有过于盗贼、虎狼、兵戎、刀锯、汤火、枪炮者矣"，（《灵素商兑·自叙第一》）改为"日以阴阳五行之说，生克衰旺之论，荧惑天下，迷惘来学，使后学不复知更有近情真切之道可以请求，乃医学之大魔障也"。关于太极图，恽铁樵意在借太极之理，阐述四时阴阳、新陈代谢、生化无穷之理，而对引用的太极图本身失于详考；余云岫则以其扎实的汉学考证工夫，详细阐述恽氏之失当，并谓"欲究天人之理，自有确实途径可循，易非其道也"。

七、伤寒辨惑

恽铁樵主张:"中国医学是平正的,非玄妙的,是近情著理、人人可解的,非艰深难晓、不可思议的。"延续《群经见智录》的研究理路,其又于1923年撰《伤寒论研究》,为研究《伤寒论》心得之作,"若鄙人所研求而得者,可以自喻,可以喻人,无丝毫模糊影响者存于其中,此则差堪自信者"。此书上溯《内》《难》之旨,下及各家之长,外援日本汉方医家之论,旁参西医诊疗理论经验,"著《伤寒研究》以释《伤寒论》,是告吾同业'中医毕竟是底样一回事';《伤寒研究》兼及西国医学者,是告吾同业'西医毕竟是底样一回事'"。

作为《伤寒论》最为核心的一个基础性概念,"六经"所指到底为何? 千年以来,众说纷纭。诚如恽铁樵所说:"《伤寒论》第一重要之处为六经,而第一难解之处亦为六经。凡读《伤寒》者无不于此致力,凡注《伤寒》者亦无不于此致力,卒之能得真义者,竟无一人。此处不解,全书皆模糊影响,有何医学可言?"

有学者考证,《伤寒论·卷第一·伤寒例第三》是晋代王叔和在整理编次《伤寒论》时补入的,非张仲景《伤寒论》原文,其中首提"六经"之说,依据《灵枢·经脉》所论经脉循行,阐述六经受病机制。北宋韩祗和著《伤寒微旨论》,认为人身十二经脉,分为手三阴三阳、足三阴三阳,据"同气相求"之理,寒毒之气只受于足之三阴三阳,故有伤寒"传足不传手"之说。庞安时以《内经》经络学说为基础,对伤寒六经并进行解读,其著作《伤寒总病论》将《素问·热论》所述病候与仲景六经病证相结合加以发挥,明确指出六经就是经络,如"太阳证,尺寸俱浮者,太阳受病也,当一二日发,以其脉上连风府,故头项痛而腰脊强。此是太阳膀胱经,属水"。朱肱《类证活人书》观点与之相近,并进行了详细阐发。

明代方有执《伤寒论条辨》主张:"六经之经与经络之经不同。六经者,犹儒家之六经。经,犹言部也。部,犹今六部之部。……天下之大,万事之众,六部尽之矣。人身之有,百骸之多,六经尽之矣。"

清代张志聪将《内经》标本中气的气化学说与天人相应等理论用以阐释《伤寒论》六经病。如《伤寒论集注·凡例》指出:"三阳三阴,谓之六气。天有此六气,人亦有此六气。"强调三阳三阴之气与天之六气相应的观点。张志聪主张:"无病则六气运行,上合于天。外感风寒则以邪伤正,始则气与气相感,继则从气而入于经。世医不明经气,言太阳便曰膀胱,言阳明便曰胃,言少阳便曰胆。迹其有形,亡乎无形,从其小者,失其大者。"陈修园极其服膺气化之说,《伤寒论浅注》开篇明言:"六气之本标中气不明,不可以读《伤寒论》。"认为六经该六气,以风、寒、热、湿、火、燥为本,三阴三阳为标,本标之中见者为中气;脏腑为本居里,十二经为标居表,表里相络者为中气。

吴谦主持编纂《医宗金鉴》,对伤寒诸病主张"八纲"之说,"六经为病尽伤寒,气同病异岂期然,推其形脏原非一,因从类化固多端,明诸水火相胜义,化寒变热理何难,漫言变化千般状,不外阴阳表里间"。

柯琴《伤寒来苏集》认为:"仲景六经,是经界之经,而非经络之经","夫仲景之六经,是分六区地面,所该者广,虽以脉为经络,而不专在经络上立说"。

恽铁樵认为"各家虽甚致力于六经,各家于六经之三阴均未能彻底明了也",甚是推重日本汉方医家喜多村直宽之言:"本经无'六经'字面,所谓'三阴三阳',不过假以标'表里、寒热、虚实'之义,固非脏腑经络相配之谓也。"认为三阴三阳之意义,在于标识病位病性;进而推论,六经来自六气,六气来自四时,六气为"人体感气候之变化而著之病状",六经为"就人体所著之病状,为之界说者也"。由此可见,恽铁樵在对六经实质进行探讨时,摈弃了错简、考据、咬文嚼字的学问,将六经引申为对疾病发生发展规律及病证实质的探讨,在此基础上,形成一种相对完整又可融合新知的临床诊疗依据。

恽铁樵毕竟不曾接受现代科学和西医知识的系统学习,《伤寒论研究》针对西医伤寒学说的辩驳,受其自身西医学识所限,难免疏漏。相对而言,余云岫具有深厚的西医知识背景及汉学考证工夫,故所著《〈伤寒论研究〉辨惑》针对《伤寒论研究》条陈辩难,颇多可观之处,可补恽氏之失。余云岫又著有《伤寒发挥》,同样是延续其《灵素商兑》的研究理路,以经络之荒诞,论证"《伤寒论》之最无意义者,六经之说也。六经之说破,而所谓六经分纲、六经递传之说,亦随之而澌灭;而后《伤寒论》之纠葛纷扰,可以一举而肃清之矣。"至于"营卫""结胸"相关种种,一律以西医知识为准绳,辩驳其非是。至此,余云岫之"反中医",仍在学术研讨范围之内,"不是和旧医们夺饭碗","不是和旧医争门户","不是和旧医闹意见","是要医学之科学化","是救现代中国医学的晨钟暮鼓"。(《医学革命论

初集·第一版自序》)

八、废止中医案

　　真正将余云岫"反中医"之名坐实的,是他于1929年提出的"废止旧医以扫除医事卫生之障碍案"。1925年,中医界谋求将中医纳入学校体制,因受西医界抵制而流产,导致中、西医界关系迅速恶化,势同水火。西医界称中医为"旧医",称自己是"新医",将中西医之争视为"新旧之争"——先进与落后之争;而中医界称自己为"国医",称西医为"西医",将中西医之争视为"中西之争"——华洋之争。中、西医界双方互相讥讽谩骂,言辞日趋激烈,原本的学术之争,逐渐泛化为意识形态之争,终于演化为一场震撼全国的政治大地震。1929年2月23日至26日,南京国民政府卫生部召开第一届中央卫生委员会会议,与会者没有一位中医人士,西医中除了颜福庆、伍连德等元老外,大多主张废止中医,在这样一个会议场合,废止中医案是必然可以通过的。以余云岫提案为主体,概括《统一医士登录办法》《制定中医登记年限》及《拟请规定限制中医生及中药材之办法案》三个提案的"废止中医案",正如余云岫所说,除了"一个外行次长和一两个参事抱怀疑态度,其余是满场一致通过"。这四个提案合并为《规定旧医登记案原则》,曰:"甲、旧医登记,限至民国十九年底为止。乙、禁止旧医学校。丙、其余如取缔新闻杂志等非科学医之宣传品及登报介绍旧医等事由,由卫生部尽力相机进行。"限定现存中医从业人数,待其自然消亡,斩绝中医人才培养,断绝中医学术研讨及从业途径,如此这般,断子灭门,中医之亡,指日可待。中医界空前动员团结起来,进行声势浩大的生存斗争。中医存废之争,最终变成了中国政治家们应对近现代社会危机的一个突破口。

余云岫倡言废止中医的理由有四:"今旧医所用者,阴阳、五行、六气、脏腑、经脉,皆凭空结撰,全非事实。此宜废止一也。其临证独持桡动脉,妄分一部分之血管为寸、关、尺三部,以支配脏腑,穿凿附会,自欺欺人,其源出于纬候之学与天文分野,同属无稽。此宜废止二也。根本不明,诊断无法,举凡调查死因,堪定病类,预防疫疠,无一能胜其任;强种优生之道,更无闻焉。是其对民族民生之根本大计,完全不能为行政上之利用。此宜废止三也。人类文化之演进,以在绝地天通为最大关键,考之历史,彰彰可按。所谓绝地天通者,抗天德而崇人事,黜虚玄而尚实际也。政府方以破除迷信,废毁偶像,以谋民众思想之科学化,而旧医乃日持其巫祝谶纬之道,以惑民众;政府方以清洁消毒训导社会,使人知微虫细菌为疾病之原,而旧医乃日持其'冬伤于寒,春必病温;夏伤于暑,秋为痎疟'等说,以教病家,提倡地天通,阻遏科学化。此宜废止四也。要而言之,旧医一日不除,民众思想一日不变,新医事业一日不向上,卫生行政一日不能进展。本委员十余年来研究我国医学革命,对于旧医底蕴,知之甚悉,驳之甚详。为民族进化计,为民生改善计,不可不采取断然措施。此为国家大计,非区区主奴之见也。其斡旋枢纽,全在今日,乞大方注意为幸。"

第一条、第二条理由,为余云岫批判中医之固有学术见解,《灵素商兑》已充分阐述,无足怪者。第三条、第四条理由,则是超出学术研讨层面之外,从社会行政管理体制的角度,论述中医与现行社会新秩序扞格不入,中医制度缺乏卫生行政的设计,不能像西医那样胜任"群体防治"职能,无法融入保国保种及国家建设的终极目标。总之,是否能为现代政治所用,成为判定中医能否继续生存的根本标准。参与了废止中医案表决的国民党要员褚民谊,就说得很直白:"今假令旧医从兹得势,新医从此消灭,科学无事乎研求,病菌任其蔓延,而死亡日众,人口日减,纯任其自然,则若干年后,无需外人之任何侵略,吾族必日即于澌灭矣。"按照余云岫、褚民谊等人的推理逻辑,显然将中医存废的影响,拔高到一种极其夸张的政治高度,其中隐隐可见萦绕不去的亡国灭种的焦虑,以及日本医界"灭汉兴洋"与日本国运崛起的史实,对这些主导话语权的精英人物的深刻影响。

九、江渚烟波

对中医界而言,经过不断的斗争交锋,大家逐渐意识到,要与西医在学术地位和政治待遇上争取平等,必须自觉地将自己纳入西医所规范的行政体系之内,谋得一席之地;参与到国家政治意识控制下的医疗制度中,承担一份责任。如此这般调整之后的中医身姿,历经风雨,越发治和,任何时候,都没有缺位,详情可参杨念群著《再造'病人'——中西医冲突下的空间政治(1832—1985)》,兹不赘述。以1983年中医界谋求中医药立法为肇端,在现代政治框架范围之内,中医界一直努力拓展自身的话语空间。组建中医药学术团体——中华中医药学会,促成设置政府管理中医药行业的国家机构——国家中医药管理局,不断推动中医药立法——《中华人民共和国中医药条例》《中华人民共和国中医药法》,努力融入国家战略规划——《"健康中国 2030"规划纲要》《中医药发展战略规划纲要(2016—2030 年)》《中医药"一带一路"发展规划(2016—2020 年)》等。

恽铁樵,这位医疗经验丰富的中医从业者,卓有成效的近代中医教育家,致力于"发皇古义,融会新知"的中医研究者,其真知卓行,不单引导了当时中医学术之变革,开启了今日中医学术格局之端倪,而且其所达到的学术境界、认知深度,至今让中医学界怀念景仰,仍然具有极强的学术生命力。余云岫,因深陷中医存废之争的政治漩涡,牢牢贴上了一张"反中医"的标签,其推进医学进步的诸多作为和富有成果的学术努力,遂鲜为人知。例如,耗费十年心血,精心撰写的《古代疾病名候疏义》这部中医文献考据著作,是余云岫为编写《中国医学史》所做基础性研究的一项成果。他将汉代《尔雅》《方言》《说文解字》《释名》和稍后的《广雅》等训诂书,以及《十三经》中关于人类病症的相关条文搜集起来,汇集了魏晋以前古书疾病、证候名称,逐一疏释,并与现代医学名称相对照,充分吸收乾嘉诸老学术成果,其规模气象远超清儒训释《内经》诸作,其中并无一丝"反中医"意味在。诚如恽铁樵评价:"余君云岫,以西医著《灵素商兑》,其《内经》之知识,较之寻常中医,不止倍蓰,诚豪杰之士也。"

1950 年 4 月 11 日,余云岫在《医学革命论初集·第三版自序》中说:"自从中国人民政府掌握政权以来,我的三十多年医学革命运动,已经不需要了。因为共产党是坚固地把握辩证法、唯物论的,决不会像蒋政权那班人,把二千年来传统的神话、古典哲学、占星术、唯心论、主观唯物论和庸俗经验论的杂货店样旧医,庇护起来,支持起来,增加反动势力,来和自然科学的新医学对立。"言辞之间,仍不改其废止中医之主张。仅仅时隔 4 个月之后,余云岫被聘为新中国卫生部第一届全国卫生会议的特邀代表,从上海到北京参加会议,之后在公开刊物上发表了一篇参会见闻体会,标题是《团结》:"我参加了几个会议,我的感想中,值得提出来做报告的,只是'团结'两个字。在卫生会议上三大主题:第一是向工农兵服务,这就是向大众团结。第二是以预防为主,这就是和健康大众站在同一战线上,抵抗疾病。第三是团结中西医,这是已经正面提出'团结'两个字了"。"贺部长:全国卫生会议上来谈中西医团结问题,是为了把全国人民健康问题,得到更好解决,使大家都参加到全国的保健工作中,来提高人民的健康水准。……过去中西医的不团结,是过去反动政府所致的,今后在一致的目标下团结起来,为了人民的健康,我们应尽最大的努力。为使每个人都能尽最大效能,改造是必要的。不单独是中医要改造,即西医也一样要改造,这样才能团结得更好。"余云岫在《团结》一文中没有提到,毛泽东为第一届全国卫生会议的题词:"团结新老中西各部分医药卫生人员,组成巩固的统一战线,为开展伟大的人民卫生工作而奋斗"。

　　1954 年 1 月 3 日,余云岫病逝。自此之后,围绕"余云岫"的各种毁誉言论,也都是像风一样在空中飘荡,与余云岫无甚干系了。恽铁樵、余云岫之间关于《内经》《伤寒》的学术论争,不过是近代中西医论争史的一部分。"盖近代中国,一剧变之社会也。政治、思想、经济、文化,无不巨变。近百年中西医论争,乃此社会巨变之一端耳。夫江河之大,不弃细流;医虽小道,可见时势。"(《近代中西医论争史·张赞臣序》)1988年出版的《近代中西医论争史》,是中国中医研究院1978级医学史专业研究生赵洪钧的毕业论文,不存成见,不避毁誉,资料翔实,文辞雅畅,首次勾勒呈现了近代中西医论争的史实全貌。1981年,赵洪钧顺利通过硕士毕业论文答辩,1981年、1983年两次提交学位申请表,由于某些为尊者讳、为逝者讳而不便言说的非学术因素影响,被拒绝授予硕士学位证书。直到2017年3月,中国中医科学院研究生院下发[2017]8号文件,是针对"赵洪钧同志学位问题的复函":"收到《关于赵洪钧〈近代中西医论争史〉学位问题的申诉书》和张洪林等校友的联名信后,中国中医科学院领导高度重视,指示我院调查核实有关情况。……根据《中华人民共和国学位条例暂行办法》,赵洪钧同志符合硕士学位要求的基本条件,拟报请中国中医科学院学位评定委员会批准,授予赵洪钧同志硕士学位"。赵洪钧终于拿到了迟到35年的硕士学位证书,当年的青年才俊,已是满头银发,牺牲的是时光,恍然而过的是时代。因近代中西医之争引发的学术政治余波,终于画上了一个相对圆满的句号。2017年,《中华人民共和国中医药法》颁布实施,赵洪钧拿到硕士学位证书,发生在中医界的这两件事,为近百年中医学术史增添上了两个含义丰富的标识。履霜坚冰至,长路随心行,不意弄风云,毕竟是书生。

十、学问态度

　　陈寅恪说:"凡著中国古代哲学史者,其对于古人之学说,应具了解之同情,方可下笔。盖古人著书立说,皆有所为而发；故其所处之环境，所受之背景，非完全明了，则其学说不易评论。"并进一步解释道："所谓真了解者，必神游冥想，与立说之古人，处于同一境界，而对于其持论所以不得不如是之苦心孤诣，表一种之同情，始能批评其学说之是非得失，而无隔阂肤廓之论。"所谓"了解之同情"，即应当以博大的襟怀和丰富的知识，来了解前人及其生活，尽力突破时空和文化的阻隔，以期对过去做出公正而严谨的评价。

庄子送葬，过惠子之墓，顾谓从者曰："郢人垩慢其鼻端，若蝇翼，使匠石斲之。匠石运斤成风，听而斲之，尽垩而鼻不伤，郢人立不失容。宋元君闻之，召匠石曰：'尝试为寡人为之。'匠石曰：'臣则尝能斲之。虽然，臣之质死久矣。'自夫子之死也，吾无以为质矣！吾无与言之矣。"余云岫在"与恽铁樵论《群经见智录》第一书"中说："阁下与仆，则为商务印书馆旧同事，有朋友之谊，责善朋友之道也。他山之石，可以攻错，是可以畅所欲言矣。庄周之思惠施也，曰：'吾无以为质。'仆愿与阁下，交相为匠石，交相为郢人，运斤成风，而交斲其鼻垩。整旗鼓，执鞭弭，相与周旋于学问场里，不杀一人，不伤一卒，而所得之乐，或有逾于南面王者，亦当世之雅事，而无伤乎朋友之道者也。"

由此可知，学问研究之态度，学术论争之精神，有不随世事变迁，而能亘古长存者。得鱼忘筌，得意忘形，吾何言哉，是以为序。

周鸿飞

2018 年 4 月 5 日，清明

目　　录

灵素商兑 ……………………………………………… 3

　自叙第一 …………………………………………… 3

　阴阳五行第二 ……………………………………… 6

　五藏六府第三 ……………………………………… 10

　藏府生理第四 ……………………………………… 13

　经脉络脉第五 ……………………………………… 23

　十二经脉第六 ……………………………………… 28

　手脉详考第七 ……………………………………… 36

　病变第八 …………………………………………… 39

　原病第九 …………………………………………… 40

　切脉第十 …………………………………………… 49

群经见智录 …………………………………………… 51

　自序 ………………………………………………… 53

群经见智录卷一 …………………………………… 55

　《内经》发源第一 ………………………………… 55

　　春秋时当有别本《内经》 ……………………… 55

　《内经》成书第二 ………………………………… 56

　　内外经 …………………………………………… 56

　　汉以前无《内经》 ……………………………… 57

　　《内经》有三种文字 …………………………… 57

　《内经》读法第三 ………………………………… 58

当以怀疑的眼光读《内经》 …………………… 58

错简举例 ……………………………………… 60

错简误注举例 ………………………………… 60

经文不误，注家误释举例 …………………… 61

讹字举例 ……………………………………… 62

宜博考唐以前名家之说 ……………………… 62

宜集中精力，勿讲外观 ……………………… 65

《内经》之总提纲第四 …………………………… 65

神转不回，回则不转 ………………………… 65

张注之商榷 …………………………………… 65

王注之商榷 …………………………………… 66

释义 …………………………………………… 68

《易经》第五 ……………………………………… 69

《易经》无神秘 ……………………………… 69

《易》之基础在四时 ………………………… 70

万物愈变愈繁 ………………………………… 70

物竞天择 ……………………………………… 71

余之太极第六 …………………………………… 71

始于八，终于六十四 ………………………… 71

周邵之太极图 ………………………………… 72

太极当以渐扩大 ……………………………… 73

六十四之意义 ………………………………… 74

新陈代谢 ……………………………………… 74

《内经》与《易经》第七 ……………………… 75

《易经》与《内经》吻合之处 ……………… 75

《内经》言质 ……………………………… 76

六十四为人生寿命之数 …………………… 76

《内经》有五行甲子之所以然 …………… 76

"大气举之"之真诠 ……………………… 77

气运学说有研究之价值 …………………… 78

释疑当研究五行甲子 ……………………… 78

五行之研究第八 …………………………… 78

五行为近人诟病 …………………………… 78

五行为四时之代名词 ……………………… 79

五行相生之理 ……………………………… 80

五行相克之理 ……………………………… 80

五行六气为宾，四时为主 ………………… 81

四时为主第九 ……………………………… 82

气血运行以四时为法则 …………………… 82

四时的五藏 ………………………………… 82

中西病理之不同 …………………………… 83

道在于一 …………………………………… 85

甲子之研究第十 …………………………… 85

甲子纪数之说 ……………………………… 85

甲子所以齐不齐 …………………………… 86

天干地支数之由来 ………………………… 88

干支只是五六 ……………………………… 88

"天不足西北"释义 ……………………… 89

甲子合五行宜有更圆满解释 ……………… 89

群经见智录卷二 ···································· 92

  扁鹊医案第十一 ···································· 92

    《史记·扁鹊传》第一案 ···················· 92

    《扁鹊传》第二案 ···························· 94

  仓公医案第十二 ···································· 97

    齐中御府长信案 ···························· 97

    齐王后弟宋建案 ···························· 99

    齐王侍医遂案 ······························ 101

  仲景《伤寒论》第十三 ······················ 103

    《内经》治法与《伤寒》互证之一斑 ······ 103

    "即病、不即病"存疑 ···················· 108

  标本中气之研究第十四 ······················ 110

    从各家注释，则有三个疑问 ·············· 110

    六气标本从天运来 ························ 111

    厥阴、少阳释义 ·························· 112

    夏季之少阴、太阳 ························ 113

    太阴、阳明 ······························ 113

    冬季之少阴、太阳 ························ 113

    《伤寒》仅言足经之故 ·················· 114

  七损八益第十五 ·································· 114

    各家注释之矛盾 ·························· 114

    七损八益为自然的 ························ 116

    释"同出异名" ·························· 117

群经见智录卷三 ································ 119

  《灵素商兑》第十六 ························ 119

《灵素商兑》之可商 …………………… 119

结论 ……………………………………… 126

与恽铁樵论《群经见智录》第一书 …… 129

附:恽君复书 …… 135

与恽铁樵论《群经见智录》第二书 …… 138

附：恽君复书 ……………………………… 143

伤寒论研究 ……………………………… 145

自序 ……………………………………… 147

卷一 ……………………………………… 149

总论 ……………………………………… 149

仲景自序 ………………………………… 152

《伤寒论》六经上篇 …………………… 154

《伤寒论》六经下篇 …………………… 158

《伤寒论》提纲上篇 …………………… 164

桂枝系 ………………………………… 167

麻黄系 ………………………………… 170

《伤寒论》提纲下篇 …………………… 175

卷二 ……………………………………… 181

用药之讨论 ……………………………… 181

卷三 ……………………………………… 197

中西病理互证之难处 …………………… 197

伤寒类西国病理略并论 ………………… 200

伤寒西说 ………………………………… 201

潜伏期可以证明中说“不即病”之谬 …… 202

附:《伤寒论》“身热而渴”节订误 …… 204

伤寒病型与传经 …………………………………… 205

治疗法之讨论 ……………………………………… 206

对于病型之商榷 …………………………………… 208

合并证存疑 ………………………………………… 210

流行性脊髓炎与痉病 ……………………………… 215

卷四 ……………………………………………… 220

附列医案之所由 …………………………………… 220

"温病忌表"说之误事 …………………………… 221

治太阳不传经之证据 ……………………………… 222

脉短必死之心得 …………………………………… 224

热至百零五度零六不死 …………………………… 226

脉之研究 …………………………………………… 227

《伤寒论研究》辨惑 ………………………… 241

伤寒发挥 ……………………………………… 277

一 …………………………………………………… 277

二 …………………………………………………… 284

三 …………………………………………………… 291

四 …………………………………………………… 298

五 …………………………………………………… 306

灵素商兑

余岩 著

学苑出版社

灵 素 商 兑

医学士四明余岩　著

自叙第一

或问余子曰：《灵素商兑》何为而作耶？

曰：发《灵枢》《素问》之谬误也。

曰：自人体解剖之学盛，而筋骨之联络，血管、神经之分布，脏腑之位置、功能大明。自显微镜之制兴，而四体百骸之微妙，无不显露。于是乎官骸、脏腑之关系日明，而生理、病理之本源流末，渐得其真相。至于今日，大都已为定论，洞然豁然，不容疑虑。《灵枢》《素问》，数千年前之书，以粗率之解剖，渺茫之空论，虚无恍惚，其谬误可得而胜发乎？

曰：撷其重要而尚为旧医称说之中坚者而摧之也。

客曰：空谈不敌事实，今者新医日盛，见地日确，前古荒唐无稽之学，将日就湮没而自尽，不攻而自破，此篇不作可也。

曰：灵素之杀人，四千余年于兹矣。今幸真理日明，混沌荒谬之说，日就衰微。而蓬曲拘滞之士、固强顽钝之人，犹复据守残喘，号召于世，日以汤药圭刀戕人之生，夺人之命，鳏寡人之夫妇，孤独人之父子，其惨狠阴毒，有过于盗贼、虎狼、兵戎、刀锯、汤火、枪炮者矣。昔然明有言曰：

"爱民如子，见不善者，驱之如鹰鹯之逐鸟爵也。"吾辈以活人仁人为术，急起而直追，斩艾余孽，使群趋实学，勿为空论，以登斯民于寿域，天职也，义务也，仁术也，如之何其勿急也？

曰：自岐黄而降，阐发灵素者，代有其人，扁鹊、仓公、仲景、华佗、紫虚、丹溪、同父、东垣、景岳、濒湖，瞀说充栋，皆为近世旧医之城社。顾独掊击灵素，何也？

曰：堕其首都也，塞其本源也。大抵吾国人之心理，重古而轻今，笃旧而疑新，避实而遁虚，恶中庸而喜高玄。无明确之实验，无巩固之证据，以意左右，人异其说，聚讼千载，迄无定论。其最终之目的、最高之城府，则在引证古言，以为护身之符，而不问实物、真相、是非、合不合也。余杭章氏太炎，号称知新，而其所著《西医平议》，根据《内经》以驳今日解剖，即此可睹，他人又何论乎？是故积数千年，而国势不长，学术不进，儒蛊于思孟，医锢于岐黄，凿空逃虚，不征事实，其中毒久矣。不歼《内经》，无以绝其祸根，仓、鹊而下，无讥可也。

客曰：西学东渐，国势日蹙，有志之士，日器嚣焉以保存国粹为急务。吾国医学，发源最古，岐黄而后，世有哲人，技之精者，几于起死回生，史传所载，私乘所记，不可谓尽诬也。即今乡曲之中，目不识丁者，持草药以治蛇虫之蜇，亦往往验焉。夫以四千余年相承继之学问，代有发明，高文典册，裒然成帙，奏功驱疾，往往而效，将必有至理存乎其间。好学深思，表而出之，以发挥祖国之光辉，岂非爱国志士所宜任哉？而子乃欲一笔抹煞之，无乃忍乎？

曰：客能知此，可与议论矣。兹吾所为急欲掊击灵素也。夫所谓国粹者，何也？国所与立之精神也。吾国吾种，四千余年，治乱兴废，至今尚存者，其立国精神，乃在旧医乎？

粹者，美之之辞。无美足扬，徒以其历史之久，蔓延之广，震而惊之，谓之国粹，是何以异于蜣螂之宝粪土、鸱鸮之嚇腐鼠耶？彼妇女缠足之风，轻盈莲步，何乃不谓之国粹而保之耶？几千年专制君主政体，亦有尧、舜、禹、汤、文、武、汉文帝、唐太宗之治，何乃不谓之国粹而保之耶？

彼旧医之所陈述，骨度、脉度、筋度、内景，皆模糊影响，似是而非，质以实物，关口夺气，无余地可以置辩也。称道阴阳，陈说五行，下与祝卜、星相、瞽巫为伍，故古多以巫医并称，则固世人所轻视，非有国粹之价值也。

其所以治疗有效者，则数千年以人命为尝试，积之既久，幸中偶合者日益加多，犹多言之必有中也。黠者网罗成绩，勒为成书，以诏来兹，后起者循而为之，往往合焉。然而无坚固不拔之原理以为之基，无精确详密之研究以作之证，故界限不明，分别不严，源流不悉，诊断不确，治疗不定，结果不知。差以毫厘，失之千里。同一药石，活人杀人，不能预卜，幸而中病，或能起痼；不幸而药不对症，虽良方亦足以害人。至其何以活人？何以杀人？何以中病？何以不对症？医人者不知也，徒以阴阳五行生克之说、补泻佐使之论敷衍了事，凿七日而混沌依然。此其弊在无精确之理论实验，不能悉疾病之真态，不知药物入于体内作如何化学、物理学之影响也。故虽有良药奇方，由之而不知其道，历千余年而尚在朦胧恍惚之中。夫病疾者，人命生死攸关之事，而以恍惚无凭之技尝试之，岂非大危事哉？是故吾国之药物容有良品，处方亦容有奇验者。

四千余年来之经验，诚有不可厚非；而无如其学说理论，则大谬而无有一节可以为信。皮之不存，毛将焉附？乃至蛇蝎螫啮，乞灵于乡曲目不识丁之徒，虽欲发表其功绩，将若何而言之？为今日计，惟有扑灭一切不根之虚说，导来者以入于科学实验之途，以今日生理、病理、医化学、药物学等研究法，发我宝藏，或有闪烁宇宙之望乎！已而已而，循旧医之道，吾国医学永无光明之日，虽欲保之，将奈之何哉？将奈之何哉！

灵素非黄帝书也，绎其词气，籀其文章，盖战国、秦汉诸子之流亚也。其中祖述前言，非无轩辕遗训，而皆托之黄帝，斯为过耳。历代儒者，如朱晦庵等，皆有讥议。余著此篇，不备引以为犄角之援者，盖不欲乞灵古人，斗空论以相胜，而蹈前人之覆辙也。凡欲以征实而已。

阴阳五行第二

通观灵素全书，其为推论之根据，演绎之纲领者，皆以阴阳五行为主。故阴阳五行之说破，而灵素全书几无尺寸完肤。岂惟灵素？岂惟医学？凡吾国一切学术，皆蒙阴阳之毒；一切迷信拘牵，皆受阴阳五行之弊。邪说之宜摈也，久矣。十年以来，有识之士，辞而辟之者，颇不乏其人。顾欲辨此，非多为论难不可，恐陷空论，故此篇特举翔实可证者言之，不欲以言语胜也。

　　在昔上古，文化未开，人民崇信鬼神，故治天下者，即以神道设教。印度有婆罗门，埃及有僧侣，中夏则有巫祝，即所谓阴阳家也，皆秉莫大之权力，为民司命。欧西医术出于僧侣，中夏医术出于阴阳家，环球一辙，为人类进化、学术发达之公路，由之而莫能离者也。

　　《素问》云："古之治病，可祝由而已。"《周官》巫马之职云："掌养疾马而乘治之，相医而药攻马疾。"《管子·权篇》曰："好用巫医。"《太玄·元数篇》曰："为医，为巫，为祝。"《海内西经》曰："开明东，有巫彭、巫抵、巫阳、巫履、巫凡、巫相，夹窫窳之尸，皆操不死之药以距之。"郭璞注曰："皆神医也。"《世本》曰："巫彭作医。"《广雅》曰："医，巫也。"《隋志·医方家》有郯子说《阴阳经》一卷。而古者"医"字或从"巫"。此皆古代医出于阴阳家之左证。其支者，流为神仙、方术之士，金丹、导引之术。故医家所以解释病源、品定药性者，不出阴阳五行。由是观之，灵素之渊源，实本巫祝，宜其笃守阴阳五行之说而不之悟也。

　　夫所谓阴阳者，犹物之有表里、静动，数之有盈虚，度量之有修短、轻重，动植之有男女、雌雄。磁电之有反正，化学之有酸碱，凡物之性之相反者，皆得而名之。其意不过如此，其用亦不过止此，非有神妙不测之玄机包于其中也。自阴阳家言之，以配天地，以统万物，遂为不可思议之种子。

　　《素问·阴阳应象大论》曰："阴阳者，天地之道也，万物之纲，变化之父母，生杀之本始，神明之府也。治病必求其本。"又曰："积阳为天，积阴为地。阳化气，阴成形。清阳出上窍，浊阴出下窍。"是则彼所谓阴阳者，神秘不可思议，为造物之玄宰，其大要以天地为主，以上下为位，以形气为体。由此而推之，彼见火炎上而水就下也，则曰"水为阴，火为阳"；火热而水寒也，曰"阳热阴寒"；古有天动地静之说，则曰"阴静阳躁"也。此种谬说，今日无可驳之价值。

虽然，请略言之。彼所谓天者何也？曰积阳也。阳者何也？曰气也。即积气为天也。自今日考之，天无物焉，地者八大行星之一，天地可偶乎？气亦有形，稠空气而寒之则成液，蒸水而沸之则为气，形气有定乎？火炎上，水就下，以为阴阳，而不知水火之所以上下也。

夫地面有空气，空气有浮力；地为大物，其心有引力。故地面之物，皆受此两力之影响。物之轻者，地心引力不敌空气浮力，故腾而上升；物之重者，空气浮力不敌地心引力，故沉而下降。水重于空气，故下降；火者，轻于空气之气体，炽热而发光，故上炎也。是则彼所谓水阴火阳者，直以轻于空气者为阳，重于空气者为阴矣。彼空气者，扩布于地面上下，属之阳乎？属之阴乎？彼空气有质有重，以地心引力之故，多聚集于下，故远地之空气稀薄，近地之空气浓稠。是空气兼有浮沉两态，将谓其在上者、稀者阳，而在下者、稠者阴乎？藉曰是也，而其界限将若何而定之？又，彼以气为阳，而以下沉者为阴，则如酸素、盐素之类重于空气者，属于阴乎？属之阳乎？此可知阴阳之说，与其纲纪万物之法，至谬误疏陋，不足为精审学术之根基也，明矣。

至于五行之说，尤属不根。其在印度、欧西，则分四行：曰地，曰水，曰风，曰火。中夏则别为五行：曰金，曰木，曰水，曰火，曰土。是东西已不相同，孰得其真，已不可辨。其为恍惚无凭之说，于此见端倪。徒以中外隔绝不通，无异说以资参者，故坐井观天，墨守其五行之说，自以为得造化之精奥耳。

原夫古人所以创为四行、五行之说者，不过分别万汇，使以类相从，而挈其纲也。古人以为天地万物皆五行相薄而成，是五行者，五原质也。而朱子以水、火、土、石为地之四象，邵子亦云"水、火、土、石交，而地体尽"，则又近乎四行之说矣。今则化学日明，知成物之原质已有八十，然则已变而为八十行，非复可墨守五行之旧目矣。

要之，五行之说，始于阴阳家，道墨杂艺诸家，悉蒙其蔽；独名、法两家，尚论理，征事实，截然摈绝，不受蛊惑。儒家者流，隆礼崇实如荀卿学派，绝口不言五行；子思、孟轲始昌言之，而其害遂中于二千余年，不大可哀乎？荀卿子之讥思、孟也，曰："略法先王，不知其统，犹然而材剧志大，闻见杂博，案往旧造说，谓之五行，甚僻违而无类，幽隐而无说，闭约而无解，案饰其辞，而祗敬之曰：此真先君子之言也。子思唱之，孟轲和之。世俗之沟犹瞀儒，嚾嚾然不知其所非也，遂受而传之，以为仲尼、子游为兹厚于后世。是则子思、孟轲之罪也。"呜呼。后世重儒尊孔，于是乎有儒医之名，而不能正阴阳五行之失，袭其余沈，奉若神明，蒙害至今。信乎子思、孟轲作俑之罪，不可逭也已。

阴阳五行之说，其根本恍惚无凭若此，由是而变本加厉，配以脏腑，应以色味，部以干支，丽以年月，辖以时节，值以星象，穿凿附会，愈支离而不可究诘。本实先拨，虽繁枝茂叶，皆幻象耳，乌足与论议哉？故一切不复置辩。

五藏六府第三

灵素中所云五藏六府者，大体皆以肝、心、脾、肺、肾为五藏，胆、胃、大肠、小肠、膀胱、三焦为六府。（《素问·金匮真言篇》）原其所以区别藏府之界说，与其命名之意，则《素问·五藏别论篇》有定义焉。其言曰："所谓五藏者，藏精气而不泻也，故满而不能实。六府者，传化物而不藏，故实而不能满也。"释之者曰："精气为满，水谷为实。精气质清，藏而不泻，故但有充满而无积实。水谷质浊，传化不藏，故但有积实而无充满。"然则灵素之所谓五藏六府者，其意义了然可明矣。彼以为肝、心、脾、肺、肾者，剖之而肥厚多实质，或不见空洞，不睹他物，又不得其出入之路，于是以为但有精气流行充满于其间，而无传化疏泄之用，藏而不泻，故名之为藏。胆、胃、大小肠、膀胱、三焦，皆为囊橐腔洞之形，或贮液体，或贮固体，而肠、胃、膀胱又显然有出入之口，乃以为司传化疏泄之机，充实他物之库，故名之为府。

此其谬误，凡稍知生理、解剖者，皆能晓然。今请逐条驳之。

肝者，乃为胆汁、尿酸、糖质之制造所也，又有消灭门脉血液毒力之用。细检其结构，有胆汁细管，发自肝细胞，而开口于胆管，所以输送胆汁于胆囊也。是则肝也者，摄取由肠管而来之诸材料，制成胆汁，泻之于胆囊，更由是而泄之于肠也。藏乎？泻乎？彼不知肝之医化学作用，又徒以肉眼检查其解剖，不能得肝胆联络之路之有胆汁细管，遂妄意其藏而不泻。在古人，则科学未明，器械未精，无足深怪。至于今日，而又墨守旧说，而祗敬之曰：是《灵枢》《素问》之言也。精粗、疏密、是非之莫辨，妄人而已矣。

心者，有房有室，能张弛哆掩，以输血液，右房与大静脉相连，左室与大动脉相接。自静脉还流之血液，挟种种培养物质，注之右房，右房受之，输之右室，右室输之肺，又与外界之空气相结合，而摄其酸素，输之左房，经左室而入于大动脉，周浃全身，授培养物质与酸素于四体百骸，而血液乃复经毛细管，归于静脉，循环不息，周而复始。是心居动、静两脉之中间，而为血液流动灌输之枢机，虽似藏而实泻，名之曰藏，失其体用矣。

灵素之所谓脾者，吾不知其何所指。《素问·阴阳应象大论》及《五运行大论》两言"血生脾"，似与血液有关。今日之所谓脾（Milz）者，主生白血球（时亦生赤血球）、尿酸，而泻诸静脉者也。则宜曰"脾生血"，且非"藏而不泻"者也。其余他篇，悉以脾胃并言。《素问·厥论》曰："脾主为胃行其津液者也。"《灵兰秘典论》曰："脾胃者，仓廪之官。"《太阴阳明论》曰："脾藏者，常著胃，土之精也。"《灵枢·本输篇》曰："脾合胃"。其余不可悉举。而"血生脾"之句，王冰以为即"火生土"之说。然则灵素所谓脾者，全属消化器官之系，似与今日之所谓膵（Pankreas）者相似。而今日之膵，主制造发酵素，而泻之于十二指肠，亦泻而非藏。要之，无论为今日之脾、今日之膵，而谓之"藏而不泻",则大谬矣。

肺者,呼吸空气,掌气体出入之职,取外界酸素,授之于血,取血中炭酸气,泄之于外界。其出入之路,为气管、气管枝、鼻、喉。而肺又受右心之血液,注之左心。其泻而不藏,明矣。名之曰藏,斯为不得其当矣。

肾者,其中亦有腔,今谓之肾盂。肾之实质中,有细尿管,蜿蜒纡行。凡身内他部之废物,疏泄之于肾,肾受之而成尿,由细尿管泻之于肾盂,然后入于输尿管,泄诸膀胱,由膀胱经尿道而外溺者是也。是则肾亦非藏而泻者,不得谓之藏矣。

至于胆,其作用、掌司,上已言之,纯乎泻者也。属之六府,本与其定义相符。而《素问·五脏别论》又以胆为藏而不泻,既属诸府,又谓"藏而不泻",抵牾矛盾,自乱其例,莫此为甚。此其故在于检查、解剖之粗率,而不知有输胆管之开口于十二指肠也。

胃、大肠、小肠、膀胱,谓之府,与其定义相符。

三焦者,其名已奇,灵素又无明豁之解说,故《难经》以为有名无形,东垣分手三焦、足三焦而为二,徐遁、陈无择以为"有脂膜大如掌,正与膀胱相对"。此皆与《内经》之义不合。惟虞天民以为其体有脂膜,在腔子之内,包罗乎五藏六府之外者即是。张景岳以为体腔周围上下全体若大囊者,即为三焦,以其贮盛藏府,故亦谓之府。综此二说,则"三焦"云者,合胸腔、腹腔而言,然则即肋膜、腹膜之谓也。夫肋膜、腹膜,何所盛受,何所泄疏,而乃定以为府?且曰:"三焦者,中渎之府,水道出焉。"(《灵枢》本输篇)

试问：所出何水？出自何道耶？其亦不经甚矣。

藏府之定名分类，其疏忽谬误，既如此矣，虽灵素亦不能自持其说也。

《素问·五藏别论》曰："脑、髓、骨、脉、胆、女子胞，此六者，地气之所生也，皆藏于阴而象于地，故藏而不泻，名曰恒奇之府。夫胃、大肠、小肠、膀胱、三焦，此五者，天气之所生也，其气象天，故泻而不藏。此受五脏浊气，名曰传化之府，此不能久留，输泻者也。魄门亦为五藏使，水谷不能久留。"

此文之所谓女子胞者，指子宫而言；魄门者，肛门也。是又以脑、髓、骨、脉、胆、子宫为六藏，胃、大小肠、肋膜、腹膜、膀胱、肛门为六府，与全书所主张者，大相刺谬。嗟乎，不求实征，而以空想为左右，因其多扞格不通，彷徨失据，而不能自坚其说也。经且不能自信，而后人顾深信不疑，取糠秕糟粕而莫敢谁何，忌非大愚不灵者乎？

藏府生理第四

灵素不言五藏六府之形状、位置，故其解剖上之谬误，不可得而指摘。然论医学而不列藏府之形状、位置，斯即其大谬也。今请进而言其生理官能、职掌分配说之荒谬，摘录驳正之于下。

《素问》灵兰秘典论篇曰："心者，君主之官，神明出焉。肺者，相传之官，治节出焉。肝者，将军之官，谋虑出焉。胆者，中正之官，决断出焉。膻中者，臣使之官，喜乐出焉。脾胃者，仓廪之官，五味出焉。大肠者，传导之官，变化出焉。小肠者，受盛之官，化物出焉。肾者，作强之官，伎巧出焉。三焦者，决渎之官，水道出焉。膀胱者，州都之官，津液藏焉，气化则能出矣。"

按：吾国旧医不知脑为聪明思虑、脺调感觉之源，灵素言脑者极罕。《灵枢·海论篇》曰："脑为髓之海。"又曰："髓海有余，则轻劲多力，自过其度。髓海不足，则脑转耳鸣，胫酸眩冒，目无所见，懈怠安卧。"是盖以脑为精力所出，而聪明思虑、脺调感觉诸机能不与焉。以神明归诸心，治节归诸肺，谋虑归诸肝，决断归诸胆，喜乐归诸膻中，伎巧归诸肾，支离破碎，无根据，无实验，穿凿附会，荒唐不经，莫此为甚。

以今日考之，凡知觉转运。皆出于脑。由脑出神经，以配四体百骸，有触于外，神经传而至脑，脑受之，积而为智慧，出而为思虑，发而为忧乐，泄而为声音，形而为见闻，运而为动作。脑与神经一有疾，癫狂、痴愚、瘫痪、麻木诸病生焉。而智慧、思虑、言语、动作诸司，又各有部位区域，分别划然，斤斤不乱。如四肢运动在脑之正中沟两侧，脺调机关在小脑，发言、写字在前后脑，知觉神经之径道在脊髓后根，运动传路在脊髓前根之类，动物试验之所得，病理解剖之所见，凿凿可据，都成铁案，不容以口舌争也。人之死也，其要约有三：脑毙则死，肺坏则死，心寂则死。心虽为人体重要之藏，安得专以君主目之，且以为神明之所出乎？

若肺，若肝，若胆，若肾，其功能已略述于上章，安得所谓相傅、将军、中正、作强之位号以相比拟，而以治节、谋虑、决断、伎巧归之耶？

其所谓膻中者，不知何物，然此篇论十二藏之相使，而考之《经脉篇》《血气形志篇》所列十二经，皆无膻中，而有心主、心包络。心主、心包络，一物也。然则以数合之，此所谓膻中者，或即指心包络而言，即今日所谓心囊矣。心囊贮藏液体，以滋润心之外面，他无功用，而谓喜乐出于是，岂不大可笑乎？

其言胃，言大小肠，则差相近，盖皆显而易见者，故不致大谬也。

至于言脾之功用，无论其所指为今日之脾或脺，皆相去远矣。

《素问·阴阳应象大论》曰："东方生风，风生木，木生酸，酸生肝，肝生筋，筋生心，肝主目。其在天为玄，在人为道，在地为化。化生五味，道生智，玄生神。神在天为风，在地为木，在体为筋，在藏为肝，在色为苍，在音为角，在声为呼，在变动为握，在窍为目，在味为酸，在志为怒。怒伤肝，悲胜怒；风伤筋，燥胜风；酸伤筋，辛胜酸。"又，《五运行》所载，与此略同。

凡灵素全书，论列藏府之功能、变化，病疾之起伏、传导，内外、表里之关系影响，其谬误皆本于此，乃荒谬之巢穴也，不得不痛击之。顾其恍惚之论，混茫之说，捉影捕风之言，如"道生智，玄生神"之类，则置之弗辩。

所谓风者，由空气流荡而生。地球各处，受太阳之光，强弱不同，温热异度。空气受热则膨胀，而体积增大，质量加轻，压力加强，强弱、大小、轻重不得其平，则动而流，动而流乃为风，犹水之自高流下也。地球当赤道受太阳光热最烈，地面亦最热，空气亦热，热则轻，故近地而之空气腾而上浮，于是其旁之南北两带之下层空气流向赤道，以补其空而代其位，又热，又上浮，后者又入而相代，故赤道下层之风恒自南北来也。其轻而上浮也，分流而向南北，渐寒而缩，而重，而下降于南北近地之层，又渐相代，进而至于赤道，其继而上浮者，又分流，又寒，又缩，又重，又下降于地面，故赤道上层之风，恒向南北去也。此理论之风，规则之最正者也。

然地球自转，自西徂东，其率甚速，故风之来去，不能正准地球经度，稍偏向西而行。亦犹疾行者，风自迎面来也。至于山川水陆之阻，地之寒热，不能依规律而定。风之行也，不能直前无碍，于是风之方向受地理上、气候上种种复杂之影响，不能如式而推矣。东方非风发源之地，亦非风制造之所，而"东方生风"之说为不经矣。

木之生也，由种子；种之生也，由胎孕；孕之成也，由雌雄蕊之交。雌雄蕊之相近者，或自为交接；其隔远者，或因蜂，或因蝶，或因鸟，或因风之飘荡而至。是风者，不过诸媒介中之一种，焉得以生木之功全归之耶？风之为媒介，不过诸功用中之一种，又焉得谓风之功全在生木耶？风非制木之原料，亦非木之父母，安得谓之"生木"乎？

至于酸，非由木生也。诸强酸，如盐酸、硝酸、硫酸，皆属矿酸。有机酸中，醋酸为强，诸果酸其小焉者也。且木亦不仅生酸，植物有机成分中之有强大生理作用者，乃在碱性反应之类盐基质（Alkaloid）也。

"酸生肝"之语，愈不可解。考肝脏之原质，除水及油质、蛋白之外，最多者为动物淀粉，次为普林基，次至于尿酸、乳酸之类，其少焉者也。无论其中酸类成分所含极少，即如动物淀粉等，其医化学上生成之原因，亦非待酸而就也。然则"酸生肝"之说，又荒谬矣。

筋，《说文》云："肉之力也，从肉，从力，从竹。竹，物之多筋者也。"《集韵》又音乾，曰："大腱也。"以古代之智识推之，即今之所谓腱（Sehoe）已。胎生学上，筋之发生，不与肝相涉也。肝之生也，由内胚叶；筋肉之生也，由中胚叶。自受胎约四日后，已划然分别，安得比而同之耶？又，胎生学上，心之发生最早，肝乃在肠胃发生之后，是则"肝生筋，筋生心"之说，为与事实颠倒，纯乎盲说呓语而已。

肝与目之关系，于解剖学上求之，不见其有相联络之痕迹，生理学上亦无相干之作用，病理学、医化学中皆不能得其相依辅之点。诸肝病证候之及于目者，惟黄疸为著。黄疸之发也，由肝脏胆汁之逆流，入于血液，播诸全身，而着色于内外脏器也。其症候之见于外者，则全身皮肤之变而为黄色也。而眼中内结膜纯白无色，其着色与否，最易识别。故黄疸之有无，先验目之黄否，以其鲜明易见也。然则黄疸者，非独于目有黄染特性，其对于身体各部，平均无厚薄，但皮肤等处，本带杂色，不易显露，不易分别，故若先呈于眼白耳。"肝主目"之言，无根捏造，不可信也。

其余"怒伤肝，风伤筋，酸伤筋"诸说，遍考生理、病理、医化学、精神病学诸著述，及近时诸硕学之试验报告，皆无有交相发明之点，皆瞽说也。

又曰："南方生热，热生火，火生苦，苦生心，心生血，血生脾，心主舌。……中央生湿，湿生土，土生甘，甘生脾，脾生肉，肉生肺，脾主口。……西方生燥，燥生金，金生辛，辛生肺，肺生皮毛，皮毛生肾，肺主鼻。……北方生寒，寒生水，水生咸，咸生肾，肾生骨髓，髓生肝，肾主耳。"诸所言皆不合理论事实，今请一一征之。

彼所谓"南方生热，北方生寒"者，以为南方炎热，北方冷寒也。不知地带之寒热，以赤道、两极为定，近赤道则热，近两极则寒。中华国于北半球，赤道在南，北极在北，故南热于北；若在南半球诸国，如澳大利亚洲、南非、南美诸邦，则赤道在北，南极在南，反北热于南矣。而"南方生热，北方生寒"之说，不可通矣。

"西方生燥，中央生湿"者，彼以为西风起后，物多槁燥。夫吾国东南滨大海，西北则大陆无垠，故东南风含水蒸气之量多，而西北风所含者特少。物之燥也，其水分蒸发于大气中也。其蒸发之迟速，视大气中所含水蒸气之多少而异，多则迟，少则速，无则更速，饱和则不但不能燥物，且授其霏雾水滴于物而润之矣。大气中所含水蒸气之量之多寡，即物理学上所谓湿度者也。今以湿度微小之大气，披拂万物，以收其水，万物之燥也，宜矣。此西风之所以燥物也，是乃地理上之关系，乌得以为天地之定理哉？而"西方生燥，中央生湿"之语，又不可通矣。且吾不知其所谓"中央"者何所指。

自今日言之，地为圆球，南北有定，东西无方，故以南北言之，则赤道为中央。以东西言之，如环而莫得其端，安所得中央乎？惠施有言曰："吾知天下之中央，燕之北、越之南是也。"此盖言中央之无定所也。呜呼，中央之说，惠氏能发其谬于数千年之上，非天下之齐圣，孰能辨此者乎？

土之为物也，其成分随地而异，大抵八十原素皆散在其中，而其主成分则由八原素而成，今列其名与其百分比例率于下。

酸素 Oxygenium 47.3、矽 Silicium 27.9、铝 Alminium 8.2、铁 Ferrum 4.8、钙 Calcium 3.7、镁 Magnesium 2.8、钠 Natrium 2.8、钾 Kalium 2.5。

其余则无机、有机、化合物、腐败物，杂然混和而成，未闻其由湿而生也。

至于金属之生成，考金属化学、地质学、矿物学，皆非由燥而成。

寒之于水，稍有可解说者。盖凡诸气体，寒之多能成液体。雨露之成，皆由大气中之水蒸气遇寒而凝成水滴者也。然推而论之，气体变为液体则用寒，固体变为液体则用热。冰雹霜雪，遇热而释，人所知也。然则"寒生水"之说，不过一偏之论，未臻完善也。必详密言之，则寒热皆能成水矣。

由此观之，则"湿生土，燥生金，寒生水"之说，都无可取也。

"火生苦"之说，彼以为诸食物焦烂于火，常带苦味也。此乃由化学作用，化成一种苦味质，非由火而生也。火之者，不过一种加热方法，岂藉火之成分以合成之乎？

至于甘，其大宗者为糖类。糖类为有机物质之含水炭素，皆从果实而得者也，则当谓之"木生甘"。今于酸取诸木，于甘则舍木而取土，可谓颠矣。

若夫辛辣之物，为吾人日常所知者，亦皆草木有机之属。金属化合物之辛者，实所罕觏也。

咸之在水，以盐为大宗，海水为主，盐井次之，是乃盐之溶解在水，非水之能生盐也。且又有所谓盐矿者，乃固形结晶物，则盐亦非尽在水矣。

要之，此种谬说，皆由笃信五行，妄加附会而成，质以事实，不能相符，粗疏荒陋，有识者所鄙弃不道者也。

当取鸡卵，孵之一日，剖而视之，心之痕迹宛然已具。鸡卵内无苦味质，知心之生不藉苦也。又，取已长成之心脏分析之，其心筋诸成分与寻常筋肉不甚相异，又不见有苦味质痕迹；稍含糖质，甘则有之；心含血液，血液常带盐分，咸则有之。即今日所用苦味质之药，乃以之健胃，亦无补心之功用也。

脾脏之化学成分，糖质极罕，其所含者，大部分为诸种发酵素及铁等，无所得甘也。

"辛生肺"之说，其无根亦大抵与上同。肺为结缔组织、筋肉组织、软骨组织相合而成，其有机质为蛋白发酵素，无机质为食盐，为锰，为铁，为石灰，为硫酸，为磷酸，为钾，为钠之类，大抵味咸者居多，实不见有辛味物也。

"咸生肾"之说，以今日考之，肾为排尿之藏，其与咸固不能相离。然灵素之所谓肾者，乃以为藏精之器也。且食盐成分，全身皆有，血也，泪也，汗也，涕也，精也，溺也，屎也，莫非咸者，乌得以咸专属之肾耶？

要之，"苦生心，甘生脾，辛生肺，咸生肾"之说，亦由笃信五行，妄加附会而成，不足深辩也。

生血者，骨髓与脾也。而灵素之脾实为膵，与血无关。心者，行血者也，由生理实验，其所职掌，纯乎物理学之机能，无医化学之作用也。则虽强以灵素之脾为今日之脾，亦当改之曰"心行血，脾生血"，或庶有合乎。不当云"心生血，血生脾"也。

筋肉之生，由中胚叶；膵之生，由内胚叶；脾之生，由中间叶，三者各不相同。故"脾生肉"之说，无论其所指为脾为膵，均无所合也。肺之生也，亦由内胚叶，安得谓由肉而生乎？而"脾生肉，肉生肺"之说谬矣。

皮毛由外胚叶而生，肾由中胚叶而生，皆与内胚叶之肺划然分别，而"肺生皮毛，皮毛生肾"之说谬矣。

骨髓之生也，与骨同，自中间叶生也。肝为内胚叶，与中胚叶之肾，各不相涉。而"肾生骨髓，骨髓生肝"之说又谬矣。

最终，"心主舌，脾主口，肺主鼻，肾主耳"之说，唯肺与鼻通，为与事实相合；脾与口之关系，尚可曲解，何则？灵素之脾，乃膵也。膵属消化器，口为消化管，口与膵为同系。至心之于舌、肾之于耳，以今日解剖、生理核之，无一合也。

《素问·六节藏象论》曰："心，其华在面，其充在血脉。肺，其华在毛，其充在皮。肾，其华在发，其充在骨。肝，其华在爪，其充在筋。脾胃、大小肠、三焦、膀胱，其华在唇四白，其充在肌。凡十一藏，皆取决于胆也。"

按：此十二藏之相使也。华，形于外也，充，实于中也。心之充在血脉，得其要矣；其华在面，则一偏之论也。心以行血，血行脉中，以分布周身，非仅在面也。心脏强健，血行旺盛，四体百骸营养美好，皮肤丰腻有活色，粘膜红润，非独形于面也。

肺之于皮毛，前已辨其妄谬。

肾之于骨，前亦言之。至于发，亦由外胚叶而生，解剖上、生理上皆与肾不相及。诸肾脏病之症候，亦无波及发者。"其华在发"之说，谬误甚矣。

肝之于筋，前亦言之。爪之生也，亦由外胚叶。爪为半透明质，可以窥见其下之血色，贫血、郁血之诊断多得其助，故血液循环器疾病，可藉此以窥见一二，不闻其与肝有关系也。

唇之于内脏也无所系，惟以其色之荣枯，卜血液循环及营养之良否。而于诊断学上，其易干燥而生屑者，则知其有热病；其带煤炱色者，为伤寒（Typhus abdominolis）之特征，如是而已。未闻与脾胃、大小肠、膀胱、三焦有若何之关系也。

肌者，《说文》曰："肉也。"《玉篇》曰："肤也。"脾胃、大小肠为消化器，膀胱为泌尿器，三焦者无功用焉。（说见前章）消化排泄良，则全身之营养足，动作盛，不仅在肤肉也；消化排泄不良，则全身受其障害，亦不仅在肤肉也。

胆者，胆汁潴蓄之处，所谓胆囊也。胆汁之成分，为肝脏细胞所分泌之液（名曰肝脏胆汁 Lebergalle）与胆管、胆囊所分泌之粘液（总称之曰胆囊胆汁 Blasengalle）相合而成。其生理上之功用，则以溶解游离脂肪为主要之职务，其食物消毒之力不如胃液，非有总领十一藏之功能，非有统治十一藏之价值。而谓皆取决于此，忌非荒谬之尤者乎？

经脉络脉第五

旧医之视疾也，古有望、闻、问、切四法，今则切脉盛行，而三法废矣。三部九候，以决生死，以处百病，以候五藏六府之气，荒玄诡异，不可理解。魏晋而后，附会益杂，邪说诡道，肆其妄僻。呜呼，其亦诬惑甚矣。推原其故，皆由不能洞识血脉起止、出入、分布、萦络之行次，于是脉之官能作用皆模糊恍惚，不能得其要领，妄意推测，堕入恶道，是则解剖不精之罪也。

盖欲明脉理之精微，不可不先明其解剖，解剖明而后脉之出入萦环、行次部位得其真相，于是生理理之作用变化可得而言矣。不然，道路、流别之不知，而欲议其性状，凭虚臆撰，根本谬妄。诡语之获，多言之中，千虑不能得一，可知耳矣。

灵素之言经脉行次也，以今日实地解剖之所见校之，无一合者。此在古人，则技术未精，器械未善，崇空想而少实验，时势之所限，见闻之所宥，无可如何也。吾又安必斤斤焉以今日之学问知识，讼言古人之荒陋哉？

乃四顾神州，生为二十世纪之人，处医学昌明之时，实物真理，凿凿可循，而盲目冥心，固执成见，挟其切脉之术，以戕贼人命者，犹充塞宇内也。丧性病狂，忍心害理，出其三指以按病人之左右腕，而生命断送于此矣。其杀人之器为手指，其致命之伤在寸口，呜呼，惨毒甚矣！为所戕者，亦恬不为怪也，不以为医者之罪，而曰"命之所限，虽有圣哲，无如之何也"，亦盲目冥心以就死门，其愚宁非矜悯乎？

旧医之伸指杀人，而不知忌惮者，以有灵素坚其信也。故余亟取灵素所论经脉起止行次，一一摘其妄谬，杀其淫威，使藉医以杀人者失所凭依，斩其根本，发其诬妄魑魅魍魉，使人知其凶坚，而识所以避之也。庶几哉，邪说异端，或可少息乎？

"脉"字，古籀作"衇"，《说文》曰："血理分衺，行体中者。"《素问·脉要精微论》曰："夫脉者，血之府也。"是则灵素之所谓脉者，即今日之血管（Blutgefaess），可无疑矣。

今日之血管，分动、静二种：曰动脉（Artherien），曰静脉（Venen）。动脉者，伏行深处，搏动不休，颈侧、腕下、足踝下等处稍出浮浅，以指按之，动而应手者是也。静脉者，其大枝亦深伏，与动脉并行；小枝多浮浅，作青色树枝状，网络皮下，视之可见者是也。

今考灵素全书，其脉亦两类：曰经脉，曰络脉。寻其定义，《灵枢·经脉篇》有云："经脉十二者，伏行分肉之际，深而不见。其常见者，足太阴过于外踝之上，无所隐故也。诸脉之浮而常见者，皆络脉也。"又曰："经脉者，常不可见，其虚实也，以气口知之。脉之见者，皆络脉也。"由是观之，其所云经脉者，似与动脉相当；所谓络脉者，似与静脉相近矣。虽然，犹未可遽断也。盖灵素静、动脉之界限，尚有可疑者二焉。

上文所引经文，其所以分别经脉者，惟以浅深隐现为言，而未尝明指静、动。是则静脉大干，伏行深处者，亦何不可谓之经脉乎？安知灵素之所谓经脉者，非合深部之动、静脉而言之耶？其所谓络脉者，非单指皮下静脉而言耶？若以经脉当动脉，则置深部静脉于何地乎？此其可疑者一矣。

灵素分经脉为十二，手足三阴三阳，手太阴肺经、厥阴心包络、少阴心经，太阳小肠经、阳明大肠经、少阳三焦经；足太阴脾经、厥阴肝经、少阴肾经，太阳膀胱经、阳明胃经、少阳胆经。凡十二经，主十二藏府。其言手三阴、足三阳之行次，属远心性，由躯干走四肢者也，与今日动脉血行方向相合；其言手三阳、足三阴之行次，属求心性，起自手足指端，逆走躯干者也，与今日静脉血行方向相合。然则其所谓经脉者，或以手三阴、足三阳为动脉，手三阳、足三阴为静脉；其所谓络脉者，则专指皮下浮浅静脉而言，亦未可知。此其可疑者二矣。

然进而考之《素问·三部九候论》曰："上部天，两额之动脉；上部地，两颊之动脉；上部人，耳前之动脉。中部天，手太阴也；中部地，手阳明也；中部人，手少阴也。下部天，足厥阴也；下部地，足少阴也；下部人，足太阴也。故下部之天以候肝，地以候肾，人以候脾胃之气。中部，天以候肺，地以候胸中之气，人以候心。上部，天以候头角之气，地以候口齿之气，人以候耳目之气。"

观乎此文，其上部三候，明言动脉。历代注家皆以为上部天属足少阳，地属足阳明，人属手少阳，然则足少阳、足阳明、手少阳三经之为动脉，有明征矣。中部三候，注家皆以中部天为寸口中之动脉，地为大指次指歧骨合谷间之动脉，人为掌后锐骨端之动脉，则是手太阴、手阳明、手少阴三经亦为动脉矣。下部三候，注家皆以天为在五里之分，动而应手，以地为足内踝下动脉，以人为在箕斗之分，动应于手者也，则足厥阴、足少阴、足太阴三经亦为动脉矣。灵素经脉在手足者，不过十二，而据上所说，其中九经已确然明指动脉。由是而推焉，彼三经者亦必动脉，非指静脉而言也。

不但此也，上部人、中部地，手之阳也；下部三候，足之阴也，皆逆行之脉，所谓与今日静脉血行方向相合者也，而指为动脉。《灵素·动输篇》亦言足少阴为动而不休，然则虽逆行之经脉，亦皆指动脉而言也。

客犹有疑乎？请更申之。《灵枢·五十营篇》曰："人经脉上下、左右、前后二十八脉，周身十六丈二尺。人一呼脉再动，气行三寸；一吸脉亦再动，气行三寸。……二百七十息，气行十六丈二尺，一周于身。"其所谓二十八脉者，左右各十二经也，二跷脉也，一任脉，一督脉也。观乎此，则十二经中，无不有营气运行其间，运行则脉动。（义见《动输篇》）然则十二经脉者，皆以为能动者矣。

至此而后，余始敢断言之曰：灵素之所谓经脉者，其意皆谓动脉也；其以深部之脉为经脉者，误合静脉于动脉也。

或曰：君言灵素之经脉，其意皆为动脉，则吾既得闻命矣。谓深部静脉亦误合于动脉，尚有确证乎？愿闻其详。

余应之曰：灵素脉之大类惟二，既以深部之脉为经脉，则深部静脉且安逃耶？是深部静脉亦入于经脉之中也，明矣。既以经脉为动脉，是即以深部静脉为动脉矣。盖灵素知动脉多在深部，而不知静脉大干亦在深部，遂妄断深部之脉，谓皆为动脉也。不宁惟是，灵素不知有静脉也。虽其所谓络脉似属静脉，然综合全书，知其所谓络脉者，皆谓经脉之分枝，由一经而联络他经者也。不观乎《灵枢·经脉篇》之言乎？曰："诸络脉皆不能经大节之间，必行绝道，而出入复合于皮中，其会皆见于外。"解之者曰："凡经脉皆行分肉之间、谿谷之会，络脉所行，纵横错杂，为经脉所不到，故曰绝道也"云云。由是观之，则灵素之所谓络脉者，不过在经脉不到之处，出入联络，以为流通之用耳。非经脉之别枝，将何属乎？此其一证矣。

又，《脉度篇》曰："经脉为里，支而横者为络。"此明言经脉之支而横行者，谓之络脉，其证二矣。

又，《经脉篇》有十五络之名，手太阴之别曰列缺，少阴之别曰通里，厥阴之别曰内关，太阳之别曰支正，阳明之别曰偏历，少阳之别曰外关；足太阳之别曰飞阳，少阳之别曰光明，阳明之别曰丰隆，太阴之别曰公孙，少阴之别曰大钟，厥阴之别曰蠡沟；任脉之别曰尾翳，督脉之别曰长强，脾之太络曰大包。明言十二经脉与任、督两脉之别枝，谓之络脉，其证三矣。

据此三证，而灵素之络脉，皆为经脉之分枝，可无疑矣。彼络脉者，显然为今日之静脉，尚误以为经脉之分枝，而况深部之静脉乎？吾故曰：灵素不知有静脉也。其所谓络脉者，乃今日之浅层静脉，而灵素误以为经脉之分枝也。其所谓经脉者，兼包今日之动脉及深部静脉，而灵素误以为皆动脉也。其谬误疏忽如此，敬而奉之以为金科玉律者，盖亦知所返呼？

十二经脉第六

将欲举灵素经脉之行次部位，一一与今日血管行次对照，有二难焉。如上章所论定者言之，灵素之经脉，既不复分别动、静，杂然混淆，厘别极难，一也。其所用以定部位者，皆准同身寸之说，而同身寸之说又人异其撰，且复粗疏，难作标准，二也。勉强附会，仿佛想象，恐毫厘之差，重诬古人，而成周内锻炼之狱。故止举其大者，而摘其谬误，其余经过道路之细碎俞穴，不一一穿凿也。

《灵枢·经脉篇》曰："肺手太阴之脉，起于中焦，下络大肠，还循胃口，上膈，属肺，从肺系横出腋下……入寸口，……循鱼际，出大指之端。其支者，……出次指内廉，出其端。"中焦者，腹膜之上部也。（见《五藏六府篇》）

凡脉皆起于心脏，止于心脏，腹膜安得有经脉起始之部？其误一也。

内脏动脉，自有内脏枝，皆从大动脉干来，安得有腹膜、大肠联络之脉？其误二也。

络胃之脉，皆自横隔膜下大动脉干而来，凡分三道：①直从大动脉干来者，只一枝，循胃小弯左。②自肝脉来者，有二枝：其一循胃小弯右，与左枝相通；其一循胃底右侧，此脉有分枝入十二指肠。③自脾脉来者，有二枝：其一循胃底左侧，与胃底右侧之枝通；其一分布胃左壁外面，甚短而小。由此观之，胃中之脉，其与肠中有关系者，惟十二指肠，安得有"下络大肠，还循胃口"之脉乎？其误三也。

隔膜上下之动脉，除大动脉干及内乳动脉外，绝不相通，无自大肠穿膈膜入肺之脉，亦无自肺穿膈膜入大肠之脉，其误四也。

其自腋下以下，详下篇。

《经脉篇》又曰："大肠手阳明之脉，起于大指次指之端，……入缺盆，络肺，下膈，属大肠。其支者，从缺盆上颈，贯颊，入下齿中，还出挟口，交人中，……上挟鼻孔。"大指次指之端者，肺经之所终，而以大肠经承接之也。

凡动脉，无逆流而上者。其误一也。

肺部动脉，无自缺盆来者。自缺盆来，惟乳动脉。其误二也。

齿中动脉，皆发自颈动脉，与肺者无关。其误三也。

人中之动脉，虽亦从颈动脉来，而与齿动脉不同枝，非由齿而还走也。其误四也。

其言胃脉也，曰："胃足阳明之脉，起于鼻之交頞中，……入上齿中，……至额颅。其支者，……入缺盆，下膈，属胃，络脾。其直者，从缺盆下乳内廉，下挟脐，入气街中。其支者，起于胃口，下循腹里，下至气街中而合，以下髀关，……下足跗，入中指内间。其支者，……入中指外间。其支者，别跗上，入大指间，出其端。"

此段文义支离，几于径路不明。其意盖谓足阳明之脉，起于鼻中，上至额颅，分一枝下行，入缺盆，歧而为二：其一循乳直下，至气街；其一穿隔，属胃，络脾，还循胃口，下至气街。二者复合为一，乃下髀关，至足跗，而又分为三

枝：一入大指，一入中指外间，一入中指内间也。其所谓缺
盆者，锁骨上窝也。气街者，下不及髀关，上不及脐，或即
气冲乎？在鼠蹊上。要之，如此解释，合于著书者之意与
否，不能起古人而问之，未可以为确案也。今就经文以驳
之，则足以闭其口矣。

额颅之脉，皆自眼、耳而来，与鼻动脉有交通之枝，非
自鼻来，更非自出入齿颊之脉来也。其误一也。

属胃络脾之脉，出于大动脉干，前已言之，非自缺盆穿
横膈膜来也。其误二也。

乳内廉之脉，实为内乳动脉，是固从缺盆近部来者，然
其末梢不过散布前胸内壁；其沿胸壁而下者，越横隔膜，为
上腹壁动脉，与自鼠蹊上行之下腹壁动脉相交通，非其脉直
下至鼠蹊也。其误三也。

至于"起胃口，下至气街"之脉，则无有焉。其误四也。

下髀关，入足者，外肠骨动脉也，自大动脉干来，于鼠
蹊部出一小枝，循下腹壁上行，以与内乳动脉交通，非乳动
脉直至鼠蹊，下抵足跗也。其误五也。

且额颅之脉、内乳之脉、上腹下腹之脉、鼠蹊之脉、足
跗之脉，皆与胃无关，而乃谓为胃脉。虚无影响之辞，凭空
附会，乃至于此，吾且如之何哉？

又曰："脾足太阴之脉，起于大指之端，……上膝股内
前廉，入腹，属脾，络胃，上膈，挟咽，……散舌下。其支
者，复从胃别，上膈，注心中。"

动脉，无自足逆流者。其误一也。

属脾络胃之脉，上已言之，非自腹中来者。其误二也。

咽头舌下之脉，自外颈动脉来，无由胃而上者。其误三也。

若夫入心之脉，入心中者，惟大静脉、肺静脉；自心中出者，惟大动脉、肺动脉；其分布于外面者，惟心冠动脉，出自大动脉者也。安得有从胃上膈，注心中之脉乎？其误四也。

又曰："心手少阴之脉，起于心中，……下膈，络小肠。其支者，从心系上，挟咽，系目系。其直者，复从心系却，上肺，下出腋下，……循小指之内，出其端。"

凡动脉，皆起于心中，非独心脉然也，不得专以心脉言。其误一也。

动脉自心出，无所不周，无所不络，非独小肠、咽及目系也，不得专以小肠、咽及目系之脉属心。其误二也。

出腋下之脉，直从大动脉弓来，无从肺来者。其误三也。

自腋至手，驳议见后篇。

又曰："小肠手太阳之脉，起于小指之端，……绕肩胛，交肩上，入缺盆，络心，循咽，下膈，抵胃，属小肠。其支者，从缺盆循颈，上颊，至锐眦，却入耳中；其支者……至目内眦，斜络于颧。"

小指端之脉，其动脉皆从尺骨、桡骨动脉来，动脉无逆流者；其静脉则皆归于上膊静脉，经腋窝，经缺盆下，而入于大静脉，以归于心。其言"入缺盆，络心"，则差相似；至于"下膈，抵胃"，则大谬矣。脉固有自心脏下膈抵胃者，然自是别脉，非从小指过缺盆入心之脉也。其误一也。

胃与小肠之脉，其相与有关系者，即前所言之肝脉也。其一枝络胃，其一枝络十二指肠。至于小肠之动脉，惟上肠间膜动脉所出之分枝，亦从大动脉干而来者也。"抵胃，属小肠"，无是脉焉。其误二也。

上颊之脉，皆从颈脉来，其言"从缺盆上颊"亦相近。然头部之脉，大抵皆自颈脉来，其总脉一而已矣，非有各经特别之枝也。其误三也。

锐眦者，外眦也。耳之前有动脉出焉，分布于头盖侧面及外眦近傍，非从外眦却入耳中也。其误四也。

自目内眦斜络于颧之脉，无有也，惟有自颧上内眦者。其误五也。

又曰："膀胱足太阳之脉，起于目内眦，上额，交巅，……从巅入络脑，还出别下项，循肩髆内，挟脊，抵腰中，入循膂，络肾，属膀胱。……其支者，从髆内左右别下，贯胛，挟脊内，过髀枢，循髀外，从后廉下，合腘中，……至小指外侧。"

自目内眦上额交巅者，无专脉焉。上额交巅者，前额动脉也，内眦动脉与之相连而已，非内眦动脉直上至巅也。其误一也。

从巅入络脑者，为后头动脉之一小枝，从颅顶孔而入，本外颈动脉，分枝于下颚部，非自前方来也。其误二也。

挟脊而下者，无动脉也，惟逆行而上之奇静脉而已。其误三也。

肾与膀胱之相联络者，输尿管也，其动脉则肾动脉，自大动脉干来，膀胱动脉自下腹动脉来，各不相统也。其误四也。且谓是脉挟脊循膂而来，其误五也。

"贯胂，挟脊，过髀枢，合腘中"者，无是脉也。小指外侧之动脉，自胫骨动脉前后枝来也，出自股动脉，分自大动脉干。未有从肩胛内双管直下，合于腘中而至小指者。其误六也。

又曰："肾足少阴之脉，起于小指之下，斜走足心，……上股内后廉，贯脊属肾，络膀胱；其直者从肾上贯肝膈，入肺中，循喉咙，挟舌本；其支者从肺出络心，注胸中。"

"起小指下，斜走足心"者，后胫骨动脉也，自足心斜走小指者也，非逆流之脉。其误一也。

"贯脊，属肾，络膀胱"，无是脉焉，前已言之。其误二也。

贯肝膈之脉，惟门脉为然，自肠而来之静脉也，与肾无关系。其误三也。

肺肝之脉不相统，其误四也。

"循喉咙，挟舌本"者，外颈动脉与其分枝之舌动脉也，自锁骨下动脉来，非由肺而出者也。其误五也。

络心之脉，为心冠动脉，前已言之，亦非由肺而出者也。其误六也。

又曰："心主手厥阴心包络之脉，起于胸中，出属心包络，下隔历络三焦，其支者循胸出胁，下腋三寸，上抵腋下，……入掌中，循中指出其端；其支者，……循小指次指出其端。"

属心包络之脉，惟前纵膈动脉之心囊枝及心囊横膈膜动脉，皆出自内乳动脉。而内乳动脉之直者，贯膈而下，为上腹壁动脉，其言"下膈，历络三焦"者差相近，然在腹壁下部，乃自下腹壁动脉逆上之枝，以与上腹壁动脉相通，非复上腹壁动脉矣。故谓之"历络上、中两焦"则可，下焦非其范围，不得言"络三焦"也。其误一矣。

抵腋入手之脉，为腋下动脉，与内乳动脉无关。其误二矣。

自腋以下，驳议见后。

又曰："三焦手少阳之脉，起于小指次指之端，……入缺盆，布膻中，散络心包，下膈，循属三焦。其支者，从膻中上缺盆，上项，系耳后。……其支者，从耳后入耳中，出走耳前，……至目锐眦。"

手腕之脉，驳议见后。

心包络之脉、下膈之脉、循属三焦之脉，前皆尽之，无自手来者。其误一也。

"上缺盆，上项，系耳后"者，外颈动脉之分枝也，与心包络之脉无关系。其误二也。

耳前之脉，亦自外颈动脉来，与耳后之脉分枝于耳下，各不相涉，无自"耳后入耳中，出走耳前"者。其误三也。

又曰："胆足少阳之脉，起于目锐眦，上抵头角，下耳后，……至肩上，入缺盆，……以下胸中，贯膈，络肝，属胆，……横入髀厌中。其直者，从缺盆下腋，循胸，过季胁，下合髀厌中，以下循髀阳，……下出外踝之前，循足跗上，入小指次指之间。"

目锐眦上无脉起始之处，其周围所分布者，皆头动脉之分枝，无特立独行之一经。其误一也。

有自耳后至头角之动脉枝，无自头角至耳后者。其误二也。

胆囊之脉，自肝脉来，不过一小分枝而已，当以肝为主，不得云"属胆，络肝"也。其误三也。

且肝脉直接自大动脉来，非有特立独行，别自缺盆下贯胸膈者。其误四也。

从缺盆下腋，过季胁者，其侧胸廓动脉乎？此脉止于胸廓诸筋，非能直下入髀厌也。其误五也。

外踝之前之动脉，惟胫骨动脉分枝于膝腘之下，其源自股动脉来也，非有特立独行，自髀厌循髀阳而来者。其误六也。

内经之例，十二经脉，其分布于四肢也，三阳在手足之背，三阴在手足之掌。故此，足少阳之脉，其所云"循足跗上，入小指次指之间"者，专指足背动脉而言。足背动脉分布指间者，皆自胫骨动脉前枝而来，小指次指之间非有特立独行之脉也。其误七也。

又曰："肝足厥阴之脉，起于大指丛毛之际，上循足跗上廉，去内踝一寸，……上腘内廉，……过阴器，抵小腹，挟胃，属肝，络胆，上贯膈，……循喉咙之后，……连目系，上出额。……其支者，复从肝别，贯膈，上注肺。"

"循足跗上廉，去内踝一寸"者，胫骨动脉后枝也，非逆行者也。其误一也。

阴器之脉，来自三方，有自内肠骨动脉来者，有自外肠骨动脉来者，有自股动脉来者，未闻其自足而上也。其误二也。

"挟胃，属肝，络胆"者，前已言之，直接从大动脉干来，未闻其自阴器来也。其误三也。

由颈部直上至头者，惟内外颈动脉，无贯膈而来者。其误四也。

"连目系，上出额"者，眼动脉之分枝，所谓上眼窠动脉是也，来自内颈动脉，与肝胆无关也。其误五也。

自肝穿膈入肺者，无是脉也。自肝穿膈，惟门脉为然，其归在右心，非入于肺也。其误六也。

以上所述，乃十二经脉行次之谬误也。详细核之，几无一字不差，于此可以见旧医根本之不精确矣。由斯道也，以论病，以诊病，以治病，其可信与否，夫人可以知之矣，无俟吾之喋喋也。

手脉详考第七

读《素问·三部九候论》，而知古人诊脉，上下三部，各有所候，非独以寸口也；又知结喉旁人迎脉，与气口并重，非独以寸口也。自越人《难经》独取寸口，以决五藏六府，而医家候脉相沿用之，非复《内经》旧训矣。

夫脉者，血管也，脉之搏动与心脏跳跃相应，周身上下非有异也。三部也，人迎也，寸口也，一也，无五藏六府可以分配也，无疾病可以占也。自灵素倡言脉象，越人独标绝学，王叔和辈比周而附和之，而脉学乃聚讼不休矣。寸口之脉，遂为造物之玄机，生命之关键。医者奉之，病人信之，呓语瞀说，牢不可破。此旧医杀人之下手处也。故吾取灵素经脉、络脉之辨，十二经脉之次，驳之特详。

今复取手中之脉，一一详考之，新旧对照，以著其妄，亦可以醒世人之迷梦乎？今全录《灵枢·经脉篇》手三阴、三阳经脉行次之文，凡在臑臂者，作为一表。凡三阴脉，自左向右读；三阳脉，自右向左读。

经脉部位	臑	肘	臂	腕	指	部位经脉
手太阴	下循臑内，行少阴、心主之前	下肘中	循臂内上骨下廉	入寸口，上鱼，循鱼际	出大指之端。其支者，出次指内廉，出其端	
手少阴	下循臑内后廉，行太阴、心主之后	下肘内	循臂内后廉	抵掌后锐骨之端，入掌内后廉	循小指之内，出其端	
手厥阴	循臑内，行太阴、少阴之间	入肘中	下臂，行两筋之间	入掌中	循中指，出其端	
	上循臑外后廉	出肘内侧两筋之间	直上，循臂骨下廉	循手外侧，上腕，出踝中	起于小指之端	手太阳
	循臑外	上贯肘	出臂外两骨之间	循手，表腕	起于小指次指之端，上出两指之间	手少阳
	上臑外前廉	入肘外廉	循臂外廉	出合骨两骨之间，上入两筋之中	起于大指次指之端	手阳明

观乎上表，各部经脉都为六条，以今日之解剖对照之（专就深部动静脉言之）如下。

臑部血管，其主者为上膊动脉（A. brachialis），与其相副而行者为前后之上膊静脉（Vv. Brachiales），皆在臑部内侧；其枝而在内部者，为上下尺骨副动脉（A. collaterales ulnares sup. et inf.），则是内侧之血管，合静、动脉共有五。而上表内侧经脉惟手三阴，仅有三枝者，谬也。且上下尺副动脉本原上膊动脉，其两上膊静脉又属同流，然则臑部内侧之脉，惟有上膊动脉、上膊静脉二者，而谓有太阴、少阴、厥阴各专一经者，又谬也。

臑部外侧之脉有二，自上膊动脉出一枝，曰上膊深部动脉（A. profunda branchi），稍向外下方行，旋即分为二枝：曰中侧副动脉（A. collateralis media），曰桡骨侧副动脉（A. collateralis radialis）。而上表谓外侧有三者，谬也。且外侧诸脉亦本诸上膊动脉，而谓手三阳各专一经者，又谬误之甚者也。

肘部之脉，在内侧者，前面为上膊动脉与其相副而行之两静脉，后部为上尺骨副动脉与尺骨反回动脉（A. recurrens ulnaris）所作之肘关节动脉网（Rete articulare cubiti），盖两脉之上下吻合为一处也。动、静脉共四枝，皆本原上膊动脉，其在外侧者惟一，为桡骨副行动脉与桡骨回反动脉（A. recurrens radialis）所作之肘关节动脉网。在中、后部者，为中侧副动脉与骨间反回动（A. recurrens interossea）所作之肘关节动脉网。总全肘而言之，内四，外一，中一，皆本原上膊动脉者也。而上表谓中三（手太阴、厥阴、少阳），内二（少阴、太阳），外一者，谬也。且谓六者各专一经，又谬也。

臂部之脉凡八，内侧三：尺骨动脉（A. ulnaris）与其相副而行之两静脉（V. ulnares）也；外侧三：桡骨动脉（A. radialis）与其相副而行之两静脉（V. radiales）也；前后各一：曰掌侧骨间动脉（A. interossea volaris），曰背侧骨间动脉（A. interossea dorsalis）。而上表谓惟有六枝者，谬也。且谓六枝各专一经者，又谬也。

腕部之脉，略与臂部同，而谓六枝各专一经者，谬也。

手指之脉，在手掌侧者，皆出自深浅两动脉弓（Arcus volaris superficialis und profundus），各手指内外侧各一枝；在手背侧者，出自背侧手根动脉枝（R. carpeus dorsalis）与第一背侧中手动脉（A. metacarpea dorsalis I.），亦各手指内、外侧各一枝；其静脉，则皆浅层静脉也，不具论。然则总五指之脉凡十，而表谓惟七（手太阴二）者，谬也。且掌侧动脉皆自尺骨、桡骨动脉来，背侧动脉自桡骨动脉而来，推其源，皆出于上膊动脉，而谓七枝分属六经者，谬也。

病 变 第 八

《素问·缪刺论》曰："邪之客于形也，必先舍于皮毛，留而不去，入舍于孙脉，留而不去，入舍于络脉，留而不去，入舍于经脉，内连五藏，散于肠胃，……此邪从皮毛而入，极于五藏之次也。"《素问·皮部论》所论，亦与此略同。

观乎此文，知灵素所谓疾病传播之径路，不外乎血管，其门户则皆皮肤也。由皮肤入毛细管，由毛细管入浅层静脉，由浅层静脉入深层血管，由深层血管传至藏府，而病极矣。

今请先言皮肤。皮肤为疾病进入之门户，固也。如黑死病（Pest），如十二指肠虫（Ankylostoma），如各种皮肤病，凡在接触传染之列者，皆由皮肤而入。然如伤寒，如肺痨，凡消化、呼吸、泌尿诸脏器之病，以及筋肉之痈疽，乃常由口鼻、二阴而进，其自皮肤来者盖寡。

况乎孙络血流甚速，一入孙脉，转瞬即播诸全身，不必待盈科而进也。《素问·皮部论》谓"络脉满则注于经脉"者，谬也。且病入血管，则五官、心、脑皆受其害，独藏府乎哉？肠胃之病，大半由饮食，惟口取孽，于皮肤又何罪焉？则所谓"散于肠胃"，所谓"从皮毛而入极于五藏"者，门外汉想象之语而已。

原 病 第 九

疾病何因而生乎？曰：是有二，其自外来者，曰外因；其自内发者，曰内因。外因种类甚多，今略举之于下。

（一）养气缺乏，不足以供呼吸

火之燃也，藉养气而后盛，于是乎能生热与力，以走车行舟，引重致远。人身亦有燃，得养气而后成，于是乎生热与力，以保持体温，运行百骸。故养气少则活动滞迟，养气绝则生机息绝。高山之巅，飞行机之上，空气稀薄，则呼吸迫促；密室重帏之中，稠人广众之内，空气混浊，炭养弥满，则气息郁滞，口鼻闭塞，使通气之路梗绝，则苦闷绝息，此皆足以死人。小儿之窒息，被褥、乳房掩其口鼻，气道闭塞之所致也。冬月酷冷，北人密闭窗户，烧煤室中以御寒气，亦往往中毒以殒，炭养气充塞之所致也。是皆养气不足之故也，轻则令人头痛目眩、神志昏瞆、呼吸促迫，重则窒息以死。

（二）食物缺乏，不足以供培养

火之燃也，必藉燃料，煤炭、薪木等是也。人身之燃，亦有燃料，食物是也。地生万物，而人类所取以为滋养者，大宗有三焉：一为含水炭素，五谷、果实、淀粉、砂糖之中存焉；二为蛋白质，禽兽鱼鳖之肉、豆麦之实，其中存焉；三为脂肪，动植物之油是也。凡人当生活之时，一日之中，目不能无视，耳不能无听，手足身体不能无运行，神志不能无思虑，心脉不能无搏动，血液不能无循环，体温不能无调节，其所资以为力之源泉者，大都取给于三大养料，亦犹火车、汽船之必赖夫煤炭也。食物不足，则饥饿羸瘦、脂削肉痿、百骸尪弱，极则死矣，俄殍是也。多食脂肪令人生胃肠炎，小儿哺乳过度则泻石磏便，亦其一证也。

（三）物理学的刺戟

兵刀枪炮、汤火冰雪、木石雷电之能伤杀人也，夫人而知之矣。尘埃入眼，飞虫入耳，竹木之刺入皮肉，骨梗咽喉，异物入盲肠，皆能为病。他如大动脉弓之动脉瘤，压迫回归神经，能令人喑。子宫位置变常，经路迂曲闭塞，能使月经不通，大小便闭结，皆其显而可征者也。

（四）化学的刺戟

药物之害人也，因其作用而异撰。如强酸（盐强水、硫强水之类）、强碱（苛性曹达之类）、金属盐类（硝酸银、硫酸铜之类），以及斑猫、蜂蛋之毒，入于皮肤，腐蚀而生炎者，谓之腐蚀毒。如青酸、酸化炭素，由呼吸道入肺，以与血色素相结合，能使血色素不得荷养气以行，而体内养气之供给，于是乎不足。又如砒化素，则能破坏赤血球。凡此之类，谓之血液毒。如衍脱，如呵啰仿谟，如玛琲等，能使髓脑神经麻痹；如毛地黄，如人参，能使心脏强直，谓之神经心脏毒。此化学的刺戟之大略也。

（五）原虫类寄生物

原虫类之最易知者，为蛔虫、疥虫。他如绦虫、十二指肠虫、人血丝状虫、肺肝二口虫之类，是皆能使人羸瘦，使人发肠胃炎，使人生神经疾，使人咳血，使人贫血，使人得恶液质以死。

（六）细菌类寄生物

自细菌学发明以来，凡诸恶疾，几无不为细菌之祟。肺痨也，伤寒也，喉风也，痢疾也，霍乱也，鼠疫也，痈疽也，藏府官骸之炎，化脓发热之原，皆由细菌而生。凡人体疾病之大半，皆原于细菌。盖自细菌学进步以来，而寰球卫生医疗之面目、生理病理之理论，焕然一变矣。

以上所说，外因之大略也。今更述内因之种类于下。

（一）遗传

遗传者，关于血统，父母子女相传授之谓，于怀孕之时，已得之矣，所谓先天病是也。最著者，为近视眼，为精神病。他如肺痨、梅毒，亦其彰明较著者也。

（二）年龄

麻疹、天然痘、百日咳、红痧，多生于小儿。传染病、精神病、花柳病，多生于壮岁。脑出血、动脉瘤、萎缩肾、肿疡，多生于老年。此其粗浅而易知者。

（三）体格及性

中风、糖尿病多生于肥胖之人，肺痨多生于尪弱之人。男性多花柳病，女性多神经病。此亦人之所知也。

凡此，乃内因之大略也。他如人种之关系，内分泌之障碍，学说精深，非片语所可说明，姑从略焉。

就上所历举者而观之，平易正确，实事求是，无丝毫模糊影响之说存乎其间，以之分别百病，若网在纲，了如指掌，所谓道若大路然也。

今灵素之论病原也，《素问·至真要大论》曰："夫百病之生也，皆生于风、寒、暑、湿、燥、火。"《灵枢·百病始生篇》曰："夫百病之始生，皆生于风雨、寒暑、清湿、喜怒。"此何说也？

风之为物，第一章已言之矣，是乃空气动荡而生，而谓能病人乎？虽挟沙走蓬，种种细菌不无因彼而转运散布，故有空气传染之说，然此例实鲜。且其原究在细菌，不得即以风为病原也。

寒暑者，空气温度之变也，变化骤剧者，固能害人，即前所云物理学的刺戟耳。

燥湿之为病原，亦物理学之刺戟也。空气过燥，则令人喉干、口渴、咳嗽、皮肤燥涩，何者？外无以润之故也；过湿，则皮肉弛张不坚，神经受其逼，往往不仁。

至于火，则吾不知其所谓矣。盖灵素之火，非焰而光之火也，其定义不明，其界限不清，意者即今之所谓炎症乎？炎症者，疾病之证候，非疾病之本源也。发炎之原，独在细菌，今乃以火为病原，本末颠矣。

然灵素之书著乎数千年前，病原细菌学之发明不及五十年，忌敢以今日智识，笑古人之不知细菌哉？独怪今日之人，处病原大明之日，犹墨守古说而不肯变，笃信旧论，不敢畔离，其心理头脑真不可解矣。

夫疾病之生，大半由于细菌，其次则化学、物理学之刺戟。今其所举者，偏于物理学之一小部分，而欲以之范围百病，宜其支离破碎，游衍纷杂，而不能理解已。今请略举数病，以明其误，读者可以举一而反三矣。

（一）痈疽

《灵枢·痈疽篇》曰："寒邪客于经络之中，则血泣，血泣则不通，不通则卫气归之，不得复反，故痈肿。寒气化为热，热胜则腐肉，肉腐则为脓。"《刺节真邪论》曰："虚邪之中人也，……搏于脉中，则为血闭，不通则为痈。"又曰："热胜其寒，则烂肉腐肌为脓。"《寒热病篇》曰："凡刺之害，不中而去则致气，致气则生为痈疽也。"《素问·异法方宜论》曰："东方之域，其民食鱼而嗜咸，鱼者使人热中，盐者胜血，故其民黑色疏理，其病皆为痈疡。"《灵枢·脉度篇》曰："六府不和，则结为痈。"《素问·气穴论》曰："邪溢气壅，脉热肉败，荣卫不行，必将为脓。"

总上诸说，则灵素之所以说痈疽者，可以知其意矣。约而言之，无他，痈疽之原，则寒邪结而荣卫壅塞也；化脓之理，则热胜肌腐也。

以今日知识绳之，则与此异矣。痈疽之生也，必先有细菌侵居于体中。其菌或为球形，或为杆形；或作黄色，或作白色；或鱼贯相从，形如连锁；或聚族而居，状类葡萄。以显微镜检之，以培养基殖之，以动物实验之，可以目击，凿凿可据，非如寒邪之说之虚空荒唐而不可捉摸也。

细菌既杂居于体中，以其毒力吸引白血球，使出血管之外，白血球乃聚集增多，以与细菌相搏，感其毒性，化生酵素，以溶解肌肉，于是乎乃成脓。以显微镜检之，以化学品验之，以动物、人身解剖之，彰明较著，非如寒热之说之荒谬无稽，而不可实验也。

世有好学深思，崇实际而黜空论者，于此又可以知灵素之不根矣。

（二）痎疟

《素问·疟论》："夫痎疟皆生于风。"又曰："疟者，风寒之气不常也。"又曰："汗出遇风，及得之以浴。"《生气通天论》曰："夏伤于暑，秋为痎疟。"《灵枢·岁露篇》亦曰："夏日伤暑，秋病疟。"皆以寒暑风邪为疟之原，不知疟之为寄生虫病也。

疟之为虫，三十余年前（1880年）之所发明者也。凡疟虫，皆原生动物类，由单一细胞而生，孳乳生息于人血之中，以赤血球为巢穴。其增殖也，一细胞分裂而为数细胞，则一虫分裂而为数虫矣。既分裂，破坏其所寄生之旧血球，出游血液之中，复别选新赤血球而居之，以发育生长于其中，及时则又分裂，又破坏血球，舍旧而即新矣。此谓之无性生殖。生生不息，以繁殖丑类于人血，而戕贼吾人者也。

不宁惟是，又欲肆其余毒，波及他人。其传染之方法，则以螯啮动物为介绍。而为之鸩媒者，蚊也。蚊饮疟者之血，并疟虫而吸之。是虫也，入于蚊身，乃别开生面，以营有性生殖。有性生殖者，虫入蚊胃，即变为大、小二种生殖球，大者为雌，小者为雄，雄雌交接，而孕乃成，子孙众多，充满蚊身矣。此种带疟之蚊，刺螯人肤，疟虫即随蚊之唾液入人血中，而新殖民地又开矣。此其传染发生之大略也。

疟虫，凡分三种：①曰恶性疟虫（Plasmodium madaria rernicious），此为疟虫中之最小者，其长成者之长度，约得赤血球三分之一，其分裂或每日、或间日不等。②曰隔日热疟虫（Plasmodium madaria terfianus），其分裂也，以四十八小时，凡一个原虫能分裂至十五个或二十个。③曰四日热疟虫（Plasmodium madaria puatranus），发育最缓，其分裂也须阅七十二小时，一原虫能分裂至九个至十二个。

以上三种，凡遇分裂之时，能使人温度上升，其率甚速。其始发也，能使末梢动脉收缩，故皮肤之血量大减，于是乎洒然毛发起立，而寒栗作矣；继则血管渐张，蒸然热矣；终则末梢动脉大张，汗出淋漓，温热排泄，病症乃失矣。是以寒热之作，疟虫分裂为之也。疟虫有日日分裂、隔日分裂、三日分裂之不同，而寒热之时间随之，此每日疟、隔日疟、三日疟之所以分也。

今灵素之言疟原，既归之风，而其解说寒热之理，则

曰："夫疟气者，并于阳则阳胜，并于阴则阴胜，阴胜则寒，
阳胜则热。"其说每日疟也，则曰："卫气者，日行于阳，夜
行于阴。此气得阳而外出，得阴而内伏，内外相薄，是以日
作。"其说隔日疟也，曰："其气之舍深，内薄于阴，阳气独
发，阴邪内著，阴与阳争，不得出，是以间日而作。"其说
三日疟也，无明文焉，惟曰"其间日者，邪气与卫气客于六
府，而有时相失，不能相得，故休数日乃作也"云云。

　　观乎此文，其所以说明之者，不外阴阳。阴阳之不可
信，前既言之矣。既以本文而言，其云阴阳相搏者，相搏如
何？阴何以并于阳？阳何以并于阴？客于何体？舍于何藏？
阳胜何以热？阴胜何以寒？卫气者何物？其与邪相得又如
何？凡此之类，俱无确乎不拔之前提，根据薄弱，议论荒
谬。灵素全书，皆此类也。而乃尊而信之，神明而奉之，举
生命而尝试之，其愚亦可矜矣。

　　（三）泄泻

　　《素问·太阴阳明论》曰："饮食不节，起居不时者，阴
受之，阴受之则入五藏，入五藏则胀满闭塞，下为飧泄，久
为肠澼。"又，《生气通天论》曰："风客淫气，精乃亡，邪
伤肝也，因而饱食，筋脉横解，肠澼为痔。"而《灵枢·经
脉篇》以肾所生病为肠澼。又，《论疾诊尺篇》曰："春伤于
风，夏生飧泄肠澼。"是灵素所论泄泻，其原为风邪，其诱
因为饮食不节也。

　　夫胃肠之病，其原多出于饮食不节，此显而易知，故得
幸中。至若风邪之说，则吾所不能赞同者也。今不复喋喋辩
驳风邪之非是，请先明泄泻之本体，正道明而后邪说可不攻

而自破矣。

肠之为物也，有大肠、小肠之别。小肠受胃中之消化物，掌消化吸收之职，以其余授之大肠；大肠受其滓渣，吸其水分，于是肠内容渐渐干燥，而粪成矣。其输送也，大半皆藉肠之蠕动。动速，则肠内之物其经过也亦速，肠壁乃不得从容以收摄其水分，故粪中含水分多，多则溏矣；肠之蠕动滞迟，则水分多被收摄，而粪乃燥矣。又，肠之内面为粘膜，凡粘膜皆能分泌粘液。粘膜有炎症，其分泌当盛于平时，故肠内膜有炎，往往下泻，以其分泌物多也。

是故下痢之原有数，食物消化不良则下痢，吸收不良则下痢，肠内容异常（有刺戟性及腐败性物）则下痢，有细菌则下痢（如痢疾菌、伤寒菌、霍乱菌之类是也），有寄生虫（蛔虫、绦虫之类）则下痢，肠动脉充血则下痢，肠运动神经过奋则下痢，皮肤寒暖之度骤变，则神经反射亦能下痢，衰弱甚者亦下痢。凡此皆日用寻常之理，一经部次，明若指掌，凿凿可据，非有渊深不测之理、玄妙难知之事也。

至于风邪之说，吾试质之旧医：风邪何以入肠胃？即入肠胃矣，作何等变化？呈何等现状？何以便中水分忽多而成溏薄？二千年来，亲切周到而论证之者，谁耶？非无人证，不能证也。非不能证，无可证也。既无可证矣，则今日医学已为实科之学，言必有征，无征不信也。无稽之言，可以欺愚蒙无知之人，而不足以惑有识者也。今乃举世梦梦，即具有科学智识者，犹震于岐黄之名，而不敢非，甚矣其难悟也。

以上所论，不过数端，通觉《内经》全篇，其说病之原因，大都类此，皆荒谬不可征也。

切脉第十

旧医脉学之荒谬，"经脉及手脉考"已详言之矣。今复浅譬之，以喻世人。

动脉之于人身，皆出自左心室者也。左心室出大动脉，上行寸许，折而向左，又折而向下，直至腰椎末处，歧而为二，以入两股，是谓之大动脉干。由大动脉干，出其枝梢，以分布全身。四体百骸之动脉，无不由此动脉干而生者。寸口之动脉，亦一枝梢也，万千枝梢中之一而已，非有异于他枝梢也。

夫动脉管壁之性，富有弹力，一遭破损，难以结合，每有出血死亡之虞，非如静脉管之随破随闭也。是以深伏体内，不使外露，则破碎之机少，而危险可免。此适者生存之条件也。惟其如此，适于生存。故人类之生命，不与朝菌、蟪蛄同科。非造物者欲人寿考，而故使动脉深伏也。

动脉既深伏，不易按知，全身之中，其稍浮浅可得按而知者，两手寸口、颈左右、脚内外踝、腋下、膝窝，而赢瘦者又得于腹部按知大动脉干之搏动，如是而已。寸口之脉，诸浮浅者之一而已，非有他异也。是故灵素之三部九候，非指寸口言也。

寸口切脉，越人《难经》始言之，非灵素之教也。取其千万枝梢中之一枝，取其一枝中之寸许，而千绪万端，条分缕析，以为某处属某藏，某处属某藏，此不通之论也。

　　窗棂故纸，破隙成穴，得见墙外树枝寸许，即摇头耸肩，以为此寸许之得见，非偶然也，造物者露其端倪，使人得由此而探其秘也。则著为议论，则作为文章，以为某部属根，某部属叶，某部属皮、属花、属蕊、属蒂，有是理乎？非醉生梦死、痴人得心疾者，不为是语也；非醉生梦死、痴人得心疾者，不信是语也。而吾国二千年来，笃信循守而不敢谁何者，解剖不明，笃古太过之所致也。

　　至于今日，疑窦大开，蒙雾尽霁，宜人人以为大快事，而翻然改弦更张。乃复顽强死守无理之说，以冀苟延残喘；为病人者，亦盲从邪说，信而不疑。其冥顽不灵如是，吾且奈之何哉？

群经见智录

恽铁樵 著

学苑出版社

自　序

　　凡治中医者，无不知《素问》《灵枢》《伤寒》《金匮》之可贵。卒之治医者，或不读以上四书，或虽读之而茫无所得，不敢用其方；即用之，亦不能尽其变，则且功过不相当。若是者，亦安在其可贵哉？

　　自世风不古，浅者忌人能而炫其能，炫者愈多，其说愈枝，去真愈远。有真能者，偶发一言，则众譁乱之，必使缄口结舌然后已。彼能者，自度口给不足御人，袖手而退，甘心抱残守缺，思得其人以传之。卒之不得其人，则其所能者渐就湮没。盖学术不见重于世也，久矣。晚近欧亚媾通，我黄农之胄，在在相形见绌，几无一长可录。推究因果，岂不以此？固不独医学为然。然紫色夺朱，郑声乱雅，其最难辨识者，必其最精深者。故百凡艺术之衰歇，医为尤甚。

　　鄙人治医才十年耳，其始知并世医家之技能，其后知宋元以下医家之著述，就各家著述得略知《伤寒论》之方药，以之治病多验，然总未奠确立不拔之基。偶读西医余云岫《灵素商兑》一书，未尝不废然思返也。是时应亲友之招，日不暇给，间有西医谢不敏，不佞治之竟愈者。治病之方，则出自《伤寒》。而仲圣《伤寒》"自序"则谓撰用《素问》。其始因《素问》难读而畏之，因《素问》满纸"五行""甲子"而愈畏之，然因仲圣之序而读《难经》，因而罗列《千金方》、巢氏《病源》《甲乙经》诸书，复从诸书以证仲圣之书，稍有所得，则益信《素问》。

间尝思之，医书浩翰，必通《素问》，然后得其纲领；《素问》难读，必通甲子、五行，然后破竹而下。偶阅张介宾《图翼》，而悟《易经》所谓四象八卦，从四象八卦而悟《内经》所谓气运，因而得甲子之说，得五行之说。于是知《易经》无所谓神秘，《内经》无所谓神秘。王冰、张隐庵注疏可商处甚多，其所以然，总以《内经》有神秘，故不能涣然冰释。而明清诸家，因一王叔和纷争聚讼，真众譁耳。

不佞已确知《内经》之可贵，若云治病，功过相掩，则尚有志未逮。世有继我而起者，庶是编比之五夜鸡声，去大明出地为不远矣，以故不敢自秘。九原不作，其书常存。见仁见智，在人自择。我不能见其全，此《见智录》所以名也。

壬戌七月既望，武进恽铁樵自识

群经见智录卷一

武进恽铁樵学　　　　　受业　金山　何公度　参校

江阴　章巨膺

《内经》发源第一

春秋时当有别本《内经》

《内经》托始于黄帝，尽人知其不确，然其发源则甚远。今本《内经》为王冰修改之书，王冰之前，必更经多次集合与删节，今本去原本甚远，不能以文字推测也。今就《左传》秦和之言一探讨之，颇有可推想《内经》发源之远者。

秦和诊晋侯之言曰："天有六气，降生五味，发为五色，征为五声，淫生六疾。六气，曰阴阳风雨晦明也。分为四时，序为五节，过则为灾。阴淫寒疾，阳淫热疾，风淫末疾，雨淫腹疾，晦淫惑疾，明淫心疾。女，阳物而晦时，淫则生内热惑蛊之疾。"赵孟曰："何为蛊？"曰："淫溺惑乱之所生也。于文，皿虫为蛊，谷之飞亦为蛊；在《周易》，'女惑男，风落山，谓之蛊'，皆同物也。"

《内经》以气属天，以味属地，以五色、五声配五藏，与"天有六气"数语尽合。惟《素问》之六气，为风寒暑湿燥火，此云"阴阳风雨晦明"；《内经》云"风胜则动，热胜则肿，燥胜则干，寒胜则浮，湿胜则濡泻"，与此处"阴淫寒疾，阳淫热疾"六句亦不同。晋侯淫溺惑乱而病蛊，意当与《玉机真藏论》"少腹冤热而痛，出白"之病同。

秦和引文字为说，引谷蜚为说，引《周易》为说，独不及《内经》，何也？《汉书·艺文志》有《黄帝内经》《黄帝外经》，又有《扁鹊内外经》《白氏内外经》，其书皆无可考证。意扁鹊之著《内经》者，当是轩岐时人；战国时卢医治扁鹊之书，因号扁鹊，亦未可知。果尔，春秋时当有数种《内经》，且其书必为医师所秘藏，故不见于他种载籍。秦和所以独不及《内经》，又或者秦和博学，文学亦长，因"风寒暑湿燥火"为医家术语，语之不知医者，不易索解，不如"阴阳风雨晦明"为普通语言，不烦疏证，因而变其文以说。二者均未可知。

仅据秦和之说，已可想见医学在春秋以前至少有千数百年历史，且可知春秋以前早已有《内经》之书。藉非医者秘不示人，《内经》之书名断无不见于他种古籍之理。《汉书·艺文志》所以有《内经》之名，则因汉朝求遗书也。

《内经》成书第二

内外经

《内经》之名，始见于《汉书·艺文志》。汉文帝时，淳于意奏对，犹言"黄帝扁鹊脉书"，不名"内经"。观意奏对各医案，是所谓《黄帝扁鹊脉书》者，当即今本《内经》（说详下章）。第观仓公医案，以脉色为主，则公乘阳庆所有者，当仅为今《内经》之一部分，故不言"内经"而言"脉书"。

内者，对于外之辞。有"内经"，自必有"外经"，《外经》今不传，以《庄子·内外篇》例之，犹可得其想象。《庄子》成序云："内以待外立名，内则谈于理本，外则语其事迹。事虽彰著，非理不通；理既幽微，非事莫显。"又，《内经》有"上经下经""揆度奇恒"之语，《病能篇》曰"上经者，言气之通天；下经者，言病之变化"亦是一例。准此，《内经》当为论患病原理之书，《外经》当为论治病方法之书。

汉以前无《内经》

然无论内外经，当非汉以前所有，其缘因无他，简策本不便，学问以记诵。战国时，学者竞言著述，医师则秘其真者，宣布其伪者；或传授子弟，秘其一部分，宣布一部分。医学在当时遂不能露头角于学界，而和、缓、越人仅仅以名医见称。推究所以致此之由，厥有二端：其一为自私自利而秘，孙真人谓"江南诸师秘仲景要方不传"，以后例前，当相去不远；其二为珍惜学术而秘，故《内经》常言"非其人勿教，非其真勿传"，以故公乘阳庆谓仓公"尽去而所学，非是也"。

《内经》言脉者，仅《脉要精微》《平人气象》等数篇。仓公所得，似不止此数；《仓公传》中所用方名，亦为今《内经》所无，殆无不因于"秘"之一字。《内经》之名不见于汉以前之书，是不得谓汉以前有《内经》也。

《内经》有三种文字

《汉书·艺文志》云："汉兴，改秦之败，大收篇籍，广开献书之路。孝武时，建藏书之策，置写书之官。"又，河间献王、淮南王亦竞求遗书。意《内经》必于此时出世，以献书可以得上赏也。夫既人守其师说，秘不示人，必多讹误，此时之《内经》必不易读，故仲景《伤寒》序云"观今之医，不念思求经旨"，即因难读，故读者少也。

献书为求赏，自多多益善，故一时内外经并出，至三家之多。且既人守师说，必彼此互异，或此有彼无，又必曾就所得数十种校勘一过，则必曾经侍医李柱国之手，有所增损删润。然则今日《内经》中，有春秋以前文字，有战国时人文字，有西汉人文字也。故其古者甚古，如《太始天元册》文"太虚寥廓，肇基化元"等十四句，绝似太公《阴符经》、老子《道德经》。《内经》中凡类此之文字，皆饶有古意，所当深思潜玩者。劣者甚劣，如岐伯对黄帝云"此所谓圣人易语，良马易驭"，此岂古代臣下对君主所宜有？较之《尚书》中都俞吁沸，宁不有雅郑之辨？凡若此者，恐皆识字不多之医生所为，而为李柱国、王冰修改时淘汰未尽者。其平易通顺，类《礼记》中《坊记》《乐记》诸篇者，疑皆西汉人手笔也。宋儒谓《素问》为战国时人所为，盖未深考，想当然耳。

《内经》读法第三

当以怀疑的眼光读《内经》

居今日而欲知《内经》，当先研究《内经》读法。读法奈何？曰：就《内经》读《内经》，不易通也。《内经》之成书，既如上章所述，则不但文字复杂，理论亦必不能首尾贯通。观今《内经》篇次，气运七篇之外，余篇全不衔接，可知非原书体例；而六气、五藏、五声、五色、五味，全书一律，无"阴阳风雨晦明"等字样错杂其间，必曾经修改故也。

《汉书》以前不见"内经"之名，而《汉书》之"内经"多至六种。考《汉书》撰成之日至仲景之世，才及百年，而所谓"黄帝外经""扁鹊、白氏内外经"五种之名，均不见于著述，嗣后亦遂无可考者。忽然而有，忽然而无，殊不可解。如谓经董卓之乱，乘舆播迁，图书散轶，则后世必有得之者。今考仲景以下，王叔和、皇甫谧、孙思邈均不言，是仲景之前已无此书。岂西汉时献书者惟利是图，多立名目，其实所谓"扁鹊""白氏"者，仍不过《黄帝内经》，后遂废去两种，仅存《黄帝内经》欤？

又，所谓"扁鹊内经"者，岂即今之《难经》欤？《难经》之名，仅见于《新唐书·艺文志》，他无可考。即以文论，亦决非仲景以前文字。然则仲景以前，别有《难经》欤？仲景所根据之《难经》，若即《扁鹊内经》，又以何时改名乎？

各种古书，当以医籍为最不可究诘，其所以然之故，业医者私心多而通人少也。总之，无论是否如此，吾侪今日读《内经》，当以怀疑的眼光读之，不当盲无别择，一味信仰，遇不可解之处，曲为之说。甚且原文不误，注释反误，如张志聪之注《内经》，则流弊无穷矣。

错简举例

《内经》之章节，错简甚多。例如，《六节藏象论》云："未至而至，此为太过，则薄所不胜，而乘所胜也，命曰气淫。不分邪僻内生工不能禁。"王冰注云："此上十字，文义不伦，应古人错简。次后'五治'下，乃其义也。今朱书之。"此是王注朱书之有迹可寻者。

错简误注举例

其次，书本错简，王注曲为之说者，亦复不少。例如，《刺热论篇》第一节："肝热病者，小便先黄，腹痛，多卧，身热。"第三节云："脾热病者，先头重，颊痛，烦心，颜青，欲呕，身热。"此两节明明当互易。凡病黄者，小便无不黄。《内经》以五行、五色分隶五藏。黄，脾之色也；青，肝之色也。如云"脾病而色青，为木乘土；肝病而溲黄，为肝虚，脾无所制，因薄所不胜而见黄色"，然则第二节"心热病者，……面赤无汗"，何以不云"面白"或"面黑"？一章之中不能自乱其例，此又可以反证吾说者也。

惟《甲乙经》于此两节不认为错简，而去"颜青"二字。王冰因《甲乙经》在前，遂亦不复更正。注第一节云："肝之脉，循阴器，抵少腹而上，故小便先黄，腹痛，多卧也。"按：多卧为脾病，脾为湿困则嗜卧；肝虚者多惊，肝郁者善怒，恒苦不能成寐。王注如此解释，则于"多卧"两字，囫囵吞枣矣。其注第三节云："胃之脉，起于鼻，交额中，下循鼻外，入上齿中，还出挟口，环唇，下交承浆，却循颐后下廉，出大迎，循颊车，上耳前，过客主人，循发际，至额颅，故先头重，颊痛，颜青也。"按：此处不当引胃脉，而当引足厥阴之脉。足厥阴脉环阴器，抵少腹，挟胃，属肝，络胆，上贯膈，布胁肋，循喉咙之后，上入颃颡，连目系，上出额，与督脉会于颠。文中"颊痛"字，当是少阳之兼见者。且如王注，"颜青"两字亦只滑过，是不可为训也。

经文不误，注家误释举例

其次，各家误解经文，致文理不顺，病理亦舛。遇此等处，觉理论不圆满，即当多方思考，务使底面平服，治心贵当而后已。例如，《生气通天论》云："风客淫气，精乃亡，邪伤肝也。因而饱食，筋脉横解，肠澼痔瘘；因而大饮，则气逆；因而强力，肾气乃伤，高骨乃坏。"王冰注云："风气通于肝，风薄则热盛水干，肾气不营，精乃无。亡，无也。"《新校正》引全元起注云："淫气者，阴阳之乱气。"张隐庵释"精乃亡"为"出精"。今按：各家于三个"因而"，全无理会。不佞疑此节文字为西汉人手笔，故文从字顺，转折分明，本绝无难解之处，不知何因，各家尽误。今试申鄙意，释之如下。

"风客淫气"，谓风客于人身，而浸淫于气分。"精乃亡"者，精气于是日以消亡。乃，始也。"邪伤肝也"句，是自下注脚，即：何以精气日以消亡？因为邪伤肝也。精气既日以消亡，应当如何珍摄？却又因而饱食，因而大饮，因而强力，则当见痔与气逆与骨坏之病。"因而饱食"三句，是说不知摄生。三个"因而"，跟着上文"乃"字来。"因而"字意义，等于《孟子》"牛羊又从而牧之"句之"又从而"三字。须知"风客淫气"，"风"为主词，"客"为动词，"气"为宾词，"淫"为副词。"精乃亡"句，"乃"字亦副词。"淫"言风之若何客，"乃"谓精之逐渐亡。不得将"淫气"字释为一个名词，亦不得将"乃"字取消，释为"无精"或"出精"。

全书类此者虽不多，然即不佞所发见者，已不止一二处也。

讹字举例

其次，为字之错误。例如，"肺移寒于肾，为涌水。涌水者，按其腹不坚，水气客于大肠，疾行，肠鸣濯濯，如囊裹浆，水之病也。"《甲乙经》"水之病也"四字作"治主肺者"。似此之类，多不胜举。不能认为《甲乙经》与《素问》之不同为偶然，为无关系，当推究其何由而异？二书之说孰长？当何去何从？凡此皆极难，须于读书时用箚记，积年累月，虽仅得数条，亦不为少。不佞尚病未能，第能贡其法于吾同业。倘仿而行之，数年之后，必有异也。

宜博考唐以前名家之说

其次，当博考唐以前医家之学说，以推求《内经》之旨趣。为此者，有两种意义。

其一，可以分析《内经》之真伪。

吾侪居数千年之下，读数千年以上之书，已为极难。而《内经》之成书，既如吾以上所言，即文字论，已有三种，其中背于经旨而无迹象可求者，当不在少数。讹误处既无迹象可求，以意会之，相去弥远，必当有证据，有比例。既得证与例，然后有系统，有范围。既定系统与范围，然后不合此系统，不在此范围之内者，乃知其非真矣。

吾闻欧洲文艺复兴时代，学者研究柏拉图之学说，以其弟子亚里士多德之书为标准。凡亚里士多德书中所称引者，定为真相拉图之书；所未称引者，定为非柏拉图之书。吾侪若采此法以读《内经》，用唐以前诸名家之书以证《内经》，彼等去古未远，总较后人所见为真。彼等所言，有显然与《内经》之某节相背者，则此一节《内经》即在可疑之列。若此，虽不必尽中肯綮，已相去不远。更进一层，将诸名家学说交互印证，则当能得其统系，得其范围。

前此诸注家，往往据《内经》以驳正诸名家之说，其事适相反。夫据《内经》以驳后贤，乍视之，若甚正当；细按之，乃不合理论。此为学问之出发点，此点既误，人各见其一偏，于是纠纷并起，甚至门户水火，甚嚣尘上。时至今日，《内经》之残缺不完，依然如故，掷光阴于虚牝，无谓已甚，则此误点之关系，殊非细故也。

其二，可以实地应用，用《内经》学理以诊病。

须知书与病恒不相谋，往往有读书虽多，临病榻则茫然无措者。以故人之病，病病多；医之病，病方少。盖书有定而病无定，以有定之书应无定之病，其道必穷。譬之伤寒麻、桂两方，《伤寒论》之定例：风伤卫，有汗、恶风；寒伤荣，无汗、恶寒。有汗用桂枝，无汗用麻黄。释之者曰："恶风者，见风则恶；恶寒者，虽无风亦自恶寒也。"然则今有病人处深房密室重闱之中，而发热、有汗、恶寒，则医当穷于应付，谓是寒伤荣，则不当有汗；谓是风伤卫，则不当无风而亦恶寒。因之用麻黄或桂枝，不能有真知灼见，用之不当，祸不旋踵，则归咎《伤寒论》。故时医有恒言曰："十年读书，天下无可治之病。"凡若此者，皆为不善读书之人。医不读书，若何为医？岂真行医者不必多识字乎？仲景序《伤寒》云："观今之医，不念思求经旨，以演其所知，各承家技，始终顺旧。"此数语，朴实忠厚，耐人寻味。

推究所以不善读书，皆因中国学术不能循序渐进，必待一旦豁然贯通之故。不佞常谓：中国人治学，为太极式的；西国人治学，为宝塔式的。西人治学，由浅入深，愈深则人数愈少，至于峰极，全国或仅得一人。而其学则有阶级可循，持之以恒，尽人可以造就，大有"奋发为雄，安在无土不王"之雅。中国人治学，如宋人所谓无极，混混沌沌，不知经几何年月，忽然判分两仪，从此两仪而四象，而八卦，千头万绪，包举万有，故鄙谚有曰："一法通，万法通。"其所成就，视其所积，积厚者厚，薄者薄。既成之后，锲而不舍，则亦可以渐扩充其范围，惟不必尽人皆可造就，故诗有"别肠"，文曰"慧业"。若改此太极式，用宝塔式，辄扞格不入，此亦事理之最奇特者。是故，苟非性之所近而治医，总不免事倍功半。"十年读书，无可治之病"，亦深知甘苦之言也。

虽然，读有方之书，施之实用，在性与医近，而能读书者，原不甚难；读无方之书如《内经》者，而欲施诸实用，恐非有十倍常人智慧之人而又苦学，不能为工。仓公之脉色，仲景之汤药，皆运用无方之书而施诸实用者，诚不得不推为医中圣人也。

宜集中精力，勿讲外观

　　所谓施诸实用者，非于方案中引一二句《内经》以壮门面之谓。吾观《古今医案》案中引证《内经》各条，皆不免意在装点门面。王冰注《内经》，可商处尚多；若隐庵之注，实功不掩过，而陈修园推崇备至。此可见历来医家之不求甚解。然则彼引证《内经》者，非装点门面而何？仲景《伤寒》撰用《素问》，乃全书不见引证《内经》，仅序例中《阴阳应象论》数语，其余无迹象可寻，此真能读《内经》者。吾愿今后医家以能真实运用《内经》为目的，不必讲外观，精神有所专注，然后收效可宏。专讲门面，荒其真实功力矣。

《内经》之总提纲第四

神转不回，回则不转

　　吾欲就《内经》全书觅一总提纲，以为吾书发端之语，意者其惟"神转不回"乎？《玉版论要篇》曰："揆度奇恒，道在于一。神转不回，回则不转，乃失其机。"此数语之各家注释，自一孔之见言之，殊未能满意。而此数语为《内经》全书关键，倘此处不能了了，即全书不能了了。生此吃紧关头，不容小有含糊，兹为讨论如下。

张注之商榷

　　张隐庵释此曰："此篇论脉因度数出入。五藏之气，相生而传，一以贯通，外内环转，如逆回，则为病矣。与《脉要精微》《平人气象》诸论之脉病不同，故曰奇病也。一者，神也。神者，五藏血脉之神气。盖脾为中央土，以灌溉四旁，五藏受气，转而不回者也。如逆传其所胜，是回则不转，失其相生旋转之机，故曰'五藏相通，移皆有次'。"

本文曰"道在于一"，张释"一以贯通"，不知何指？"奇恒"释为"奇病"，然经文并无奇病。相克而传之病为奇病，则病之不奇者又当何如？一既为神，又若何一贯？是否五藏血脉一贯？若云五藏血脉之神一贯，血脉之神与血脉界说若何？曰与《脉要精微》诸篇之脉不同，是否诸篇之脉，或回或转，均无关系？是否诸篇之脉，与五脉不一以贯通？然则奇病是否即一以贯通之产物？又，"脉因度数"，"因"字何解？是否"因"为介词？是否"脉因"是一名词？如是名词，"脉因"究是何物？如是介辞，脉若何因度数而出入五藏？隐庵为清初人，其文字支离如此，且当时负盛名，而解释《内经》费解如此，宜乎《内经》一书至今日而在若有若无之间也。

王注之商榷

王冰注曰："血气者，神气也。《八正神明论》曰：'血气者，人之神，不可不谨养也。'夫血气顺四时，递迁囚王，循环五气，无相夺伦，是则神转不回也。回，谓却行也。然血气随王，不合却行，却行则反常，反常则回而不转也，回而不转，乃失生气之机矣。夫木衰则火旺，火衰则土旺，土衰则金旺，金衰则水旺，水衰则木旺，终而复始，循环不已，此之谓神转不回也。若木衰水旺，水衰金旺，金衰土旺，土衰火旺，火衰木旺，此之谓回而不转也。然反天常轨，生之何有也？"

"血气者，人之神"，盖谓血气旺则神旺，血气衰则神衰，是血气之标著者为神，在理可通。云递迁囚王者，盖谓血气之在五藏者，有顺序变化之常轨；循环五气者，依五行相生之气而行，环转不已；无相夺伦者，谓次序不得凌乱，如是谓之神转不回，逆则为回而不转。譬之四序，成功者退。母气既传于子，则母气当衰，子气当旺，故木衰火王，火衰土王，为转不回；母气不传于子，则为回不转。此其解释，甚为圆满。其释"行所不胜曰逆"，曰"木见金脉，金见火脉，火见水脉，水见土脉，土见木脉"，例如，脾病而见肝脉，则为回而不转之脉象，即其病为逆。释"行所胜曰从"，曰"木见水火土脉，火见金土木脉，土见金水火脉，金见土木水脉，水见金火木脉，如是者皆可胜之脉"。此令人于临诊时但除去克贼之脉，即晓然于从逆之理，其道易从。

隐庵谓相生而传为顺，相克而传为逆，毕竟囫囵颟顸。试问，从隐庵之说，临证时若何辨其为相生而传、相克而传？隐庵注不明了者，几于满纸皆是，较之王冰、张介宾，相去甚远。凡议论不能证之事实者，皆纸上谈兵也，况又不能自圆其说乎？

王注是矣。然"揆度奇恒，道在于一"，一者何也？如云一为神，神为血气之所标著之神气，此神气若何转而不回？如云转而不回者即是血气，是血气递迁、血气循环，则经文何以不说血气转不回，而曰神转不回？且血气明明是二物，何以言道在于一？又，血气"递迁囚王，循环五气"，意谓人身五藏之气血，随五行相生之常轨，以次传行，循环不息。如此解释，已毫无疑义。

然试问：五藏之气与五行有何相干？五行又是何物？何故相生，又何故相克？假使王冰复活，则其答语当为："《内经》者，综贯三才。风寒暑湿燥火，天之气；五行，地之气；三阴三阳，人之气。人生一小天地，生之本，本于阴阳。天为阳，地为阴；日为阳，月为阴。大小三百六十日成一岁，人亦应之。"凡此皆《内经》中所集见，尽人能言者也。

五藏与五行之关系，五行生克之理由，仅仅得此答语，不能谓圆满也。不佞所知者则异于是，今试将奇恒、揆度、回、转、道、一之理，解释如下。

释义

岐伯曰："奇恒者，言奇病也。"此即隐庵释为"奇病"之根据，岂知经文意义不如此也。"奇"对"恒"言，恒，常也；奇，非常也。不病，人之常也；病，人之非常也。即奇，病也；恒，不病也。揆度奇恒，审察其人病不病也。岐伯曰"奇恒者，言奇病也"，盖谓奇恒之法乃揆度不循常轨而病之法，固不言循常轨而不病者。深一层言之，其人虽有病，苟循常轨，病无害也；其人虽无病，苟不循常轨，大病且来，预测之而不爽也。何以知其循常轨或不循常轨？曰：此所谓奇恒也，当有事于揆度，故曰"奇恒事也，揆度事也"。揆度奇恒，其道奈何？曰：道在于一。一者何？天也。故曰"善言人者，必有验于天"。天之意义若何？曰：远矣，大矣。虽然,亦即《内经》全书之所言也,不佞求之于《易》,然后知之。

《内经》者,言病者也。病为奇,不病为恒,奇从恒比较而出,故《平人气象论》曰:"常以不病调病人,医不病,故为病人平息以调之为法。"准此以谈,是《内经》全书皆言奇病也,故隐庵释"奇病"为"奇异之病",相去何止万里!王冰释"奇"为"反常",固自不误,然循绎其所注释,实不足以尽经文之意义也。转为恒,回为奇,故"奇恒回转"可为《内经》之总提纲。奇恒之道在于一,则"一"又为总纲之总纲。不明了此"一"字,千言万语,均无当也。欲明白此"一"字,非求之《易经》不可。

《易经》第五

《易经》无神秘

自来言《易》者,辄有一种心理,以为此书参天地,通神明,阐幽显微,彰往察来,有不可思议、不可知能之神秘。《四库提要》注《易》者九十余家,其书汗牛充栋。不佞谫陋,未尝学问,然可以间接测知,此九十余家皆有上述之心理,不然不至易理至今不明,仅仅用之卜筮。自来医家皆言医通于《易》,而无明白晓亮之理论,亦上述之心理囿之。自一孔之见言之,《易经》简直无神秘,其有稍深之处,亦非不可以言语说明,而此书于《内经》则有密切之关系。今以数百字短简言之,或者不至取厌读者。

《易》之基础在四时

　　《内经》常言"少壮老病已，生长化收藏"，此十字即《易》之精义。含生之伦，无论动植，莫不有少壮老病已，生长化收藏。而尤妙者，在生则必长，少则必壮，壮则必老，老则必已，已者自已，生者自生，万彙纷纭，绝无一刻停息。毕竟孰为之？孰令致此？则时序为之也。夏暑秋必凉，冬寒春必温。假使无温凉寒暑之变化，则无生老病死之变化。自今日言之，南北极终年冰雪，动植不生，殆近于无变化者。古人虽不知有南北极，然早已洞明此理，故《内经》全书言四时，其著者如"彼春之暖，为夏之暑；秋之愤，为冬之怒"，如敷和、升明、备化、审平、静顺各纪之类。

　　《易经》则曰："法象莫大乎天地，变通莫大乎四时。"知万事万物无不变易，故书名曰"易"。知万事万物之变化由于四时寒暑，四时寒暑之变化由于日月运行。欲万物不变，非四时不行不可；欲四时不行，非日月不运不可。故曰"易不可见，则乾坤或几乎息矣"，"乾坤毁，则易不可见矣"。

　　四时为基础，《内经》与《易经》同建筑于此基础之上者也。

万物愈变愈繁

　　然尚有一义，为《易经》六十四卦之所由来，即万物愈变愈繁是也。盖仅言变化，变有常经；愈变愈繁，则变化莫测。《易》从一画而三，三而六，而六十四，所以象万物由简趋繁也。由简趋繁，有原动力，两性是也。含生之伦有雌雄，时序有昼夜寒暑，人事有善恶动静，皆相反而相成。两性不显，变化不见，《易经》谥之曰阴阳，象之以奇偶，故奇——以象阳，偶——以象阴。——从——变化而来，——为太极，——为两仪，——从——生，是阴生于阳也，故《内经》有"同出异名"之语（详见下文"七损八益"）。阴生于阳，阳能生阴，则两仪当然更生变化，故曰"两仪生四象，四象生八卦"。然易数何以尽于六十四？此则有精深之理，盖所谓法象莫大乎天地也。

物竞天择

四时为一周天，得三百六十五昼夜而强，过此以往，为另一周天，其数有尽者也。质言之，地球之大，可以测量计算，其数有尽；万物之由简趋繁，繁而更繁，生生不已，其数无尽。无尽之物，即生于有尽之四时，亦犹之——生于——，亦即无尽数之物生于有尽数之地。以无尽者托生于有尽者，则无尽者有时而穷，穷则变，变则通，故有损、益、剥、复，即"物竞天择，适者生存"之理也。

然此足以说明天地之数有尽，不足以说明《易经》之尽于六十四。太极生两仪，何不以两为尽数？两仪生四象，何不以四为尽数？四象生八卦，何不以八为尽数？曰：是必尽于六十四也。

余之太极第六

始于八，终于六十四

《易经》之图象，——以象阳，——以象阴。《说卦传》

云："立天之道，曰阴与阳；立地之道，曰柔与刚；立人之道，曰仁与义。"此言圣人本天、地、人以画卦，故卦有三画；天、地、人之道，皆秉两性，兼三才而两之，故《易》六画而成卦；六画之变，尽于六十四，故《易》止六十四卦。今不必言三才，不必变六画，第就太极、两仪、四象、八卦绘为圆图，其数亦适尽于六十四，此则大可寻味者也。

周邵之太极图

宋周茂叔著太极图，明天理之根源，究万物之终始，以阴阳动静为说。不佞仅根据《宋史》，周之太极图何状，实未之见，其即世俗所传者乎？邵尧夫亦有太极图，景岳采入《类经》，其拙劣乃不可名状。

周邵所创者，是否即此两图？余固未深考，然亦不必深考，以余所欲知者非太极图之历史也。《宋元学案》黄晦木"太极图辨"一节，录之如下："考河上公本，图名无极图，魏伯阳得之以著《参同契》，钟离权得之以授吕洞宾，后与陈图南，隐于华山，陈刻之华山石壁。陈又得先天图于麻衣道者，皆以授种放，种放以授穆修，修以先天图授李挺之，挺之以授天叟，天叟以授子尧夫。修以无极图授周子，周子又得先天图于寿涯。"是邵康节之图为先天图，周茂叔之图本名无极也。

凡含生之伦，皆有两性，两性凝合而后生化，此为第一步，阳之中有阴，阴之中有阳也。则两半之中，各复含有阴阳。阴中之阳，不能独阳也，为之配者为阴；阳中之阴，不能独阴也，为之配者为阳，则分而为四，此为第二步，即四象也。四象既判，阴阳既分，则阴之中复有阳焉，阳之中复有阴焉，此为第三步。第三步之阴阳判为两，则其数为八，是为八卦。八卦之中复各含有小点，此小点为何物？吾意以此为太极，何以故？因此一点不复可分，故老子曰："有物混成，先天地生。"天地者，为既判之阴阳；混成者，为未判阴阳者也。

证之近顷胎生学，凡动物结胎最初期，其形状，人胎与兽胎无别，遑论其为男女、牝牡。是未判阴阳之先，已有此混成之一物，则老子所言，竟非空想，乃视之可见、触之有质者。植物之种，羽虫之卵，皆是此物。推之人事，则现在几何学上之起点，亦是此物。

太极当以渐扩大

或谓：如汝所言，则何必止于八？继此而第四步，第五步，安见最小一点不可分？

应之曰：此非易理也。易理以有尽之数与无尽之生对勘而生变化，所以卦止于八者，为八之自乘为六十四。六十四，数之终也。试申言之。万物之变迁，皆时间为之。时间者，虽有万钧之力，不能止其一秒，则此图当活看。譬如几何学上之一点，必引而长之，然后成线；不引而长之，则终为一点而已。今图中未判阴阳之点，不终为一点也。彼必受时间之鞭策，循由简趋繁之公例，渐扩渐大，而判阴阳，而生两仪、四象、八卦。上图共含有八点，八点皆扩大，皆含有八卦，是六十四卦也。然则合一圆象中所含之八分而言，则为八卦；若就八分所含之一点分别言之，则一点为一太极。从太极起，至八卦止，生生不已，得六十四为一段落；其后之太极，再生两仪、四象、八卦者，当为另一段落。故易数尽六十四也。

六十四之意义

或问：——生于——，是由一而二，二所以象天地；天地之中有人，因于二之中加一以成三；奇偶变化，三之变尽于八，因有八卦。是一与二，与三，与八，皆为有意义的，六十四之数何来？如谓八与八自乘而得，则何故自乘？且又何故不六十四自乘而为四千零九十六？

鄙意以为此问题不烦解释。《系辞》谓"生生之谓易"，何以能生？由于能变。何以能变？由于阴阳。故奇偶以象阴阳，八卦以象变化，八数自乘以象生生，至六十四截然而止，以示数之有尽、变之有穷。《易》卦终以未济，正如画龙点睛，揭出此层意义。此所以八必自乘，而六十四不再自乘也。

新陈代谢

更有一义，一圆象之中含有八卦，即八个太极，生生不已，至太极各复有八卦为止。其数起于八，尽于六十四。新者既生，旧者当谢。至六十四，而旧有之圆象不可见矣。则可以悟《系辞》所谓"精气为物，游魂为变"之理。先时有其物，今不可见，是游魂也；现在无其物，将来必有，是精气也。精气远在太极未生以前，游魂远在数尽已谢之后。准此以谈，是《南北史》中创《神灭论》之范缜，为能知鬼神之情状，而近顷欧洲之鬼学为无当也。又惟其因有尽而生无穷，则争竞以起，故《系辞》曰："作《易》者，其有忧患乎？"而西方"物竞天择"之学说，亦殊途同归矣。

《内经》与《易经》第七

《易经》与《内经》吻合之处

吾言《易经》，欲以明《内经》也。易理不明，《内经》总不了了；易理既明，则《内经》所有、《易经》所无者，可以知其所以然之故。既知其所以然之故，则《内经》所谓"揆度奇恒，道在于一"者，乃明白如话，不复有疑似者在矣。

例如，易理，剥之极，则一阳来复，即《内经》所谓"寒极生热，热极生寒；阳胜阴复，阴胜阳复"者也。《易》之坎为水，中一画为阳；离为火，中一画为阴，即《内经》标本中气之理。《内经》标本中气，凡阳经必以阴经为中见，阴经必以阳经为中见，例如，少阴之中见为太阳，厥阴之中见为少阳，所谓"阳中有阴，阴中有阳"者也。《易》乾之"初九，潜龙勿用"，为阳气潜藏；"上九，亢龙有悔"，则其道穷，即《内经》"亢则害，承乃制，制则生化"之理也。此《内经》与《易经》吻合之处，非附会之谈，明眼人自能辨之。

然两书有一节相同，或一部分相同，亦事所恒有。若《内经》与《易经》，则其源同也。欲知两书之同源，不当于两书同处求之，当于两书不同处求之。

《内经》言质

王冰不知"素问"之义，《新校正》引《乾凿度》之言曰："有太易，有太始，有太素。素者，质之始也。"此说精当不易。然《内经》言质之界说若何？不先明易理，殆不能有精确之答语。须知精气远在太极之前，游魂远在太极之后，皆《内经》所不言。精气、游魂不可见，《内经》则言其可见者。故《易·系辞》曰"能知鬼神之情状"，而《内经》则不问鬼神之情状，此为《内经》言质之明白界说。质为素，《内经》为黄帝君臣问答之辞，则"素问"之名，可以无疑义矣。

六十四为人生寿命之数

《易经》始于八，终于六十四，吾虽详释于前，然尚有待于《内经》而其义益显者。盖两书交互为证，则两书之不明者皆明。《内经·上古天真论》：一八，肾气实；二八，肾气盛；八八，天癸尽。《内经》何以以八为言？盖即《易》之始于八，终于六十四。《易经》何以以六十四为止？盖即《内经》之《天真论》六十四，人之寿数也，天癸尽，人道毕，过此不死者为例外。两书皆演天人之理，所谓"善言天者，必有验于人"也。

《内经》有五行甲子之所以然

《内经》言五行甲子，《易经》不言五行甲子。盖《易经》

在说明阴阳消长、吉凶治乱之道，虽云"变通莫大乎四时"，明其变化可矣，无取乎计日；《内经》本四时以言病，则年月日皆所当详。故《易经》仅言天动地静，不言天地作何状，盖其所必要者，只在动静两字；《内经》则确凿言天地之状况，以所必要者在司天在泉之气化。不明天地之状况，气化之说不能言之成理也。

"大气举之"之真诠

兹录《内经·五运行大论》一节而讨论之。

帝曰：论言"天地者，万物之上下；左右者，阴阳之道路"，未知其所谓也。岐伯曰：所谓上下者，岁上下见，阴阳之所在也。……帝曰：何谓下？岐伯曰：厥阴在上，则少阳在下，左阳明，右太阴；太阴在上，则阳明在下，左太阳，右少阴。……帝曰：气相得而病者，何也？岐伯曰：以下临上，不当位也。帝曰：动静何如？岐伯曰：上者右行，下者左行，左右周天，余而复会也。……帝曰：地之为下否乎？岐伯曰：地为人之下，太虚之中者也。帝曰：冯乎？岐伯曰：大气举之也。

尽人皆知《内经》言地圆，为我国古书中一大特色，然不能知《内经》何以言地圆。又惜其既知地圆，不知地动，为未达一间，致使力学不明，亚东物质文明遂迟至今日西人之后。然由今思之，《内经》所以言地在太虚之中，四无凭依者，正因司天在泉之气化。盖古人创此学说，即因体会得大地无凭之故，然实未能知其所以然之理，仅知有不齐之气候绕地而行，故岐伯曰："天地动静，五行迁复，虽鬼臾区其上，候而已，犹不能遍明。"司天在泉之说，仅知大地空凌无凭，即已足用，故亦不复深求，所以《内经》仅有此"大气举之"一语，此外更无一字论及地在太虚中作若何状况也。

　　然则学术之发明，皆有一定程序，虽有圣智，不能无因而得。所谓因，即时机成熟之谓。吾侪若因《内经》知地圆沾沾自喜，以为亚洲人智慧不居人后，则未免感情用事，而失古代学术之真相矣。吾为此语，非贬《内经》，求其真耳。

气运学说有研究之价值

　　《内经》虽不知地动，然地之动与人俱。人为土著（二字借用），则地静之说，在知觉上诚有讹误，在测验气候事实上实无差别。《内经》治病能有功效者，亦正以此，故不佞认为此学说有研究之价值也。以上所言，骤视之若于医学无甚关系，其实为内藏癥结，故不辞辞费如此。

释疑当研究五行甲子

　　惟《内经》言病，与《易经》泛说阴阳消长者不同，故有"不知年之所临、气之所加，不可为工"之语。五行甲子，即所以明年之所加、气之所临者也。五行甲子最为现在通人所诟病，吾将因其为人所诟病，遂亦从而附和之乎？抑从而研究之，以祛此疑团也？

五行之研究第八

五行为近人诟病

　　五行之说，殆起于古之史官。上古史官辄兼巫祝之职，一切学术皆出焉。《汉书·艺文志》所载阴阳家言不啻数十种，后世因之，其流不可胜竭。其书之古者，多不传，若沿流以溯之，类皆带术数迷信气味。独《内经》不然。第《内经》亦言之不详，致使后人以《内经》之五行侪于阴阳家之五行。近世之排击五行者，求五行之理不可得，则以古代印度、欧西有四行之说，以反证五行说之不成立；又以近世化学八十原质，证明五行之当为八十行。凡此种种，不胜证引。一言以蔽之，五行者，迷信，腐败，不通，无价值而已。

夫在今世，排击五行，夫岂不易？譬之二十许少年，握拳振臂，向一九十许之就木老朽较腕力，彼老朽者宁有抵抗之勇气？顾为彼少年计之，亦复胜之不武。且不佞今兹不惮辞费，为五行之研究者，初非有爱于彼老朽而为之袒护，特欲平心静气以判决此老朽之后嗣是否当斩焉否耳。不佞谫陋，不能多所引证，今兹所言者，仅就其一己思想之所得，公诸当世，愿与当世贤达平心一讨论之。

五行为四时之代名词

《内经》言五行配以五藏，其来源本于天之四时。藏有五，而时仅四，故以六月为长夏，以配脾。何以言之？

五行，木生火，非谓榆、柳、枣、杏可以钻燧取火也。如谓木生火是钻燧取火之意，则石亦能生火，是不仅木生火矣。金生水，亦非谓金能生水也。金类，手触之而润，乃空气凝结。古人虽愚，不至认此为金生之水。火生土，亦非谓灰烬。土生金，亦非谓矿质。水生木，亦非木得水而荣之谓。盖如此解释，均属牵强。

《内经》认定人类生老病死皆受四时寒暑之支配，故以四时为全书之总骨干。四时有风寒暑湿之变化，则立六气之说以属之于天；四时有生长收藏之变化，则立五行之说以属之于地。五行、六气，皆所以说明四时者也。今姑置六气而言五行。春为发陈，乃万物向荣之候，此时植物之生意最著，则用"木"字以代表春季。夏日溽暑，骄阳若火，则以"火"字代表夏季。秋时草木黄落，有肃杀之气，比之兵革，则以"金"字代表秋季。金，兵也。冬令沍寒，惟水亦寒，冬为夏之对，水为火之对，故以"水"字代表冬季。夏至一阴生，其时为一岁之中央，其气候多湿，故以"土"字代表长夏。

五行相生之理

其云木生火者，谓春既尽，夏当来，夏从春生也。火生土者，谓夏之季月为长夏，长夏从夏生也。土生金者，谓长夏尽为秋，秋从长夏来也。金生水者，秋尽为冬日也。水生木者，冬尽则为春也。春主生，所以能成生之功者，实拜冬日秘藏之赐。夏主长，所以能成长之功者，拜春日发陈之赐。秋主收，所以能成收之功，拜夏日长养之赐。冬主藏，所以能成藏之功，拜秋日成实之赐，故曰相生也。

五行相克之理

春行秋令，勾萌乍达，肃杀之气加之，春之功用败矣。夏行冬令，严寒折盛热，闭不得发，长养之功隳矣。秋行夏令，收束不得，发泄无余，秀不实矣。冬见长夏郁蒸之气，寒水不冰，当收反泄，盖藏竭矣。长夏为夏至阴生之候，行春令，则阳亢不和矣，故曰克也。其春行冬令，为至而未至，谓春气当至而不至也；春行夏令，为未至而至，谓夏气未当至而先至也。夏、秋、冬三时同。未至而至为有余，至而不至为不足，虽能病人，犹贤于克贼，不为克也。顾虽不克，其气则有偏胜；胜之甚者，必有反应。偏胜为胜，反应为复，故言胜复。敷和、升明、备化、审平、静顺，为平气；委和、伏明、卑监、从革、涸流，为不足；发生、赫曦、敦阜、坚成、流衍，为有余。有余、不足，皆能为病，遇所不胜之气则甚，病甚复遇克贼则死。《天元纪》以下七篇，皆言此也。是故五行相克云者，换言之，即春行秋令，即当生长之时见肃杀之气，以本气当受克耳。余三时同。五行之在术数、巫祝口中，诚不免荒诞，然古代亦必有说，特吾侪不知耳。其在《内经》，当如此解释为长也。

五行六气为宾，四时为主

《内经》言：在天为六气，在地为五行，在人为五藏六府，在药为五味，见之于面者五色，证之以耳者五声，其在食物有五谷、五畜、五臭，在地有五方，在天有五星，在时有五声、六律。凡此种种，自当以天、地、人为主，其他各种皆俯色揣称以为配合，由四时推论而得者。然若据此以攻击《内经》，如谓"水何以生咸？咸何能生肾？"则未为知言，以此非《内经》之破绽也。声、色、五味、谷、畜等为宾，六气、五藏、五行为主。若进而求六气、五行之所从来，则四时为主，六气、五行、五藏犹是宾也。以故《天元纪》以下七篇，皆以甲子为言，是即四时为全书总骨干之证据。今试证之病证。

四时为主第九

气血运行以四时为法则

春风、夏热、长夏湿、秋燥、冬寒，此不难索解也；肝风、心热、脾湿、肺燥、肾寒，此无从索解者也。何则？心肝脾肺肾，同是血肉，何得有寒热燥湿之分？而《内经》所以言此者，则以人之五藏配合四时之五气，故五藏之燥湿寒热，直谓之假定的可也。《内经》盖认定人为四时之产物，而又赖四时以生活者。大地苟无四时寒暑之变化，则动植不生；有四时寒暑，然后有生物，是人为四时之产物，乃确实之真理，放诸四海而准者也。天食人以五气，地食人以五味，气与味皆四时为之，是人资四时以生，乃确实之真理，放诸四海而准者也。惟其如此，则人与四时自然息息相通，人身气血之运行，自然以四时为法则，而莫或违背。此为《内经》之基础，无丝毫含糊假借者。基础既正确，然后本此推论，则委曲悉当。

四时的五藏

是故春生物，授之夏；夏长物，授之秋；秋成物，授之冬；冬藏物，以待春之再生。故四时之序，成功者退，母气既衰，子气代王。《内经》以肝属之春，以心属之夏，脾属之长夏，肺属之秋，肾属之冬，则肝当授气于心，心当授气

于脾，脾当授气于肺，肺当授气于肾，肾当授气于肝。故
《内经》之五藏，非血肉的五藏，乃四时的五藏。不明此理，
则触处荆棘，《内经》无一语可通矣。然此事甚费解，不辞
辞费，再述病情以明之。

中西病理之不同

有人于此，初病腹满、浮肿，已而四肢皆肿，以手按
之，肿处陷下，须臾复起。此为何病？何以故？则得两种答
语如下。

其一，病名水肿。原因静脉血归流障碍，小血管内血压
增加，或因管壁之渗漏机过盛。凡有以上原因，液体集于皮
之蜂窝织内部，故肿。其远因，凡患心脏瓣膜病者，最易罹
此证。

其二，病名水肿，肾病也。肾何以能聚水而生病？肾
者，胃之关，关门不利，故聚水而从其类也，上下溢于皮
肤，故肤肿。肤肿者，聚水而生病也。水之始起也，目窝上
微肿如新卧起之状，阴股间寒，腹乃大，其水已成矣。其原
因在湿土太过，阳光不治，而大寒在下，肾气伤也。故《气
交变大论》曰："岁水不及，湿乃盛行。长气反用，民病腹
满、身重、濡泄、寒疡、流水腰股、痛发腘腨、股膝不便、
烦冤、足痿、清厥、脚下痛，甚则胕肿，寒疾于下，甚则腹
满、浮肿。"

上第一答语为西国医学，第二答语为《内经》。以两说
一相比较，则所同者为水肿之病名，至病理则完全不同。西
说从血肉之躯研究而得，《内经》则从四时运行推考而得。

若据西说以研究《内经》，则有最不可解之两点：其一，血管壁之渗漏机过盛，液质集于皮之蜂窝织内部，究与肾脏有何关系，而《内经》指为肾病？其二，所谓心脏瓣膜病者，谓心房回血管有三尖瓣、僧帽瓣，血行时此瓣司启闭，启闭不密，则脉搏不均而心跳，此则《内经》所谓"宗气泄，左乳下跳动应衣"者也。患瓣膜病者，易患水肿，与手少阴心有关系，与足少阴肾无关，谓之肾病何也？而《内经》之意义，则谓"水不及，土太过，无阳则大寒在下，故肿"？且《内经》于此病独有方，云："治以鸡矢醴，一剂知，二剂已。"鸡矢醴，治脾者也。病源、病理既与实地考验者不同，何以治脾而效？于是可知《内经》之所谓肾，非即实地考验之肾。其物是，其名是，其用则非。《内经》谓"十一、十二月冰复，人气在肾"，又云"肾者主蛰，其华在发，其充在骨，为阴中之少阴，通于冬气"（其他不备举），凡此皆非解剖所能明了，亦非由解剖而得，乃由四时推考而得者也。

不知五行生克之理即本四时之生长化收藏而来，则求五行之说不可得；不知五藏气化亦由四时之生长化收藏而来，则求五藏之说不可得。五行、五藏不明了，则《内经》全书皆不明了。刻苦好学之士，只知其然，不知其所以然。凡不知所以然，勉强说法，必多误解，张隐庵之注释是也。下焉者不耐探讨，妄拾程明道之言，谓："气运之说，除非尧舜时五风十雨始验。"明道非医家，不料此语竟为后人口实。须知，将气运之说抹去，则《内经》且无一字。不知彼一面口中尊《内经》，一面谓气运之说不可从者，对于《内经》之见解何如也？至于今日欧风东渐，则多一重障碍。西医谓中国之药庸有可采取者，其说则谬。在西医云然，又何足怪？而为中医者，与之哗辩，谓"吾国医学，流传已四千年"云云，是欲以中国医学与西国医学争齿德也。

道在于一

是故《内经》之理论，即《易经》之理论。《内经》是否根据《易经》而作，无可考证；自古医卜并称，或者两书同时发生，亦未可知。《内经》所以言五行甲子者，即根据四时以论病之故。《内经》所根据者既在四时，其所言藏府皆以四时为法则，顺四时者不病，逆四时者病。四时气候有不齐之时，不齐能病人；饮食男女亦自有顺四时之道，违之则病；喜怒哀乐亦有乱藏府循四时之顺序者，乱其序亦病；不幸犯克贼之时序，则病甚，正气不支，至于不胜之时日则死矣。圣人知之，故为无为，乐恬憺，顺时以养生。顺时云者，谓不犯不乱，使吾身藏府之气与天地运行之气合而为一也。能一者不病，不能一则病，故曰："揆度奇恒，道在于一"。《脉要精微篇》"补泻勿失，与天地如一。得一之情，以知生死"，是"道在于一"之注脚也。《难经》《脉经》《甲乙经》皆有言天人合一之处，惜言之不详。仔细探讨，总不如《内经》明了，故仅就《内经》言之。

甲子之研究第十

甲子纪数之说

《内经》最重要者为五行甲子，最费解者亦五行甲子；

今人攻击《内经》，最是五行甲子为其目标。五行既如我以上所言，甲子究何理乎？

或谓甲子，上古用以纪时日者，一甲子六十日，六甲子得一年，如此而已。谓甲子有生克，最荒诞。周天分三百六十度，《内经》六气为一时，四时为一岁，是每时得九十度。今测量家以水平至天顶为九十度，此九十度为三百六十度四分之一，犹之四时为一年四分之一。今云某干支与某干支相生克，犹之指测量用之圆仪中四十度与四十五度相生克，诞孰甚焉！

虽然，古人为此，岂遂毫无意识乎？因为如上之推想，虽未能尽当，甲子之不为计数，昭然可见也。

甲子所以齐不齐

地球绕日一周，得三百六十五日又四分日之一；月球绕地一周，得二十九日又二分日之一。物候每五日一变化，初五日东风解冻，次五日蛰虫始振，后五日鱼上冰是也；节气每十五日一更换，立春阅十五日雨水，又十五日惊蛰，又十五日春分是也。故五日为一候，三候为一气，积六气为一时，得九十日；积四时成一岁，得三百六十日为一年。此非实际一年，可命之为一气候年。气候年比之地绕日一周，少五日强；比之月绕地十二次，多六日。即地绕日一周，较气候年多五日强；月绕地十二次，较气候年少六日。有此参差，气候因而不齐，故三年一闰，五年再闰。然虽置闰月，气候之不齐，总无术以齐之。

甲子者，所以齐不齐也。故《天元纪大论》云："所以欲知天地之阴阳者，应天之气，动而不息，五岁而右迁；应地之气，静而守位，六期而环会。"岁，即年；期，亦年也。"五岁而右迁"，"五"字句；"六期而环会"，"六"字句。天地之阴阳，谓日月也。"五，岁而右迁"，谓日行（古人为日行）每岁右迁者五日，盖上者右行，下者左行，为每一岁，日在子午线之右多行五日也。"六，期而环会"，谓月每年在子午线之左少行六日，是月左迁六日也。日每年多五日，月每年少六日，如此者，年复一年，两相会合，故曰环会。日五而月六，总不得齐。五六之积数为三十，是必统三十年纪之，两数方无参差。

今试画一圆圈，中央直径画子午线，分圆圈为两半，再分圈之四围为六十度，是每半得三十度。右半个三十度以五分之，得六个五；左半个三十度以六分之，得五个六也。三十年，共三百六十个月，七百二十个节气。月行每年少六日，积三十年，共少一百八十日，是仅得气候年之半，不齐之数犹未尽也，故必重之，合两个三十年，其数乃尽，故经言："七百二十气为一纪，千四百四十气，凡六十年为一周，不及、太过，斯皆见矣。"此即一甲子必须六十年之理由。

然经文"千四百四十气，凡六十年"云者，亦仅举其成数。因月行每年少六度，积六十年，适少三百六十日；而日行每年多五日强，积六十年，实多三百日零三百六十点钟，即三百十五日。此三百十五日，皆以闰月匀摊之，计一甲子凡置闰月二十二个，又减去小建三百五十一日，然后日月运行之数相等。总之，必六十年，然后太过、不及之数皆可见耳。故《内经》有"日行一度，月行十三度有奇"之文，月球绕地之精密计算，为二十七日七时四十三分强，惟月旋转时，地之自身亦在旋转，两数之差为十三度有奇也。此其大略。

凡以上所言，皆各家注释所未言。不佞既未习天算，又未习术数谶纬之学，故研求颇苦，不知古人亦曾有言此者否？盖一甲子何故六十日，最难得真确之答语，得此，为之释然。然则甲子非为计数而设，当了然矣。

天干地支数之由来

甲子之数六十，既如上文所言。天干之数十，地支之数十二，又何自来乎？曰：此即从五六产生者也。日，年多五日，故曰天数五；月，年少六日，故曰地数六。月绕地而行，地绕日而行。以绕日之数属天，绕地之数属地，本极相当。古人初不知之，以为日月是敌体的，特以阳配天，阴配地耳。五六之和数三十年，其差度仅及周天之半，必重三十为六十，然后数尽，则五必重为十，六必重为十二，势有必然者矣。是故天干之数十，地支之数十二。

干支只是五六

犹有一义。《易经》《内经》皆以阴阳为说，可谓之两元的学术。一数而重之，亦阴阳之义也。故虽天干十，地支十二，而《内经》之旨所重者，只在五与六。故《天元纪》云："甲己之岁，土运统之；乙庚之岁，金运统之；丙辛之岁，水运统之；丁壬之岁，木运统之；戊癸之岁，火运统之。"又曰："子午之岁，上见少阴；丑未之岁，上见太阴；

寅申之岁，上见少阳；卯酉之岁，上见阳明；辰戌之岁，上见太阳；巳亥之岁，上见厥阴"，皆两元之故。故五行有阴阳，如甲为阳土，己为阴土之类；故六气有正对，如子为正化，午为对化之类。又复交互言之，以地应天，以天应地，故天以六为节，地以五为制。

"天不足西北"释义

《内经》最不可解者，为"天不足西北，地不足东南"，又复申之曰："故西北方阴也，而人右耳目不如左明也；东南方阳也，而人左手足不如右强也。""手足、耳目"数语，无甚深意，或者出于附会，今姑置之。但"天不足西北，地不满东南"何解？一孔之见，以为即由日余五日、月欠六日而来。《内经》以地始于东南震位，上者右行，下者左行。月既常不足，是不足在东南方；以斗宿为天顶，以候日之有余，则有余在西北。然古人误认天动，以为日逆天而行，日之有余正是天之不足，故有"天不足西北，地不足东南"之说。

此原无关医理，吾所以言此者，一者见《内经》中此等为无关紧要文字，吾侪不必语语据为典实；一者所以正后人注疏谬误。盖不知此理，愈说愈歧也。其尤可笑者，以为天之西北、地之东南皆有大窟窿，宜乎西学东渐而后，视古说无丝毫价值矣。

甲子合五行宜有更圆满解释

审甲子之用，天干虽从日行多五日而来，在甲子之测气候，天干殆用以代表气候年者，故曰："天有十日，日六复而周甲，甲六复而终岁，三百六十日法也。"所以六复而周甲，六复而终岁，即因地支之十二与天干参差之故。地支从月行欠六日来，惟其欠六日，所以有参差不齐之气候；亦惟欠六日，方有气运之学说。然有一疑问如下。

古人以甲子纪日，其纪年者，则另有岁阳、岁阴之名，如甲曰阏逢、乙曰旃蒙、丙曰柔兆等为岁阳；子曰困敦、丑曰赤奋若、寅曰摄提格等为岁阴，见于《尔雅》《史记》，司马光《通鉴》年表犹用之。今按：岁阳为天干，岁阴即地支，无他意义，故不备录。今《内经》岁运甲子，在古代当是岁阳、岁阴，此亦无须探讨者。

惟甲子合五行，殆不得其解。一岁之中，四时之序，合于五行，已如前章所述。一甲子之六十年，每年亦合五行，固知从主时之五行推演而来者。然五行既主时，又用以主岁，是四时有生长化收藏之作用，不齐之气候亦有生长化收藏之作用也。鬼臾区曰："五气运行，各终期日，非独主时。"其下文引《太始天元册》之文曰："万物资始，五运终天。"鬼臾区之所本者即此。不佞反复思之，不得其解。注家皆不能为根本之解释。吾言五行为四时之代名词，四时之变化由于天运，各年不齐之气候亦由天运，不过与四时大同小异。盖一昼夜之子午，比一年之二至；黎明、薄暮，比一年之二分。故《伤寒论》每经之衰王有时，是一年有寒暑之变化，一昼夜亦有阴阳昏晓之变化。一甲子既各年气候不齐，安得无阴阳乘除之变化？是以甲子合五行不为无理。五行既可为四时的代名词，似亦可为年岁的代名词。然此答语不甚圆满，不知有更圆满之答语否？

　　鄙意气运之说，本属难知，复无精密之测验，仅凭空洞之理想，此学总无发达之时。吾之所为，为读《内经》者释疑辨惑，却非教人向此中讨生活。吾侪当从有凭有据处切实探讨，以期寡过，斯得之矣。

　　世之自命能知五行甲子者，聆其理论，类皆星命术数家言，此乃熊宗立以人之生年月日说《内经》之类。不佞于星命家言固未尝学问，然恐一落此等臼窠，不免堕入魔道也。

群经见智录卷二

武进　徐衡之

武进恽铁樵学　　受业　金山　何公度　参校

江阴　章巨膺

扁鹊医案第十一

《内经》自仲景、皇甫士安而后，已为定本；自王冰改后，遂为今本。观今坊本，与宋版林亿、高保衡等校正者，已有出入，则可知林、高等校本，视王冰本必有出入，此皆有迹象可求者。欲知今本之误，求宋版者可矣；欲知林、高等校本与王本之出入，非博考唐以前医书不可；欲知仲景时之《内经》真相若何，自非研求《伤寒》《金匮》，更求之古医案之见于古史者不可。不佞谫陋，固不足任此，惟无征不信，仅取《史记·扁鹊仓公传》及仲景《伤寒论》一讨论之，虽言之不详，亦可以见当日《内经》之一斑，且可以观古人如何运用《内经》也。

《史记·扁鹊传》第一案

扁鹊过齐，桓侯客之。入朝见，曰："君有疾在腠理，不治将深。"桓侯曰："寡人无疾。"扁鹊出，桓侯谓左右曰："医之好利也，欲以不疾者为功。"复见，曰："君疾在血脉，不治恐深。"桓侯曰："寡人无疾。"扁鹊出，桓侯不悦。后五日，复见，曰："君有疾在肠胃，不治将深。"桓侯不应。

扁鹊出，桓侯不悦。后五日，扁鹊复见，望见桓侯而退走。桓侯使人问其故，扁鹊曰："疾之居腠理也，汤熨之所及也；在血脉，针石之所及也；其在肠胃，酒醪之所及也；其在骨髓，虽司命无奈之何。今在骨髓，臣是以无请也。"后五日，桓侯病，使人召扁鹊，扁鹊已逃去。桓侯遂死。

此节仅望色，未治病，亦未言齐侯面色何似，似无讨论之必要，然扁鹊实运用《内经》，颇有迹象可求。《内经·阴阳应象论》云："邪风之至，疾如风雨，故善治者治皮毛，其次治肌肤，其次治筋脉，其次治六府，其次治五藏。治五藏者，半死半生也。"又曰："邪之客于形也，先舍于皮肤；留而不去，入舍于孙络；留而不去，入舍于脉络；留而不去，入舍于经脉，内连五藏，散于六府肠胃。"此两节经文大同小异。扁鹊所谓腠理，即经所谓肌肤；所谓血脉，即经脉；所谓肠胃，即六府；所谓骨髓，与经文五藏虽异，均言病之极深而已。其云汤熨、针石、酒醪，亦与《内经》相合。《血气形志篇》云："病生于肉，治以针石；病生于筋，治以熨引；病生于咽，治以甘药；病生于不仁，治以按摩、醪药。"又《玉版论要》云："其色见浅者，汤液主治；见深者，必齐主治；大深者，醪酒主治；色夭面脱，不治。"至其所以知齐侯之病者，亦与今《内经》合。《内经》屡言"上工治未病"，"上古使僦贷季理色脉而通神明，合之五行八风，变化相移，以观其妙，以知其要"，曰"善诊者，察色按脉，先别阴阳。审清浊，而知部分；视喘息，听音声，而知所苦；观权衡规矩，而知病所主"。观此，则知扁鹊所以知齐侯之病，初无其他巧妙，全是今《内经》所有者。

按：《内经》言病理虽主四时，而病之所由得不外三因，即五志为内因，六淫为外因，饮食男女为不内外因。凡病由腠理而肠胃，而血脉，而骨髓，皆为天之六淫，无论其为风寒暑湿燥火，当其在腠理，在血脉，在肠胃之时，病人当无不自知之理。今齐侯不自知而扁鹊知之，宁非不中于理？然惟不中理，斯为神奇。

间尝思之，仅有外因，无内因者，不病。是故大疫盛行之岁，死者枕藉，而不病者自若，西医谓之免疫性。譬如患喉痧猩红热者，一次病愈，则不复传染也。虽如此，苟其人起居无常，嗜欲不节，本体之正气不足抵抗外邪，则免疫者亦必不免。至于望色，尤有证据。例如，颜枯黑者，知其肾病；傍晚颧赤者，知其阴虚；妇人目眶黑者，知其腰酸带下；咳声如在瓮中者，知其中湿。此较之扁鹊之望色知病，有浅深之辨耳，其理一也。且扁鹊必有佐证。凡治一艺而名家者，其心思必灵活，当时之气候、齐国之土宜、齐侯之嗜好，之意志，之环境，必曾一一注意。常人用意不能如此，扁鹊之言遂神。是故国家虽有敌国外患，苟内政修明，谗间不行，总不亡国；见披发于伊川，知百年而为戎，此则事理通于医理者矣。

《扁鹊传》第二案

其诊虢太子尸厥之证曰："闻病之阳，论得其阴；闻病之阴，论得其阳。试入诊太子，当闻其耳鸣而鼻张，循其两股以至于阴，当尚温也。"……扁鹊曰："若太子病，所谓尸厥者也。夫以阳入阴中，动胃繵缘，中经维络，别下于三

焦、膀胱，是以阳脉下遂，阴脉上争，会气闭而不通，阴上
而阳内行下，内鼓而不起，上外绝而不为使，上有绝阳之
络，下有破阴之纽，破阴绝阳之色已废，脉乱，故形静如死
状。太子未死也。夫以阳入阴，支兰藏者生；以阴入阳，支
兰藏者死。凡此数事，皆五藏蹶中之时暴作也。良工取之，
拙者疑殆。"乃使弟子子阳厉针砥石，以取三阳五会。

其云"闻病之阳，论得其阴"，与《内经》"知阴者知
阳，知阳者知阴"及"从阳引阴，从阴引阳"合。《内经·
缪刺论》云："邪客于手足少阴、太阴、足阳明之络，此五
络皆会于耳中，上络左角，五络俱竭，令人身脉皆动，而形
无知也，其状若尸，名曰尸厥。"此尸厥之名见于今《内经》
者。《伤寒论》云："少阴脉不至，肾气微少，精血奔，气
迫，上入胸膈，宗气反聚，血结心下，阳气退下，热归阴
股，与阴相动，令身不仁，此为尸厥，当刺期门、巨阙。"
观《内经》《伤寒》之尸厥，皆与《扁鹊传》之尸厥相同。
《内经·缪刺》言络，《扁鹊传》亦言络。《内经》"手足少
阴、太阴之络皆会于耳中"，即扁鹊所谓"当闻其耳鸣"。
《内经》"身脉皆动"，即扁鹊所谓"脉乱"。《伤寒论》所谓
"热归阴股，与阴相动"，即扁鹊所谓"阳入阴中，阳脉下
遂"及"循其两股至于阴，当尚温也"。夫既有三个相似之
点，固不能谓为偶然相合。然谓扁鹊所根据者即为今本《内
经》，却又可疑。

扁鹊所谓"阳入阴中，动胃缠缘，中经维络，别下于三
焦、膀胱，是以阳脉下遂，阴脉上争，阴上而阳内行下"
者，固与《内经》"邪客于手足少阴、太阴、足阳明之络"

者迥然不同，与《伤寒论》"少阴脉不至，肾气微少，精血奔，气迫，上入胸膈，宗气反紧，血结心下，阳气退下，热归阴股"者亦复殊异。然此犹可为说。三焦为厥阴之府，膀胱为少阴之府，胃为足阳明，原与《内经》大同小异；"阴上阳下"，亦与《伤寒论》吻合。然所刺各不同何也？

《史记·扁鹊传》云："刺三阳五会。"《正义》云："三阳，《素问》手三阳、足三阳；五会，百会、胸会、听会、气会、臑会。"

《伤寒论》云："当刺期门、巨阙。"

《内经》云："刺阳足大指内侧爪甲上去端如韭叶，后刺足心，后刺足中指爪甲上，各一痏；后刺手大指内侧去端如韭叶，后刺手心主少阴锐骨之端，各一痏。"

今按：三阳之络为飞扬穴，属足太阳膀胱经，在外踝骨上七寸。又，三阳络穴属手少阳三焦经，在臂上大交脉支沟上一寸。扁鹊云："中经维络，别下于三焦、膀胱。"则"三阳五会"之三阳，当属飞扬穴或三阳络穴。《正义》注以"三阳三阴"为说，非是。五会：百会在颠顶，属督脉；臑会在肩前廉，去肩三寸宛宛中，为手少阳与阳维之会；听会在耳前微陷中，上关下一寸，动脉宛宛中，张口得之，属足少阳胆经；气会在两乳下，属三焦；胸会去结喉三寸，为手足六经交会之点。扁鹊谓"会气闭而不通"，当是指胸会。阳入阴中，阳脉下遂，阴脉上争，致胃气不通而厥。督脉，阳络之总纲，取百会引清阳上升，取胸会开已闭之气，闭开阳升，浊阴自下，所谓"从阳引阴，从阴引阳"也；因阳气下行，别下于三焦、膀胱，故取膀胱之飞扬穴、三焦之三阳络穴，其理可通，则《史记》所言不误。

再按：《伤寒论》云"刺期门、巨阙"，期门穴在直乳下二肋端，乃足厥阴、太阴、阴维之会；巨阙穴在鸠尾下一寸，脐上六寸半，属肾脉，为心之募。因宗气反聚，血结心下，故取巨阙以散其结；因其病在络，而气迫血逆且厥，故取期门。

再按：《内经》足大指内侧，足太阴隐白穴也；足心，足少阴涌泉穴也；足中指，阳明厉兑穴也；手大指，太阴少商穴也；手心主，少阴之神门穴也，所谓手足少阴、太阴、足阳明也。夫病在手足少阴、太阴、足阳明，即刺手足少阴、太阴、足阳明，与"从阴引阳，从阳引阴"之说不合，此则当质之有经验者。所可异者，尸厥之为病，病状略同，病理亦略同，而治法则三书皆不同。《伤寒》异于《内经》，或者其病本殊异，以伤寒专为猝病之热病说法？若《内经》与扁鹊不同，将病异邪？《内经》误邪？抑扁鹊所受于长桑者，《内经》之别本邪？吾欲据《史记》以改《内经》，不知深于《内经》之学者谓何如也？

仓公医案第十二

《仓公传》凡二十五医案，仅节取其关系较显，可以了解者录之，以见一斑。

齐中御府长信案

齐中御府长信病，臣意入诊其脉，告曰："热病气也。

然暑汗，脉少衰，不死。此病得之当浴流水而寒甚，已则热。"信曰："惟，然！往冬时，为王使于楚，至莒县，阳周水，而莒桥梁颇坏，信则揽车辕，未欲渡也。马惊，即堕信身入水中，衣尽濡，有间而身寒，已热如火。至今不可以见寒。"臣意即为之液汤火齐逐热，一饮汗尽，再饮热去，三饮病已，即使服药出入二十日，身无病者。所以知信之病者，切其脉时，并阴。脉法曰："热病，阴阳交者死"。切之不交，并阴。并阴者，脉顺，清而愈。其热虽未尽，犹活也。肾气有时间浊，在太阴脉口而希，是水气也。肾固主水，故以此治之。失治一时，即转为寒热。

此条骤视之，病情若不甚重，其实因有仲景之《伤寒论》，故医法为我辈所习知。在当时，庸工不辨寒热，类皆视为不治之死证。《伤寒论》中救逆诸法，皆为误下、误汗、误温而设。自非能手，孰能解此？故仓公奏对及之。其云"病得之当浴流水而寒甚，已则热"，则《内经·热病篇》"人之伤于寒也，则为病热"，亦即《伤寒论》"病反其本，得标之病"。云"汗出，脉衰，不死"，曰"脉并"，曰"阴阳不交"，皆与今《内经·评热病篇》吻合，"汗出而脉尚躁盛者，为阴阳交。病不为汗衰，脉不为病衰，复不能食，其寿可立而倾也。"此病非阴阳交，而仓公言阴阳不交不死，可见仓公所畏者即为阴阳交。可知《内经》断为必死者，直无不死之理。"肾气有时间浊"句，"浊"，一作"黾"。黾，猛也。此医案未言何时，观"暑汗，脉少衰"句，当在夏日。《内经·脉要精微论》云："夏胃微钩曰平"，"胃而有石曰冬病"。石，肾脉也。肾脉见于太阴脉口，是为肺之部。

肺肾同源，皆为水藏。热病汗出，脉已衰，而肾脉仍时见于太阴之部，故知其病为冬时感寒而为水气也。以病理度之，其人目下必有横纹，或卧而微喘，或呼吸微有音。横纹、喘、有音，皆水气之客。据《逆调论篇》，所谓察色听声，声色合脉，病无遁形，仓公虽未言，其理可推也。

齐王后弟宋建案

齐王黄姬兄黄长卿家，有酒召客，召臣意。诸客坐，未上食，臣意望见王后弟宋建，告曰："君有病。往四五日，君腰胁痛，不可俯仰，又不得小溲。不亟治，病即入濡肾，此所谓肾痹也。"宋建曰："然，建故有腰脊痛。往四五日，天雨，黄氏诸倩见建家京下方石，即弄之。建亦欲效之，效之不能起，即复置之。暮，腰脊痛，不得溺。至今不愈。"建病得之好持重，所以知建病者，臣意见其色，太阳色干，肾部上及界腰以下者枯四分所，故以往四五日知其发也。臣意即为柔汤，使服之，十八日所而病愈。

按：《刺腰痛篇》筋脉之令人腰痛者，不胜缕指，惟云："衡络之脉令人腰痛，不可以俯仰，仰则恐仆，得之举重伤腰，横络绝，恶血归之。"言腰痛得之举重伤腰者，仅见此条。又，《气穴论篇》："大寒流于谿谷，卷肉缩筋，肋肘不得伸，内为骨痹。"又，《四时刺逆从论》云："太阳有余，病骨痹；不足，病肾痹。"据此，可知仓公知此病之故。

衡络之脉，令人腰痛，不可以俯仰。衡络，带脉也。《灵枢·经别篇》："足少阴之正，至腘中，别走太阳而合，上至肾，当十四椎出，属带脉。"带脉之来源为少阴，其别支之来源为太阳。少阴病，则腰强痛，不得俯仰，其病必从寒化、湿化。所谓风恒中身半以上，湿恒中身半以下。其病而痛，痛而著，所以知其必为寒湿也。此节有"天雨"字，中湿尤显。凡阳邪从下上行，阴邪从上下行。带脉病，膀胱、小肠亦病。寒湿本下行，寒胜痛，湿胜重，痛则气不举，气不举则气血皆坠。膀胱气化则溲出，寒湿胜则阳微，阳微则气不化，可以断定其不得小溲也。五色之诊，肾主黑。凡肾阳不足者，其颜必黑，故《五藏生成篇》曰："黑脉之至也，上坚而大，有积气在小腹与阴，名曰肾痹。"此与仓公所谓"肾痹"者相合，与"太阳色干，肾部上及界腰以下者枯"皆合。惟云"四分所"，云"往四五日知其发"，则《内经》所无，当为仓公之经验。

　　然有可疑之处。考之《内经·痹论篇》："痹之所由生，曰风寒湿。筋、脉、肌、骨、皮，各以其时受病，则痹有五。筋、脉、肌、骨、皮，五藏之合也。久而弗去，即由合入藏。居处失常者，风寒外客；饮食不节者，肠胃内伤。如此，则邪客于六府，故十二经皆有痹。"其肾痹之见证为遗溺，为胀，为尻以代踵、脊以代头。仓公曰"不亟治，病即入濡肾"，是即由合入藏之谓。其得之举重，仓公本不之知，乃宋建自言者。举重腰痛，由于横络之伤。力生于膂，横络附著于背膂。横络绝，则恶血归之；横络伤，则外邪从而客之。其所感者为寒湿，则为阴邪，阴胜阳微，肾病之色乃见于面，或者兼见卷肉缩筋，筋肘不得伸，不得俯仰。而黑色之外，又必见不足之色，故一望而知之。然《痹论篇》肾痹之证为遗溺何也？仓公谓肾痹之病不得小溲，与《内经》相反，颇不得其解。

《金匮·五藏风寒积聚病篇》："肾著之病，其人身体重，腰中冷，如坐水中，反不渴，小便自利，饮食如故，病属下焦。身劳汗出，衣里冷湿，久久得之。腰以下冷痛，腹重如带五千钱。"此实言带脉为病。病名虽异，病源、病状实同。云"腰冷痛，腹重如带五千钱"，其不可俯仰，不言可知；得之劳汗，与得之举重亦同；"饮食如故"，宋建能赴黄长卿家宴会，故当饮食如故。然而《金匮》则言"小便自利"，若云"仅仅风寒湿三气由合传藏者则遗溺，得之举重则不得溲"，则《金匮》明言身劳汗出，因劳伤带脉，汗出受湿，实与天雨举重无异；若云遗溺仅指"传变之先，邪在合未入藏"者而言，则仓公固言"不亟治，将入濡肾"，此实一可疑之点。各家注释均未及。鄙意宋建之不得小溲，并非点滴俱无之癃闭。假使点滴不通四五日，在理不当能赴宴。然则所谓不得小便者，不过如淋病，小便不禁，涩痛不利。自其涩痛言之，是不得小便；自其不能自禁言之，可谓遗溺。是当活看。

齐王侍医遂案

齐王侍医遂病，自炼五石服之。意过之，遂曰："不肖有病，幸诊遂也。"臣意诊曰："公病中热。论曰：'中热不泄者，不可服五石。'石药精悍，公服之，不得数溲，亟勿服，色将发痈。"遂曰："扁鹊曰：'阴石以治阴病，阳石以治阳病。'夫药石有阴阳水火之齐，故中热即为阴石柔齐治之，中寒即为阳石刚齐治之。"臣意曰："公之所论远矣。扁鹊虽言如是，然必审病诊，起度量，立规矩，称权衡，合色脉、表里、有余不足、顺逆之法，参其人动静与息相应，乃可以论。论曰：'阳疾处内，阴形应外者，不加悍药及针石。'夫悍药入中，则邪气辟矣，宛气愈深。诊法曰：'二阴应外，一阳接内者，不可以刚药。'刚药入则动阳，阴病益衰，阳病益著，邪气流行，为重困于俞，忿发为疽。"后百余日，果为疽发乳上，入缺盆，死。

此案，前言五石，后言诊法。五石与《内经》无关，不佞别有专篇考之，兹仅言其大略，亦可见《史记》足补医经之缺。

按：《巢氏病源》所载五石散，《千金》所载寒食散，《金匮》侯氏黑散，三方从一方化出，皆有痕迹可寻。《病源·寒食散发候篇》："寒食药者，世莫知焉（盖谓世莫知其所起），或言华佗，或曰仲景。考之于实，华佗之精微，方类单省；而仲景经有侯氏黑散、紫石英方，皆数种相出入，节度略同。然则寒食、草食二方出自仲景，非佗也。"巢氏之言，亦仅想当然耳。仓公之世，去仲景已三百五六十年，齐王侍医更引扁鹊，则五石方发源之远，几于不可究极。藉非《史记》，亦何从窥见古代医学之盛况哉？

其言诊法，《内经》虽无吻合之文字可证，然方法则不甚相远。《生气通天论》曰："阴者，藏精而起亟也；阳者，卫外而为固也。"准此，则阴在内，阳在外也。故《金匮真言论》曰："夫言人之阴阳，则外为阳，内为阴。"《阴阳应象论》曰："阴在内，阳之守也；阳在外，阴之使也。"《玉版论要篇》则云："阴阳反他，治在权衡相夺。"又云："揆度者，度病之浅深也。奇恒者，言奇病也"，"揆度奇恒，道在于一。神转不回，回则不转"。仓公曰："阳疾处内，阴形应外者，不加悍药及针石。"夫云"阳疾处中，阴形应外"，是阳在内，阴在外；阳当在外，反在内，为逆，亦即阴阳反他之意。《内经》以转为顺，以回为逆，逆即回而不转之意。病人是否转而不回，抑系回而不转，此在诊病之医，当衡权揆度，故又云："奇恒事也，揆度事也。"仓公谓遂曰："公所论远矣。扁鹊虽言若是，然必审病诊，起度量，立规矩，称权衡，合色脉。"此可谓与《内经》吻合。其云"阳气既在内，刚药入，动阳，阴病益衰，阳病益著，邪气流行，为重困于俞，忿发为疽。"此与《内经·阴阳别论篇》"是故刚与刚遇，阳气破散，阴气乃消亡"，及"开阖不得，荣气不从，逆于肉理，乃生痈肿"，又，"阳气有余，荣气不从，乃发为痈；阴阳不通，两热相搏，乃化为脓"等亦皆吻合。据此，即谓公乘阳庆所谓古先遗传之黄帝扁鹊脉书五色诊病者，即为今本《内经》，亦不为过。

仲景《伤寒论》第十三

《内经》治法与《伤寒》互证之一斑

仲景《伤寒论》撰用《素问》，全无迹象可求，苟非仲景自言，直不知《伤寒论》从《素问》而出。此如九方皋相马，在牝牡骊黄之外。盖其所采取于《素问》者，纯系《素问》之里面，而非《素问》之表面。今不辞老生常谈，一讨论之，亦本书所当有事也。

《内经·至真要大论》云："微者逆之，甚者从之。"又曰："逆者正治，从者反治，从多从少，观其事也。"又曰："塞因塞用，通因通用，必伏其所主，而先其所因。"又曰："诸寒之而热者取诸阴，诸热之而寒者取诸阳。"《阴阳应象论》曰："不治王气。"又曰："其盛也，可待衰而已。"又曰："血实宜决之，气虚宜掣引之。"凡此所引，试为诠释。

逆，谓正治也；从，谓反治也。病热治以寒，病寒治以热，药与病相逆。热药所以祛寒，寒药所以清热，于理为正当，故曰正治。病寒治以寒，病热治以热，药与病相从。热药岂不助热？寒药岂不增寒？于理为反，故曰反治。今观《伤寒论》三阳证中，麻、桂解表，青龙愈烦，无汗者以麻黄发汗，里热者以石膏清热，药与病反，皆"微者逆之"之类；少阴病发热辄用附子，药与病相类，乃"甚者从之"之类也。以寒药治热病，以热药治寒病，有迎头痛击之势，故曰逆；以寒治寒，以热治热，药之寒热从病之寒热，故曰从。何故如此？则以病有真假也。病浅者，见证多属真象；病深者，见证多属假象，故微者当逆，甚者当从。附子汤之附子二枚，麻黄附子细辛汤之附子一枚，（此据明版赵开美本）真武汤术、附为主而兼白芍阴药，四逆、白通不兼阴药，则所谓"从多从少，观其事也"。

热结旁流而反下之，通因通用也；气满腹胀而反补之，塞因塞用也。

"伏其所主"，《新校正》释"伏"为"制"，谓制病之本；"先其所因"，为求病之源。既得其本，而以真治真、以假治假也。《伤寒论》云："下利清谷，身体疼痛，急当救里；身体疼痛，清便自调，急当救表。"同是身痛、清便自调者，身痛是主病，所以身痛，为表寒，故表寒病之本也；下利清谷，清谷是主病，所以清谷，为里寒，里寒是病之本也。桂枝以救表，四逆以救里，伏其所主也。太阳证，发热、恶寒，宜发汗也。然热多寒少，其脉微弱不可汗，尺脉迟者不可汗。热多寒少，脉微弱为无阳，无阳者不可发汗，宜桂枝二越婢一汤；尺脉迟者血少，宜小建中加黄芪汤以养其血。发热、恶寒为病之主，所以热多、汗少、脉微弱，因于无阳；所以尺脉迟，因于血少。有此二因，虽当伏其所主，其因之关系甚大，不可不先事斟酌，故曰"必伏其所主，而先其所因"。抑"主""因"云者，当活看。每一方无不有两种以上用意，无非是"主""因"之故，例如，大承气之朴、枳、硝、黄，病在燥矢不下，以大黄攻之，必协芒硝软坚；桃花汤之赤石脂、干姜，病在下利、便脓血，用石脂涩止散结，必用干姜以祛寒，皆有"伏主""先因"之意在。

至如"诸寒之而热者取诸阴"，天冬、玉竹、阿胶、鸡子黄，是其例也；"诸热之而寒者取诸阳"，萸、附、姜、桂，皆其例也。盖热之而寒者，阳虚之寒；寒之而热者，阴虚之热。故《伤寒论》有"身大热，反欲得衣，热在皮肤，寒在骨髓；身大寒，反不欲近衣，寒在皮肤，热在骨髓"之文，《内经》则曰"阳胜则热，阴胜则寒，阴虚则热，阳虚则寒"，其理皆相通也。"不治王气"，"盛可待衰"，柴胡愈疟，必以迎送，是其例也；血实宜决，抵当之类；气虚宜掣引，诸柴胡救逆皆其例也。

是故《内经》之治法为法律，则《伤寒》之用方即其例案，此仲景运用《内经》之最易见者也。

《内经·标本病传论》云：病有标本，刺有逆从，奈何？岐伯曰：凡刺之方，必别阴阳，前后相应，逆从得施，标本相移，故曰：有其在标而求之于标，有其在本而求之于本，有其在本而求之于标，有其在标而求之于本。故治有取标而得者，有取本而得者，有逆取而得者，有从取而得者。……先病而后逆者治其本，先逆而后病者治其本，先寒而后生病者治其本，先病而后生寒者治其本，先热而后生病者治其本，先热而后中满者治其标，先病而后泄者治其本，先泄而后生他病者治其本。必且调之，乃治其他病。先病而后生中满者治其标，先中满而后烦心者治其本。……病发而有余，本而标之，先治其本，后治其标；病发而不足，标而本之，先治其标，后治其本。谨察间甚，以意调之，间者并行，甚者独行。

此所言乃先后传变之标本也。先后传变之标本，先病者为本，后病者为标。所谓刺有逆从者，即下文治反为逆，治得为从；即正治与病相反者为逆，从治与病相得者为从。

"有其在标求之标，有其在本求之本"，如《热病论》云："人之伤于寒也，则为病热。"寒乃病之所从生，本也；热乃病之传化，标也。其在《伤寒论》风寒伤荣卫，恶寒恶风。恶寒恶风，病也，所以有此病者，以感受外寒也。外寒即为病之本，以麻、桂祛其外寒则病愈，此"有其在本而求之本"也。迨寒既传变而化热，则但恶热，不恶寒，甚且汗出烦躁、大渴引饮。病本伤寒，而见如此热证，此由传变而来，寒为本，热为标也，治以石膏、芩、连，此"有其在标而求之标"也。

"有其在本而求之标"者，例如，太阳证，外未解，医反下之，遂为结胸。太阳证其本，结胸证其标，治法主陷胸，但治其标，不治其本也。

"有其在标而求之本"者，阴病阳越，而热，而燥，而叉手自冒，此里寒为本，见于外者为标，治用真武、四逆、白通、通脉等者，但治其本，不问其标也，故曰："先病而后逆者治其本，先逆而后病者治其本，先病而后生寒者治其本，先热而后生病者治其本。"此所谓本，即指所先者而言。

其曰"病发而有余，本而标之，先治其本，后治其标；病发而不足，标而本之，先治其标，后治其本"者，则以病气强弱为言。例如，"阳胜则热，阴胜则寒"，此有余为病也。一藏有余，则害及他藏；一经有余，则害及他经。阳本卫外，阴本内守。阳独胜，则侵犯阴之地位，渐渐从外内传，卒之阳反在内，即仓公所谓"阳病于中，阴应于外"，其在《伤寒》即太阳为病，从标阳而化热。病气有余，热则大炽，太阳未罢，阳明已病。如此者，则先解其太阳之邪。此在《内经》有公例，所谓"由外而之内者，先治其外；由外之内而甚于内者，先治其外，后调其内"。彼粗工凶凶，以为可攻，卒致结胸胸痞，或自利不止，甚且脏厥者，皆背《内经》之公例。惟仲景能研求《内经》而心知其意也。此"本而标之"之说也。

其"标而本之"者，可以隅反。盖病而不足，则不但不能侵他藏、他经，而他藏、他经反从而乘之，故当先治其标，后治其本。例如，竹叶石膏为阴虚而热者设，新加汤为阳虚而寒者设。竹叶石膏之胃虚热而呕，胃阴虚也；新加汤之邪尽而痛，阳虚而痛也，为"阳虚则寒，阴虚则热"之病，是不啻《内经》"病发而不足"之注脚。

其曰"间者并行，甚者独行"，谓病浅者可以兼治，病甚者治当专力。观于四逆汤、大承气汤药力之单纯，可知"甚者独行"之谓何也。

"即病、不即病"存疑

《伤寒例》云：《阴阳大论》云：春气温和，夏气暑热，秋气清凉，冬气冰冽。此四时正气之序也。冬时严寒，……触冒之者，乃名伤寒耳。其伤于四时之气，皆能为病，以伤寒为毒者，以其最成杀厉之气也。中而即病者，名曰伤寒；不即病者，寒毒藏于肌肤，至春变为温病，至夏变为暑病。暑病者，热极重于温也。

按：此节病温、病暑，即《内经·热论篇》"凡病伤寒而成温者，先夏至日者为病温，后夏至日者为病暑。暑当与汗皆出，勿止"之文也。然《内经》并无"不即病者，寒毒藏于肌肤"之文。大是可疑。兹申鄙意如下。

其一，《经》云："阴胜则阳病，阳胜则阴病"，"阳胜则热，阴胜则寒"，"重寒必热，重热必寒"，又曰："阳胜则阴复，阴胜则阳复"。冬令天寒，人应以太阳，伤于寒则阴胜，阴胜例无不复，复则阳胜，阳胜者其病温，此所以春必病温也。凡阴阳偏胜，不能复则死；凡未至于死者，无有不复。

复之迟早，则有种种关系。天之寒，寒至若何度数？人之抵抗力强弱何如？及伤寒在冬初或在冬梢？皆是《经》所以不言者，活法在人耳。惟冬伤寒而冬病，春伤寒而春病，其治不同，故别名之曰温病。凡胜而复，断无隔一季之久者。

其二，《内经》言"冬伤于寒，春必病温；春伤于风，夏生飧泄；夏伤于暑，秋必痎疟；秋伤于湿，冬生咳嗽"，盖就四时推论，自当如此。若云"冬伤于寒，寒邪伏于肌肤，至春不病，至夏至而病暑温"，则春伤于风，夏伤于暑，亦有隔季而病者乎？无或有，皆当有迹象可寻。如"冬伤于寒，春必病温"，而春之病温有不仅由于伤寒者，故又有"冬不藏精，春必病温"之文。今春伤风，夏伤暑，隔季而病者，无有也。即伤寒，隔季而病者，《内经》亦无有也。

其三，今日西医实地考验，伤寒潜伏期不过十余日，多至二十日。西医所言病理，固迥然不同，谓伤寒之原因由于棒椎形之微菌。此层当于续刊《伤寒》时继续论之，今非本文范围内事，不复深说。惟此潜伏期则确实可据，今谓隔季而病，究何理乎？

鄙意以为，冬季伤寒，阴胜而寒；春季病热，阳胜而热，胜之病也。冬伤于寒而春病温，非寒之伏，乃阳之复；春伤于风，夏生飧泄，非风之伏，乃阴之复也。经文寒温对待言之，似当从胜复之说为长，且经文可如下解释之。

"凡热病者，皆伤寒之类也"，其下文云："人之伤于寒也，则为病热。"此不限于冬令。人身非如兽类有天然御寒物，劳而汗出，或衣薄，或入冷水，皆能伤寒，伤于寒则病热。冬伤寒病热，春伤寒亦病热，夏伤寒亦病热，故曰

"凡"。惟冬病热名伤寒，春病热名温病，夏病热名暑温，所
以然之故，主时之经气不同也。主冬令之太阳、少阴，非即
主夏令之太阳、少阴。四时皆如此，独不言秋者，省文也。
观夏名暑温，则知秋必名湿温，而春之温病可名为风温。
《热病篇》末节曰"凡病伤寒而成温者"句，似泛指四时之
伤于寒者言，故曰"凡"。曰"先夏至为病温，后夏至为病
暑"者，诏人以热病当从时令命名，此有深意，盖从时令命
名，则从时令治疗也。然则《伤寒例》"寒毒藏于肌肤，至
春不即病"两语，岂不有商榷余地？且从《伤寒例》之说，
枝节横生，并《内经》亦不可解，以故纷呶聚讼，不可
究诘。

所谓《序例》"此则时行之气也"句以上，皆仲景原文，
引《外台秘要》为证，以《外台》"时行之气"句下有"王
叔和曰"四字。然则苟非《伤寒论》在唐之前已有讹误，即
不佞之解释《内经》为未当耳。姑存疑以待明者。

标本中气之研究第十四

从各家注释，则有三个疑问

《六微旨篇》云：少阴、太阳从标从本，少阳、太阴从
本，阳明、厥阴从中。释之者曰：少阴本热，太阳本寒，标
本不同气，故或从标，或从本；少阳标阳本火，太阴标阴本
湿，标本同气，故从本。阳明燥金，太阴湿土为之中，则燥
从湿化；厥阴风木，少阳相火为之中，则木从火化，故不从

标本而从中气。问：何为中气？曰：一藏一府互相联络者为中气。

如此解说，则有三个疑问：（一）藏府互相联者何物？神经乎？血管乎？官能乎？可得闻欤？（二）本篇经文云"本之下，中之见也；见之下，气之标也"，此"下"字何解？若云"太阴之上，湿气治之；阳明之上，燥气治之"，经既云"上"，"下"者对"上"而言，则"上"字何解？若曰"天有六气，谓之六元，人之三阴三阳上奉之"，则"中"字何解？（三）注《伤寒》者每以《六微旨》此节为言，毕竟《内经》之标本中见是否只说足经？抑《伤寒》亦言手经乎？如云《伤寒》亦言手经，其证据何在？如云《伤寒》只说足经，其理由何在？此亦聚讼不决之一问题，请申鄙意如下。

六气标本从天运来

《内经》全书皆言天，本篇言天者尤多，则标本中气自当从天运来。天运者，阴阳四时也。从阴阳四时说，则三个疑问均不难解释。六府与五藏相联络，非神经、血管、官能相联络，乃病状有相联络者，如心移热于小肠，肺移热于大肠，是其例也。因藏与府有如此显著关系，故一藏配一府，五藏配四时，十二经亦配四时，于是有标本气化。天有六气，三阴三阳上奉之；六气在天，十二经在人。天上，人下，故有上下；因是二元学说，故有中气。《伤寒》言足经者，因太阳、少阴主时之故。试申言以明之。

配肝藏之府，胆也，肝主春，胆亦主春；配心藏之府，小肠也，心主夏，小肠亦主夏；配肺之府为大肠，肺主秋，大肠亦主秋；配肾之府为膀胱，肾主冬，膀胱亦主冬。然试问：肾与膀胱，于冬有何关系？肝与胆，于春有何关系？则不能得其关系之迹象。今命肝为厥阴，胆为少阳，肾为少阴，膀胱为太阳，则与春，与冬有关系。故肝之为厥阴，肾之为少阴，非"肝是厥阴，肾是少阴"，乃命之为厥阴，命之为少阴。名也，非实也。肝与春，肾与冬，非肝肾之实与春冬有关系，乃肝肾之名与春冬有关系。此所以言《内经》非解剖的藏府，乃气化的藏府，质言之，时序的藏府耳。何以如此？则因人身生老病死之变化，以天地之生长化收藏为法则也。生老病死，言其大者耳，其实无时不变化，无刻不变化。此种变化，虽是血肉，却不能谓之血肉，无以名之，名之曰气，故言经气。经气者，气之有常经者也。天有六元，故人有六经。

厥阴、少阳释义

厥阴者，阴将尽也。阴尽则阳生，故与厥阴配者少阳，以此为六经之始，故曰：初之起，一日四分之，则厥阴之气司鸡鸣至平旦；一年四分之，则厥阴之气司小寒至春分。因是两元学说，其阴阳为交互的，同出异名的，故阴中有阳，所以少阳为中气，然此一时期主生长。凡百动植，所以能生长，皆赖有初生之阳气，决不赖垂尽之阴气。此所以厥阴之治，当从中见之少阳也。所谓从者，谓厥阴而病，当问其中见之少阳盛衰何如，从而消息用药，并非凡百厥阴之病只须治胆火也。

夏季之少阴、太阳

心主夏，在一日为平旦至日中，在一年为清明至夏至。在生长化收藏之五运，此居第二；比易卦之六画，此为五爻。故以君火当之，此一时期无祁寒盛暑，少阴主其上半，太阳主其下半，因寒暑相等，故少阴、太阳或从标，或从本。夏为长养，承受春之发陈。春时之有生气，为一阳来复之故，所谓阴中之少阳；夏日之有长气，即此少阳渐为壮火之故，而君火实为阳中之少阴。立夏而后，为一年阳气最盛之时，故主此时者为太阳，虽云从标从本，毕竟从阳化者顺，从阴化者逆，故曰"君火以明"，又曰"天明则日月不明"也。

太阴、阳明

肺主秋，为之配者阳明。岁半以前为阳，岁半以下为阴，而太阴与阳明合主秋季者，阳明之主秋，犹之厥阴之主春。厥阴，阴之尽；阳明，阳之尽也。经言"少火之气壮，壮火之气衰"，即是阳明为阳尽之证据。秋初，长夏之暑湿犹在，故太阴从本湿；深秋，阴气至盛，故阳明从中见之太阴。

冬季之少阴、太阳

肾为少阴，冬为寒水，肾主冬，则为重阴，故《经》又言少阴为阴中之阴。人之生不能纯阴，凡外寒者里必热，故少阴本热，寒热各走极端，故少阴或从标，或从本。又，人身三阴三阳，上奉天之六气，三阴三阳即经气，经气每与天之六元相反，故天热，人应以阴；天寒，人应以阳。太阳标阳而本寒者，本寒，天气也；标阳，人身之阳上应之也。阳与阴亦各走极端，故太阳或从标，或从本。是故主夏季之太阳、少阴从标从本者，为天与人相去不远也；主冬季之少阴、太阳从标从本者，为天与人各走极端也。知其各走极端也，则治有从逆，药有正反。知其不甚相远也，则刺宜浅，药宜轻，治法多宜和解清透。刘守真治温病称圣手者，实偶合此意。故曰：知与标本，用之不穷。

《伤寒》仅言足经之故

冬时天气寒，人应以在表之太阳。有时太阳不胜天气，则病，是为伤寒，此"阴胜则寒"之病，太阳从本化者也；人之伤于寒也，则为病热，此"阳复而热"之病，太阳从标化也。主夏季之少阴、太阳，手经也；主冬季之少阴、太阳，足经也。伤寒从"冬伤于寒"说起，其所论皆冬伤于寒之变化，故不言手经也。《温病条辨》谓温病传手不传足，可谓谈言微中，然是幸中，故用药多谬，远不如守真。守真亦只知其然，不知其所以然，故标本中气之说，迄未明了。

七损八益第十五

各家注释之矛盾

吾以"转而不回，回则不转"为《内经》之总提纲，盖

不病者转，病则回，辨其回或转，可以知人之病与不病，此
《内经》之第一步。若在全书中觅一语足以当《内经》理论
之结穴者，则惟《阴阳应象大论》中之"七损八益"一语。
岐伯论阴阳更胜之变，"帝曰：调此二者奈何？岐伯曰：能
知七损八益，则二者可调；不知用此，则早衰之节也。"欲
知七损八益为何物，当先罗列各家注解，然后以鄙意说明
之，读者可以了然无疑。

　　王冰注云：用，谓房色也。女子以七七为天癸之终，丈
夫以八八为天癸之极，然知八可益，知七可损，则各随气
分，修养天真，终其天年，以度百岁。《上古天真论》曰：
女子二七天癸至，月事以时下；丈夫二八天癸至，精气溢
泻。然阴七可损，则海满而血自下；阳八宜益，交会而泄
精。由此则七损八益，理可知矣。

　　按：王冰此注，只"阴七可损，海满而血自下"四句，
然下两句不可解。既精泄，云何是益？且《经》言七损八益
所以调阴阳，王注以房色当之，可谓失言。马氏因有采取之
说，是直以左道为医也。《内经》全书何尝有一字涉及采取？
凭空诬蔑，荒谬绝伦。隐庵则循文敷衍，谓："阳常有余，阴
常不足。然阳气生于阴精，知阴精之不足，无使亏损，则二
者可调。"是王冰主张"阴可损"，隐庵主张"阴不可损"，与
马氏"采阴补阳"之说鼎足而三，各不相同。然则《内经》
之真意究何如也？景岳注此最详，谓七损八益为生死之本原，
是景岳亦认此为《内经》重要语。今节录其注释如下。

　　此言生死之本原也。七为少阳之数，八为少阴之数。七
损者，言阳消之渐；八益者，言阴长之由也。生从乎阳，阳

不宜消；死从乎阴，阴不宜长。阳长阴消，阳退阴进；阳来物生，阳去物死。所以阴邪之进退，由于阳气之盛衰，故《周易》三百八十四爻皆卷卷于扶阳抑阴，盖恐其自消而剥，自剥而尽，而生道不几乎息矣。（此颇有删节，惟原意已尽此）

景岳认七为阳、八为阴，与王、张两家不同；又别出"扶阳抑阴"四字，与马氏之"采阴补阳"同而不同。似此，人异其说，将令学者何所适从乎？且如景岳之说，阴邪之进退由于阳气之盛衰，岂只阴能病人，阳不能病人邪？鄙意此处不能引《易经》为证。《易》以阳为君子，阴为小人，当然以阳为美，以阴为恶。若治病，则不许以意左右。况易道剥而必复，正与《内经》胜复之理相通，岂有自剥而尽之理？人病固有不能复而死、复甚而死者，转是《易经》无剥极而消之事。然则"七损八益"之真意如何？鄙意以为只循绎本文前后，便可涣然冰释，一切聚讼不能淆也。

七损八益为自然的

本节经文"岐伯曰：阴胜则身寒汗出，身常清，数慄而寒，寒则厥，厥则腹满死，能夏不能冬；阳胜则身热，腠理闭，喘粗为之俯仰，汗不出而热，齿干，以烦冤、腹满死，能冬不能夏。帝曰：调此二者奈何？岐伯曰：能知七损八益，则二者可调；不知用此，则早衰之节也。"是"七损八益"云者，调阴阳也，当注重"调"字，不当注重"用"字。如各家所言，则与"调"字不合。何以不合？仅循绎下文，便能知之。下文云："年四十而阴气自半也，起居衰矣；

年五十，体重，耳目不聪明矣；年六十，阴痿，气大衰，九窍不利，下虚上实，涕泣俱出矣。故曰'知之则强，不知则老'，故同出而名异耳。智者察同，愚者察异。愚者不足，智者有余，有余则耳目聪明，身体轻强，老者复壮，壮者益治。是以圣人为无为之事，乐恬憺之能，从欲快志于虚无之守，故寿命无穷，与天地终，此圣人之治身也。""为无为之事，乐恬憺之能"，是圣人之治身。圣人治身，当然可以为法，以其能调阴阳也，然则调阴阳则在无为恬憺。无为恬憺，即后人所谓黄老学之精义，自今日学者言之，即自然主义。扶阳抑阴，采阴补阳，皆非无为恬憺。岂有抱自然主义之人，而无事自扰者哉？

释"同出异名"

"同出而异名"，各家均不得其解，兹不复赘述各注，径申鄙意。

《上古天真论》男得八数，女得七数，是八为阳，七为阴也。此处七、八并言，自当与《天真论》同。所谓损益者，谓：阳亢，阴能损之；阴竭，阳能益之。阳亢，得阴则伏，是七之损八；阴涸，得阳则生，是八之益七。在男女如此，在个体亦如此。试以病证言之。少阴病，阳衰于外，阴争于内，则舌干而津液枯涸，以甘凉药润之，虽大剂连服不效，且胸痞愈甚，烦躁愈甚；得辛温大剂，则舌色反润，是阳能益阴之明证。煎厥之证，骨蒸潮热，当壮水以制火，水能制火，是阴能损阳之明证。火，阳也，得阴而伏；津液，阴也，得阳而生。阴生于阳，阳涵于阴，不能离而为二，故阳亢则阴竭，阴竭者阳必破；阴盛则阳微，阳绝者阴亦消。阳破者死，阴消者亦死。至阳既破，阴既消，则死局已定，非人力所可挽回。凡经文言死证者，皆此类也。其未至于消，未至于破者，则为偏胜，审其何者偏胜，从而补救之，则医工之事也，故曰"调"。《内经》全书所言者，无非救济阴阳之偏胜。然此处七损八益之调阴阳，则有"治未病"意，故下文言圣人之治身。

阴生于阳，阳出于阴，此天然者也，不能以人力左右。惟感于风寒暑湿燥火而病，则当以药力救济。风寒暑湿燥火之能病人者，命之曰六淫。淫，不正当也。时序有不正当之六淫，中于人生之六经。六经应六气，本有定位，以不正当之气中于人身，则不当其位，阴阳之序乱，而偏胜之害见矣。若此者，当察其阴阳二气孰胜、孰不胜，是为察异，此言人身既病之后。当其未病之先，未尝无阴阳，而不见有胜、不胜者，为阴能涵阳，阳能生阴，二气本由一气而化，即前篇所谓"一一生于一一"，故曰同出异名。上工治未病，能知七损八益之理，故曰智者察同；粗工必待偏胜已见之时，然后衡量二者多寡而调之，故曰愚者察异。察异于已病，譬之渴而穿井，斗而铸兵，故尝苦不足；察同于未病，则葆其天真，故常处有余。四十起居衰，五十体重，六十阴痿，言其常也。尚有不及此者，皆因不知七损八益。老而聪强者，无他谬巧，在能知七损八益。然须知七损八益是天然的，非可以人力左右，惟乐天知命为得之，故曰无为恬憺，从欲快志于虚无之守。若此者必能尽其天年，其曰"寿命无穷，与天地终"，谓能尽其天年，非谓长生久视也。

群经见智录卷三

武进恽铁樵学　　　　　受业　　武进　徐衡之
　　　　　　　　　　　　　　　金山　何公度　参校
　　　　　　　　　　　　　　　江阴　章巨膺

《灵素商兑》第十六

《灵素商兑》之可商

　　余君云岫，以西医著《灵素商兑》，其《内经》之知识，较之寻常中医，不止倍蓰，诚豪杰之士也。晚近中医，本为最衰落时代，不知《内经》为何物者，几乎百人而九十九。夫治一种科学，必兼具他种科学之常识而后可。西人治学如此，中人治学亦如此，故《千金方》论大医习业，不可不深明天人之理；凡五经、子、史、天文、易学，皆医生所当有事；若《灵枢》《素问》《甲乙针经》《伤寒》《金匮》，尤为医生所必知，固无待言。

　　乃自我生之初，至于今日，举国视《灵枢》《素问》为绝学，无有一人能言其理者；当不佞二十许时，读内难《气穴论》《气府论》诸篇，辄为之头脑作胀，不但畏其繁，且不信万有不齐之经络可以如此整齐划一为之说也，询之老于医者，辄摇头谢不知；嗣见业医者类奉叶天士《医案》、《温病条辨》为枕中鸿秘，勉强读之，其不可解等于《内经》，后遂弃去；至戊戌而后，校中文课，偶涉五行，为教师所呵叱，从此绝口不言医，且耻言曾治中医。吾知国人与我同有此阅历者，当有数千人也。

西学东渐而后，为西医者类勇猛精进，为中医者类故步自封。即有好学之士，亦不知从何处着手，则废然思返，或弃本业而入学校，或讲酬应而图诡遇，此中情形，本书无缕述之必要。总之，吾国医学，自古迄今，未见有根本解决之著作，所以然之故，我国人多崇古之习惯，少独行之魄力。《灵素商兑》应时势而产生，本篇则应有之反应也。

自一孔之见言之，《灵素商兑》所言者，未能抓着痒处，即《商兑》亦有可商之处。兹为避繁就简计，仅摘录《商兑》中数句及其中坚之一节。虽摘录，非有所趋避，吾欲说明《灵素商兑》无损于《内经》，亦非于《商兑》加以诋毁。至于余君云岫，与不佞在商务书馆同事数年，虽无交情，亦绝无恶感。今兹所为，尤非对人问题，此则所当声明者也。

《灵素商兑》论阴阳五行云：通观灵素全书，其为推论之根据、演绎之纲领者，皆以阴阳五行为主，故阴阳五行之说破，而灵素全书几无尺寸完肤。岂惟灵素？岂惟医学？凡吾国一切学术，皆蒙阴阳之毒；一切迷信拘牵，皆受阴阳五行之弊。邪说之宜摈也，久矣。

循绎此节，无他意义，不过深恶痛绝阴阳五行，致连及一切迷信拘牵，则所包者广，其语亦不为过。且看他下文如何说。

又云：自古文化未开，人民崇信鬼神，故治天下者神道设教。欧西医术出僧侣，中夏医术出于阴阳家，环球一辙，为人类进化、学术发达之公路，由之而莫能离也。《素问》

云："古者治病，可祝由而已。"……古者"医"字从"巫"，此皆古代医出于阴阳家之佐证。……灵素之渊源，实本巫祝，宜其笃守阴阳五行之说而不悟也。

此节言阴阳家为古代之巫、《素问》所从出，故《素问》不可为训。然引《素问》"古者治病，可祝由而已"一句，实与事实相反。

又云：夫所谓阴阳者，犹物之有表里、动静，动植、男女之有雌雄，磁电之有反正，化学之有酸碱，凡物性相反者，皆得名之。其用止此，非有神妙不测之玄机。自阴阳家言之，遂为不可思议之种子。《素问·阴阳应象大论》："阴阳者，天地之道也，万物之纲纪，变化之父母，生杀之本始，神明之府。治病必求其本。"是彼所谓阴阳者，神秘不可思议，为造物之玄宰。……彼空气者，扩布于地面，属之阳乎？阴乎？空气近地者浓，远地者薄，将谓薄者为阳，浓者为阴乎？藉曰是也，则如酸素、盐素之类，属之阳乎？阴乎？此可知阴阳之说与其纲纪万物之法，至谬误疏漏，不足为精审学术之根基也，明矣。

上节言阴阳不过表里、雌雄、反正、酸碱，凡物性相反者是，自阴阳家言之，遂神秘不可思议，为造物之玄宰。又，纲纪万物之法无标准，谬误疏陋，不可为训。

其"五藏六府"节云：《素问》五藏有定义焉："所谓五藏者，藏精气而不泻也，故满而不实；六府者，传化物而不藏，故实而不满。"此其谬误，凡稍知生理、解剖者，皆能晓然。今为逐条驳之。肝者，乃为胆汁、尿酸、糖质之制造所也，又有消灭门脉血液毒力之用。细检其结构，有胆汁细管发自肝细胞，而开口于胆管，所以输送胆汁于胆囊也。是则肝也者，摄取由肠管而来之诸材料，制成胆汁，泻之于胆囊，更由是而泄之于肠也。藏乎？泻乎？彼不知肝之医化学作用，又徒以肉眼检查，其解剖不能得肝胆联络之路之有胆汁细管，遂意其藏而不泻。在古人，科学未明，器械未精，无足深怪；至于今日，而又墨守旧说，而祗敬之曰：是《灵枢》《素问》之言也。精粗、细密、是非之莫辨，妄人而已矣。（余藏从略）

上节为西国解剖学以证《内经》之非，此为《灵素商兑》一书之中坚。余所录者，虽简之又简，《灵素商兑》全书之旨趣已无遗漏。则请申说不佞一孔之见，殊不自知其有当焉否也。

上所录者，共四节。

第一节，羌无故实，谓阴阳五行为邪说，久宜在摈斥之列。

第二节，谓《内经》渊源于巫祝，故笃守阴阳五行诸邪说。此却不可不辨。邪者，对于正而言，苟无正，则邪者且不见其为邪。是故欺人敛钱者为邪，有根据、有理论、有效果，志在利济者为正。若云中西医比较，中医为邪，则正如五十步之于百步，下文详之。

祝由，《内经》无之。《内经·移精变气篇》："黄帝问：古之治病，惟其移精变气，可祝由而已。今世治病，毒药治其内，针石治其外，或愈或不愈，何也？"此其意本在讨论毒药、针石，非讨论祝由，甚为明显。医出于巫，诚然，然亦不足为病。《内经》固为纯粹的科学，不言祝由；即祝由，亦未便是邪。古之祝由，初非现在之辰州符治病，大约《尚书·金縢》一篇是其真相；在今日学理可以比似者，为心灵学；梁任公《新大陆游记》中，教士治病一则，亦是此类；即现在愚夫愚妇求仙方有效者，亦是此类。天下事固有乍视之全不中理，而有精理可供研究，未许一笔抹煞者。

第三节，阴阳为表里、动静、男女、雌雄，是也；云"自阴阳家言之，遂为不可思议之种子，为造物之玄宰"，其意若曰阴阳遂为迷信之症结，此须分别言之。术数之学，预言休咎，诚可谓阴阳为不可思议之种子。《内经》则不然。

自古言天者，其一为有意志之天，天能视，能听，有大权，能作威福。儒家有此天，耶教、释教均有此天，所谓神道设教，可以命之曰宗教家之天。第二为无意识之天，可以测算，可以研究；天行祸患，可以人力胜之。中西算学家、天文家均是此天，可以命之曰科学家之天。《内经》所谓"万物之纲纪，变化之父母"，乃属后一种的。试观全书用时序说天，用五行、六气、甲子说天，用星辰躔度、音律说天，皆所以谋抵制天行之酷虐。全书无一语涉及迷信祸福，为纯粹的科学之天。此其显明，凡读《内经》者皆能知之，而余君必以为神道设教，何也？

至云"万物之纲纪，变化之父母"，此不为误，盖言生理之神秘也。地球有昼夜、寒暑，然后有生物；无昼夜、寒暑，即决无生物。阴阳者，质言之，昼夜、寒暑耳。然则阴阳不为万物之纲纪，何者能为万物之纲纪？阴阳不为变化之父母，何者为变化之父母？至于生理，确有神秘，今日中西医皆立于同等地位，皆未能勘破此神秘也。

例如，《素问》云"风生木"，《灵素商兑》驳之曰："木之生也，由种子；种之生也，由胎孕；孕之成也，由雌雄蕊之交。雌雄蕊之相近者，自为交接；其隔远者，或因蜂蝶，或因鸟，或因风。是风者，不过诸媒介中之一种，焉得以生木之功全归之？"《内经》"风生木"，原不如此解说。风是六气之一，木是五行之一，皆以配四时之春，故云。前文已言之。今《商兑》有此语，可即借以证明生理神秘有不易勘破者。

今试设问曰：雌雄蕊交，何以能生木？则必曰：譬如动物之结胎，由于媾合，精虫与卵珠相合而成胎。问：精虫之组织若何？卵珠之组织若何？二者化合而成胎，能否用人工制造精虫、卵珠，且不由媾合而成胎？藉曰"不能"，何以故？余虽不明医化学，可以断言西医当谢不敏也。然则西医言生理，至精虫、卵珠而止，犹之余之太极观至太极而止，二五一十，让一步说，亦不过五十步、百步之别。

如云西国医化学精密，《内经》粗疏，如阴阳无一定标准，为谬误疏陋，不足为精审学术之基础，此亦不然。《内经》之阴阳，其妙处正在活变。死煞句下，无有是处。此颇不易说明。中国学术皆有此种境界。譬之文字，西国有文法，有修辞学，中国无之；且习中文者不以程序，西文则由浅入深。然中文固自成为一种文字，亦自有其法度。自其浅者观之，亦何尝不谬误疏陋？《内经》之阴阳，固与文字蹊径不同，但初起疏节阔目，入后法度森严，正复与文学者相似也。

至于五藏，以西国解剖为言，何尝不是？然自我视之，

《内经》壁垒峻整，初不因此摇动其基础。盖《内经》之五藏，非解剖的五脏，乃气化的五藏。例如病者口味咸属之肾，味苦属之心，味甘属之脾之类。又如面色赤为火，属之心；黑为水，属之肾之类。其言病证，如心热病者，先不乐，数日乃热，热争则猝心痛，烦闷善呕，头痛，面赤无汗，此其为病，亦非解剖心脏而知之病，乃从四时五行推断而得之病，故下文云"壬癸甚，丙丁大汗，气逆则壬癸死"，此其推断死期，亦非解剖的心脏与干支之壬癸、丙丁有何关系，乃气化的心藏与壬癸、丙丁生关系也。故《内经》之所谓心病，非即西医所谓心病。西医之良者能愈重病，中医治《内经》而精者亦能愈重病，则殊途同归也。如云治医学不讲解剖即属荒谬，然吾即效《商兑》口吻，谓治医学不讲四时寒暑、阴阳胜复之理即属荒谬，亦未见《商兑》之说独是而吾说独非。

《商兑·自叙》又云：灵素杀人，四千余年于兹矣。……毒有过于盗贼、虎狼、兵戎、刀锯、汤火、枪炮者矣。……儒蛊于思孟，医锢于岐黄，凿空逃虚，不征事实，其中毒久矣。不歼《内经》，无以绝其祸根。……其学说理论大谬，无一节可以为信。……自岐黄而降，阐发灵素，代有其人，扁鹊、仓公、仲景、华佗，瞽说充栋，皆为近世旧医之城社，顾独培击灵素，何也？曰：堕其首都也，塞其本源也。

此则未免盛气虎虎。余总不愿反唇相稽，以吾撰著此书，目的在使今之中医先对于自己的学说了了，然后吸收他国新文明，固非反对西医而为此书，亦非欲使中医以《内经》为止境而著此书，则吾何谓作村姬之骂人哉？

《灵素商兑》既如此仇视《内经》，则吾有一问题，愿与著《灵素商兑》者一讨论之，若不吝教诲，非敢请也，固所愿也。事理有正必有反，证之学说，孔子，圣人也，其学说至今日有讨论之余地；杨朱，讲利己者也，其学说至今日亦复有研究之价值。故学者有恒言曰：善恶为相对的，非绝对的。如谓孔子之学说不许讨论，杨朱之学说不许研究，此为专制时代矮屋中功令。著者东国留学生，何由如此？何以《灵素商兑》对于灵素只从不善方面着想？如《灵素商兑》之说，是不许天下后世有研究灵素之人也。先入为主，于其所不知者不加思索而奴视之，非学者态度。仓公、仲景皆瞽说，是古人皆冥顽不灵者矣。此种语调，毅然公布，略不犹豫，其自信力之强，为不可几及。余谓《灵素商兑》之本身有可商者，此也。

结论

《内经》有种种不可解之处，苟不能活看，即不能得圆满之答语。

例如，东西本无定位，而《经》言"东方生风"。赤道之北，北寒南热；赤道之南，北热南寒，而《内经》则言"南方生火，北方生寒"。凡此，似乎知识上有错误，然不足为病。《内经》固言"圣人南面而立，前曰广明，后曰太冲"，且北政、南政其诊相反，则固未尝教人死煞句下。

又，为无为，乐恬淡，为养生之极则，其意则在法天则地，与天地合一，故可译之为自然。自然云者，谓各如其环

境，如其性情，不事勉强，不自暴弃。此中原有学问，不仅
医理，故曰"圣人之养生"。不知此理，而为无病之呻吟、
过度之靳丧，及张景岳之"扶阳抑阴"，马莳之"采阴补
阳"，皆为庸人之自扰。

又如，不问环境如何，妄欲实行无为恬淡，卒之愈无
为，愈不能恬淡；养生之方愈多，戕贼性灵愈甚，亦均之庸
人自扰而已。

又如，"阴阳"二字，虽为《内经》之总骨干，而无标
准可循，无界限可见。三阴三阳为定位，而阴中有阳，阳中
有阴；寒阴、热阳为定例，而有真寒假热、假寒真热，所以
能用药无疑者，全在天时之囚王，与藏府之配合、脉色之所
著、证候之所见，复求病人之所感觉与其平日之所嗜好，交
互比较，逐层推勘，去其众假，得其一真。此所谓活法在
人，故岐伯曰："阴阳者，数之可千，推之可万。万之大，
不可胜数，然其要一也。"其在人者，亦数之可数。

吾言治医者不当以《内经》为止境，闻者将谓吾夸，其
实非夸也。西医之生理以解剖，《内经》之生理以气化。譬
之养花种树，取花与树之果、核、根、荄、皮、干、蒂、
萼、须、瓣，逐节研究其组织，以求其生理，此解剖者之所
为也；辨花与树之土宜，不违天时，调其冷暖，去其害虫，
时其灌溉，以遂其生长，此气化者之所为也。知其一，不知
其二，其道有时而穷。此不以《内经》为止境之理由一也。

且即就气化而言，若何能知天时，辨土宜？则天文有
学，动植有学，地文、地质、物理有学。此不以《内经》为
止境之理由二也。

古者医出于巫，故《千金》言"大医习业，须精星命卜筮之术"。星命卜筮不足学，若今日者，则有解剖学、生理学、病理学、组织学、胎生学、心理学，皆贤于迷信家言万万，纵不能深入，苟一涉其藩，亦当贤于古人。此不以《内经》为止境之理由三也。

若夫号称中医，于《内经》之学理全未领会，是于自身未能了了，乃采用一二种西药以自炫，如阿司匹林发汗、爱梅丁治痢、卡四卡拉通大便之类，而嚣然自得，以为能改良中医，此则不但本书绝对不承认，西医且笑存之。又不但为西医所笑，若技止于此，则吾中医当去淘汰不远矣。

与恽铁樵论《群经见智录》第一书

铁樵先生左右：

去年冬，见阁下影印宋版《内经》广告，颇欲得之。从友人处索得样本，然后知又有大著《群经见智录》附之以行，其自序中又以拙著《灵素商兑》为发矢之质的，于是欲得之心愈切。嗣蒙庄君百俞惠以预约券，拜赐之余，如获拱璧，且日望其书之成也。

盖仆自作《灵素商兑》而后，无日不读我国医籍，上下古今，极少当意之论。卒闻阁下有新见解，谓可解说五行甲子之理，与今日科学家言相吻合。风雨鸡鸣，此仆所急欲闻知其说者一也。

当《灵素商兑》出版之时，蒋君竹庄曾谓出语太激，易痛骂而为婉商，或者价值较高。仆则谓今之旧医，多不肯读书，不知研究，非大声疾呼，痛下针砭，必无反应可见，是以不从蒋君之言。不幸言中，出书垂六七年，寂不见答。阁下所谓"盛气虎虎，非学者态度"者，犹恨言之欠激切耳。今阁下起而反应之矣，乃六七年中，望之如空谷足音，求之而惟恐不得者也。此仆所急欲闻知其说者二也。

仆之为《灵素商兑》也，明知必为旧医众矢之的。数年以来，虽有一二口头批评之传闻，然皆言之不能成理，无价值可云也。前年著《国产药物研究之第一步》，载诸《学艺》

杂志，始得杜先生亚泉之批评。然杜先生非知医者，又为仆少时之师，其所言虽不敢阿附，然又不愿驳诘。盖近世道德毁弃，名利所在，骨肉操戈；师弟之分，古之所重，仆诚不欲援"当仁不让"之说而弯射羿之弓也。

阁下与仆，则为商务印书馆旧同事，有朋友之谊，责善朋友之道也。他山之石，可以攻错，是可以畅所欲言矣。庄周之思惠施也，曰："吾无以为质。"仆愿与阁下，交相为匠石，交相为郢人，运斤成风，而交斲其鼻垩。整旗鼓，执鞭弭，相与周旋于学问场里，不杀一人，不伤一卒，而所得之乐，或有逾于南面王者，亦当世之雅事，而无伤乎朋友之道者也。阁下傥能许之，此仆所急欲闻知其说者三也。

今书出矣，急取而读之，苦心孤诣，戛戛独造。信哉！好学深思，庄生所欲得而为质者也。谋生卒卒，日无多暇，颇以不能即时卒读为憾。然有所怀，亟欲白其鄙意，惟大著有"愿与著《灵素商兑》者一讨论之"之语，知阁下将不吾拒也。

大著以三百六十日为一气候年，此则仆之所不能同意者也。气候之变化，全由地球绕日而生，阁下既屡言之矣。地球绕日一周，然后发敛终而成岁，四时八节，于是乎正。故敬授民时，以测定地球绕日一周之时日为最大节目，历家谓之岁周。岁周者，日行天一周也；亦曰岁实，谓一岁实行之数也。《尧典》所云三百有六旬有六日者，此也；演四分术所谓三百六十五日四分日之一者，此也，即阁下所谓实际年也。然则欲推求气候，舍此岁实之数，将安从哉？

今阁下以三百六十五日四分日之一为实际年，而别以三

百六十日为一气候年，是必于日月运行、四时变动而外，别
有造成气候之原因则可。不然，则是过信"五日一候，三候
一气"之说，而自忘其与"五行六气，以四时为主"之论相
矛盾也。由此言之，所谓"三百六十日为一气候年"之说，
不能成立矣；所谓"五日一候，三候一气，六气一时，四时
一岁"之说，亦不能成立矣。此二者不能成立，而所解"五
岁右迁，六期还会"之"五"字、"六"字，亦为无根；而
所谓"六十甲子由'五'、'六'二字而来"之说，亦不能成
立矣。且阁下解"五岁右迁"之文，其在大著补遗中者，已
不从"五"字断句之义，岂亦自以为非乎？

夫象数之学，古疏今密，三统、四分以来，改宪者屡
矣。一术辄更一岁实，时损时益，莫不因乎当时之实测，盖
为率不密，行之久而差见，不据实加减，则气候不合，而四
时失其序矣，非好为更改也。故治历明时，取象乎革，谓宜
顺天以求合，不宜为合以验天也。

即使《内经》真以三百六十日为一气候年，亦古人推步
之疏。第谓《内经》以此意言之，阁下以此意解之，为能得
《内经》之真诠，则犹可；至其为术，不过历史上之陈迹，
其无当于天也矣。若准此以推求节气，则一年所差者，五日
而强。以大略言之，一年差一候，三年差一气，十八年差一
时，行之不及二十年，而四时紊矣。若阁下真以气运之说为
可信，亦当舍此，更求密合之法。奈何爱护老朽，尚欲奉
之，以推求气化耶？拘守一定之法，而不随时变更，是为合
以验天也，以为能得其真，有是理乎？

程明道谓"气运之说，除非尧舜时五风十雨始验"，犹

为模棱之论。以仆观之，操是术也以求气运，虽五风十雨如尧舜时，有以决其必不验也。夫三百六十之数，今则以为周天之度，其法盖始于回回《九执》，惟邵子《皇极经世》亦言之，而明以前中土无用之者。古人以日一昼夜之行为一度，故天周、岁周不分。东晋虞喜，始立岁差。刘焯而后，天自为天，岁自为岁，历代因之，其数皆奇零不尽，至于元而未改。虽有邵子之说，不知用也。然则周秦汉魏之际，必无以三百六十为天周、岁周之数也，班班可考矣。而秦蕙田乃谓三百六十为古人部分天位之定法，引《易·系辞》"三百六十当期"之言为证。夫古之天算，天周即岁周，尧舜之时已知其数为三百六旬六日。孔子赞《易》，何为舍密而从疏？故注家皆以为举其大略言之是也。不然，则其下文所谓"万有一千五百二十，当万物之数"者，岂真谓万物之数尽于此哉？若谓三百六十之数，以整驭繁，今世用之，邵子之言，安必孔子不能知之。然邵子所言者，图之数；孔子所言者，期之日，岂得强谓之同乎？

夫论世知人，为读古人书之良法。古人所不知者，不宜强谓之知，以便其引据；古人所已知者，不宜强谓不知，以利其攻击。平心而察之，博考而证之，据实而断之，于所不知而缺之，斯学者之态度也。《内经》"五日一候，三候一气"之说，盖亦言其大略。自阁下欲以"五"、"六"二字说明甲子，以为有精密之核算，于是大略之言，适成为疏陋之实，而授人以指摘矣。无乃爱之而反以害之乎？

大著又以《内经》所论之五脏，为四时的五脏、气化的五脏，而非血肉的五脏。此亦阁下拥护《内经》之遁辞也。

夫阁下非曰"人为四时之产物"者乎？既为四时产物，则其身体发肤，以至血肉，何一非四时之产物？即血肉的五脏，亦何一非四时之产物？何一不宜与四时同其变化？今以《内经》之五脏，与解剖之五脏相较，谬误昭然，不可为讳。不得已，乃造一"四时气化的五脏"之说，以掩其非。然则《内经》所论之人，将非血肉之人，而为四时气化之人？所论之病，将非血肉之病，而为四时气化之病乎？将血肉之人、血肉之五脏、血肉之病，《内经》不知乎？知而不言乎？抑三者皆非四时之产物乎？

夫医者，日与血肉之人相接，其所治之病，大都又皆有血肉之变化，不于血肉实在之处苦下工夫，而凭空结撰，据五行甲子之说，以虚构四时气化之五脏，更复以所假定之事项分派配合，辗转以求血肉之病情。此其为术，与言灾异者，有以异乎？今之操星卜之术者，其所用五行，即《内经》之五行也；甲子，即《内经》之甲子也；阴阳，即《内经》之阴阳也；音律，即《内经》之音律也。借阁下之说而用之，岂得斥彼辈之五行甲子，摈之不与《内经》同，而谓其必不本四时之变化而生耶？其虚造世应、飞伏、六位十甲、五星、四气、六亲、九族、福德、刑杀事项，分派配合，以求人事之吉凶者，与《内经》虚造五脏、六腑、十二经脉以求病情，其立法之本，有以异乎？

仆以为今日学问，非从实事实物考验而得，而凭甲子五行之说，推求而生也。星命也，卜筮也，堪舆也，《内经》气运之说也。阁下苦心为之解脱，以为其五行甲子之说持之有故，不过为凡治灾异之学者厚其根本，何尝能独拔《内经》而出诸术数迷信之域哉?

夫"解剖"二字,出于《灵枢》。骨度、脉度,非空想所能虚构;肝肺青白,非目睹不能实指。古人何尝专凭五行甲子以虚造四时气化之五脏,而不从事于血肉之研究乎? 其说病,亦多以解剖为主。故《热论篇》谓"巨阳之脉,连于风府",以说明头项痛、腰脊强;"阳明之脉,侠鼻,络于目",以说明目疼、鼻干。若此之类颇多。即王冰之注,凡有解剖所能说明者,亦必据解剖以说之。如于《上古天真论》之解面焦、发堕,于《阴阳别论》之解痈肿、痿厥、痟瘖等,皆是也。此等法式,实为讲论医学之正法,不得因其解剖粗疏而并弃之,使后人踵其轨范而修明之,则今日旧医何尝与新医背道而驰,如瓜畴芋区之不可合哉?

今阁下欲讳《内经》解剖之失,弃而不道,并其千古不磨之正法,而亦不便宣扬,专揭其五行甲子气运之说,举王冰所附益之《天元纪大论》以下诸篇,显然与全书不侔者,亦奉为至宝,而不便质疑。凡此,皆感情用事,而不能平心讨论者也。

仆不敏,于推步之术,学焉而不能精;于气运之说,终不能信以为有是事;于拙著《灵素商兑》,终不肯认为于所不知,不假思索而奴视之。故对于大著,怀疑颇多。知医务匆忙,不敢多渎,先以气候年及四时五脏之说,质之高明,幸静气察之。倘能惠以好音,释其蒙昧,敢不拜昌言之赐? 临楮神驰,不胜企望之至。首夏清和,幸惟加餐。

余岩顿首。

附：恽君复书

云岫先生座右：

惠书勤恳谆切，所以诱掖之者良殷。环诵再三，莫名钦感。尊论推步之学，渊博灏瀚，以弟谫陋，不足为旗鼓相当之辩论。惟拙著《见智录》之意，亦不如尊函所言。

弟固明知中国前此推步之学已为陈迹，若欲求气运之真相，非攻治近顷天文学不可，以故汉晋诸史中天文律历诸志，偶肄业及之，亦不甚措意。《见智录》所以云云者，因近人诟病五行甲子，以为《内经》荒唐，直无一顾价值，弟则以为不可，因从而研求其说，以为当如此解释为当也。

且《内经》为古代医学，绝非中国现代医学。中国现代医学，荒谬绝伦，弟绝对不承认其为学。论者谓近顷中国医学从《内经》产出，弟亦绝对不承认其说。盖近顷荒谬绝伦之医术，乃从各家模糊影响之《内经》注疏产出。故拙著对于各家注释，不稍假借。若以《内经》为基础，更以近顷科学眼光，整齐而亭毒之，必能产生一种较近情真切之医学，于现在西国医学之外，别树一帜。此意曾于《见智录》中一再声明。且弟已窥见深处，略有把握，今后当努力孟晋，期于有成，若现在则犹未也。

至于弟所不慊于《灵素商兑》者，即在谩骂。《内经》之为学绝奇，其书则断简残编，其理则绝无层次系统，以字面求之，既绝无精义；即潜心探讨，亦复迷离惝恍，不可捉摸；而其预测生死，征之色脉，竟有不爽毫厘者。凡事必有其理，望色察脉而知生死，断非无故而然。故弟于四年前，决心熟读此书，嗣后渐觉其精，然犹未能一贯，故仍锲而不舍。若此书既毕业，当研求各种科学。故弟尝谓中国学问有重重锁钥，往往高明之家不得其门而入，而以《商兑》之谩骂为非。书名"商兑"，内容则谩骂，顾名思义，公当哑然。

至于四时的脏腑，实有至理，《内经》全书皆是此物，惜无术能证明鄙说。本年五六月间，拟刻自评明版《伤寒论》，当以此次大函公布，免得庸医以《见智录》为口实，而不复研求学问。弟续有所得，或有疑问，尚当求教。

似此五浊世界，吾两人为纯粹的学术讨论，弟不足当惠施，然良如此次惠教所言，不胜鸡鸣风雨之思也。诸维珍卫，不尽欲言。

弟恽树珏顿首。

岩按：恽君答书，殊不得要领。其曰"前此推步之学已为陈迹"，是亦承认《内经》之言天，为不可法矣。乃尚欲奉之以为基础，且坚守"四时的脏腑"无术可以证明之说，何耶？

至于"预测生死，不爽毫厘"，仆以为千古无其人。扁鹊、仓公一生为医，所得者有几案？恽君与仆，悬壶不数年，其间度人生死，不幸而言中者，当亦不下十数辈，是多言之中也，何足矜乎？今之星卜，言人祸福，亦往往奇中。《左氏春秋》卜筮之验者，言之凿凿。史公本道家子，其为文又好奇，故其传扁鹊、仓公，与《左氏》同科。是以韩退之谓左氏浮夸，曾涤笙讥史公浅徙，岂非以其语怪也哉？

若夫色脉之说，亦大谬不然。《内经》言脉之误，拙著《灵素商兑》已详辩之。《经脉》《络脉》《十二经脉》等篇，实为拙著用力最勤之处，全书之中坚也。今《见智录》未尝论及，想恽君亦不能为《内经》辩护矣。

《商兑》出语太激，仆亦自认。然书名"商兑"，内容谩骂，则已有方东树《汉学商兑》开其例，非仆始作俑也。然此实恽君之忠告，敢不拜受乎？再版时当痛改之，以答盛意。

此外所言，是否合理，寓目诸公，自有衡鉴，不必仆之喋喋也。

与恽铁樵论《群经见智录》第二书

铁樵先生左右：

前蒙覆书，不胜感激。然于仆所致疑之点，未及条解，大有顾而言他之态，岂所谓不屑教诲者乎？今读大著论易，又复不能无疑。质本鲁钝，非明示不能祛惑，谨条陈如下，望有以教之也。

大著所举"周子太极图"，一见于赵撝谦《六书本义》，谓之"天地自然之图"，称为蔡季通得之于蜀隐者，秘而不传，虽朱子亦莫之见者也；又见于赵仲全《道学正宗》，名曰"古太极图"者是也。撝谦之图，周围注有阴阳、八卦、分数；仲全之图，中分八界，周围亦有阴阳、八卦之注，而无分数。是二图者，小异而大同。胡朏明以为即谢枋得三图之一，信为陈希夷授康节者。张茗柯以为元初出于建安，其托于季通，非有证据，且论其谬妄，讥为不通。

今大著之图，乃本之二赵，去其中分八界与夫周围阴阳、八卦、分数之注而囫囵之者也，非濂溪所作。濂溪自有太极图，载在"汉上易图"，乃合三轮、五行为一，盖出于唐真《玄妙经品》。今《性理大全》所载者，已少变其形，然皆与大著所指为周图者绝无关系也。

至于大著所谓邵图，乃即"周子太极图"中之一部分，所谓三轮者是也，实出于《周易参同契》，彼名曰"水火匡廓图"，亦曰"水火二用图"。邵子实未尝有太极图之作也。景岳稍变其形，名为"阴阳图"，亦未尝以为邵子太极。不知阁下何所本，而指为康节所作耶？

二赵之图虽晚出，然胡朏明谓其八方三画之奇偶，与黑白之质，次第相应，天工人巧，极自然之妙。张茗柯谓其使后人观之，一览即得先天八卦，更无一毫有待推排。可见其图之巧，有足以起学者之信者在也。今阁下乃谓不过表示太极中两仪，不能表示四象八卦，何所见而云然？原阁下之所以率尔为此言者，其弊在"不必深考"四字。不深考，故源流不明，本意不知，但据世俗囫囵之图，以意为说，乃触处皆臆误矣。孔子曰："吾尝终日不食，终夜不寝，以思，无益，不如学也。"斯真甘苦之言也。夫于所不知，不假思索而奴视之，非学者态度。此言也，非阁下所以规仆者乎？乃公然自蹈之，人其谓阁下何？

又，大著所云"邵氏太极两仪四象八卦图"，即邵子"伏羲八卦次序图"也。此图谬处颇多，其最大者，在误认揲蓍之序为画卦之序。盖《系辞》"太极生两仪，两仪生四象，四象生八卦，八卦定吉凶，吉凶生大业"一节，乃专指揲蓍而言，毛西河、李刚主、胡朏明论之详矣，非作卦时所有事也。若夫作卦之事，则曰"仰观象于天，俯观法于地，观鸟兽之文与地之宜，近取诸身，远取诸物"是也，曰"成象之谓乾，效法之谓坤"是也，曰"立天之道，立地之道，立人之道"是也，曰"一索，再索，三索，而得震、巽、坎、离、艮、兑"是也，曰"八卦成列，因而重之"是也。作卦之事，如是而已，非有他缪巧也。

自邵子误以"太极生两仪"一节为作卦之事,于是一而二,二而四,四而八,用加一倍法,以演成先天八卦、六十四卦诸图,谬种流传,变怪百出,而易道晦塞矣。然其理虽悖,其图甚巧,故紫阳、西山悉被所惑,其泽历元明而未斩也。今阁下之图,其误以太极两仪四象八卦为作卦时所有之事,即邵子之意也;一而二,二而四,四而八,用加一倍法,即邵子之法也。沿邵子之误,用邵子之法,采世俗囫囵之图而变之,以为得造化之秘,讥议邵子,以为莫己若,而不知仍入其樊中而不能自脱也。

今即以误就误,举太极两仪、四象八卦,以勘阁下之图,其不安之处,乃亦不可胜数。试粗举之。

夫既曰"太极生两仪",则两仪与太极异;曰"两仪生四象",则四象与两仪异;曰"四象生八卦",则八卦与四象异。今阁下之图,全体皆太极两仪,何处有四象?何处有八卦?既不若二赵之图包涵玄深,又不若邵子"先天八卦次图"显然有八卦之象可求也。一不安也。

一图之中,有小点八,阁下以为是太极。然八小点,四黑四白,则是方其为太极也,已显然有阴阳之不同矣。将谓有阴太极、阳太极乎?二不安也。

以不可分之小点为太极,然太极固能生两仪者,特其未分之前,谓之太极耳,岂不可分之谓哉?三不安也。

依阁下之图说,是两仪生四象,四象生八卦,八卦含八太极,而最外一大圈,不知阁下命为何物?将仍为太极乎?四不安也。

一圆象之中,分而为二,为四,为八,推而广之,而十六，而三十二，而六十四，而百二十八，虽至亿兆，无止法也。此邵子加一倍法之所以为大谬也。乃至八而忽止，忽谓"小点不可复分"，此何说耶？阁下解之曰"易理也"。易理何以止八？阁下解之曰："八之自乘，数六十四，数之终也。"则是伏羲作卦，先有六十四数在于脑中，然后开方而得其根，于是始画八卦。然则何不先画六十四卦？何取于开方根，而返约之以八乎？五不安也。

六十四何以为数之终？阁下解之曰：《上古天真论》云"一八肾气盛，八八天癸竭"也。然此但就男子言之，彼女子"一七肾气实，七七天癸竭"之文，何不可本之以画七卦、四十九卦，乃必以男子为准耶？周婆制礼，当不其然。六不安也。

凡此，皆荦荦大者，不容惑乱。要而言之，《内经》不言易，医不知易也。欲究天人之理，自有确实途径可循，易非其道也。忽近而图远，舍狗马而画鬼魅，虽足惊人，何补事实？景岳大言不惭，认陈、邵道家之图书以为易，拾朱、蔡谬误之议论以入医，使后之学医者，于《内经》之外，又加一层罗网，重重闭锢，永难超脱，谁之罪也？尤拙吾谓"景岳之学，得之推测"，允为笃论。

仆尝欲取景岳《类经》之《图翼》《附翼》，而作"续景岳发挥"，嗣以卒卒少闲，又以景岳之说不甚流行，故止而不为，不谓尚有阁下扬其波也。夫景岳者，本不知易，借玄妙之论，以自高其声价，不惜贻误来学，以遂其欺世盗名之私。阁下不发其隐，足矣，如之何从而附和之乎？

以上所陈，仆实不能豁然于怀，故敢献其疑事，以质阁下。言辞憨直，不知委曲，盖不直则道不见也。有所渎冒，诸希鉴谅。嘤鸣之声，何时报我？临楮神往，不尽欲言，惟以珍重为祷。

余岩顿首。

附： 恽君复书

云岫先生台鉴：

大教极渊博可佩，此非吾两人之私语，行当公布之，俾世人知鄙说之谬。

然尊函所谓五不安，（岩按："五"字当是"六"字之误）弟亦自有说，且俟所辑《伤寒》毕后，再当求教。总之，中医若废，亦须经过一番讨论也。弟所以不深考，以为不须众说纠缠，反觉直截了当耳。《内经》尚未完，《见智录》本当再续，续刻时当将尊函列入。

学而不思，思而不学，诚如尊论。然弟以为苟能彻底明了，自足成一家言，安用古人糟粕为哉？越人无所用章甫缝掖，尊论之所考据，于弟亦犹是也。然弟虽不主张考古，大论亦自乐闻。先此奉覆，即颂台绥。

弟恽树珏拜上。

岩按：恽君此书，仆更可不加一言。然有须辩者。仆第二书，非欲以考据炫恽君，实因恽君于二赵之图、邵子之法，漫不加察，贸然立言，故处处不免有武断臆造之失。略为之疏通证明，俾知凡研究学问，必穷源竟委，始有彻头彻底明了之望。不然，先自堕于模糊影响之中，盲人瞎马，颠覆之不暇，安有明了之时哉？乃复以古人糟粕、越人章甫为言，诚非仆之所望也。

又按：近传坊间叶氏《景岳全书发挥》一书，虽未必出于香岩之手，然颇有可观，故陆定圃等亟请之。其书有云："惟医不可自成一家，自成一家则有一偏之见矣。"诚哉是言。恽君欲自成一家言，亦为景岳所误也。

伤寒论研究

恽铁樵 著

学苑出版社

自　序

余谓:《伤寒》六经,因病状而定之名词;《灵枢》经络,为病后推得之径路。此言乍视之似无关紧要,其实不明此理,中医总无由入科学轨道。

《伤寒论》从《灵枢》《素问》产生,灵素为中国医学之祖,而此两书于脏腑部位及其作用均不明了。例如肝之部位偏右,而灵素以肝配五行之木,木主生气,其位在东,于人体在左。为之说者,不明灵素肝脏在左之理,乃云"肝虽在右,其气在左",此种曲说,何能服人?又如,灵素所言膻中与脾,此两物以今日实验一相比附,几莫可指名,宁非怪事?凡此,皆极粗极浅者,犹且如此;至略言体功作用,乃无一相合者,虽欲曲为之说,而不可得。如余君云岫《灵素商兑》所言,已昭然在人耳目。

余君尝函余,谓"阁下总无由为灵素辩护",当时复函仅言"但能澈终明了其理,自足成一家之言"。骤视之,似答非所问,其实余所欲言者,初非八行笺纸可以了事;且余之所欲言,皆古人所未言,苦无书可以佐证,故竟不答复也。夫灵素为医学之祖,而脏腑部位不明,体功作用不晓,安得不受攻击?纵余君不言,他日亦必有言之者。而今日中医界中人,道及"余云岫"三字,辄为蹙额。须知,余云岫无德于中医,不为中医维持饭碗;亦无恶于中医,不蓄心打破中医饭碗而后快。不从学术进退大问题着想,仅于余云岫个人而生恶感，等是妄谈六经六气之颠顸头脑而已。

余夙闻东国二百年前中医盛行，有吉益东洞者，专攻仲景之学，排斥当日彼邦盛行之丹溪学说，号称复古，治病奇验，彼邦推为医杰，而亟欲一见其著述不可得。近著《伤寒研究》既脱稿，有古董商以东国旧医书数十种来售，就中专论伤寒者二十余种，余悉购之，乃能略见东洋医学渊源。其所言大都明白了当，贤于我国陈、喻诸家，唯于仲景撰用《素问》之语，多不能贯通，似以仲景学说与《素问》无甚关系，故多疑仲景自序一篇为后人伪托者，此实不可为训。又于医学太初第一步，亦不甚明了。意者东国中医衰落，即以此欤？

夫吾所谓太初第一步者，即五行六气本于四时之理。所以必以四时为言者，即因四时为生物所从产生之故，故曰太初第一步。语详拙著《见智录》，兹不俱赘。必明所谓太初第一步，然后知《内经》所由发生；必明《伤寒》六经为人身所著病状之界说，《灵枢》经穴为病后推得之径路，然后知中国医学之所由成立。知其所由发生与所由成立，然后灵素、《伤寒》之言，有研究之价值；其讹字错简，有整理之方法；从来注家妄言曲说，有纠正之标准；西洋医学，有他山攻错之效用，此即吾所谓"新中医"。虽举世皆左祖余云岫，虽类似《灵素商兑》之书有千百种，吾亦自反而缩，不加贬矣。

癸亥十二月九日，铁樵自识。

卷 一

总 论

光阴不倒流，人事因无不演进，此天地间唯一之原则。故历史为演进的，学术亦演进的，进步之迟速，则视环境之因缘，断无背此原则而反退化之事实。其有一事一物或一学科，亘数千百年之长时间，绝无进步可言，而且揆之近顷，反较从前远不如者，此非事实，乃幻境。一旦环境变换，必如水之溃防决堤，有神速之进步，补偿其前此停滞不进中所损失之岁月。欧洲僧侣柄政时代，学术无进步可言，犹之我国十九世纪一朞之中，奔逸绝尘，则偿其前此迟滞中所损失之岁月矣。

欧风东渐，我国固有学术，几无物不受破坏。然因有科学方法，古代诸子皆经一番整理，国人能读古书者，较之三十年前，人数之增多，不啻倍蓰。则此后政治、学术有奔逸绝尘之进境，已萌芽孕育于此三十年之中，亦未可知。凡此动机，皆环境为之因缘，顾医学则何如。

今日，西医遍中国，西医之学说，有风起云涌之观，中医受其压迫，势力日缩。环境之变换，不可谓不甚矣。而中医界竟寂焉无闻，间有著书参用西说者，不过一枝一叶，无彻底之研究；间有研求古籍者，号称保存国粹，其实枝枝节节，不能为根本之解决。如此者，已如凤毛麟角，不可多得。其大多数则不识不知，我行我素，《汤头歌诀》《温热经纬》足以维持饭碗，于愿已足；学术进退之大问题，则视听所不及，思想所不到，宜乎漠然无动于衷。而黠者为标榜声誉计，为发展营业计，亦居然以出版品相号召。及视其所为，则满纸陈死人之唾余，参以不可究诘之呓语而已。出版者以标榜声誉为目的，购阅者若相喻，若不相喻，亦卒以名誉归之，而于学术之自身，则丝毫无补。环境之变换，不能有几微之影响，则何故欤？曰：若此者，亦幻象而已。

《内经》托始于岐黄，所言多不易了解，在昔已屏诸道家之列。欧风东渐，阴阳五行之说，益为国人所吐弃，其书遂若存若亡。此其一。医之为伎，不仅在读书，又在经验。而有经验者，类不能读书；能读书者，又苦无经验。是以心知其故者不能言，而能言者总不免隔靴搔痒。他国之医学，为学术界之一部分；而我国之医，与学术界离而为二也。此其二。有此二因，医之迟滞不进，甚于他种学问，固宜。

地质之进化，动植之进化，人种之进化，罔不由于自然。若学术之进化，虽亦不外自然律之支配，要不能无仗于人为。鄙人一知半解，不足当著作固已。然既有此一知半解，在理不当自菲薄，以故雅不自量，贸然以医学之进步引为己任。虽我所贡献者，其成分或比诸沧海之勺水，泰山之一拳石，要之，已尽其蚁驮一粒之义务，此则本书之所由作也。

西国医学，日新月异，真理之获得，无岁无之。而我犹奉四千年前之《内经》，二千年前之《伤寒论》，以为治病方法尽在于此，播弄古董，自矜独得，不顾他人齿冷，岂非笑话？然则前此著《群经见智录》以解《内经》，今又作《伤寒研究》以释《伤寒论》，果何为哉？曰：余固有余之思想，以当前之事实为因缘，以将来之进化为结果，则居今日而言医学改革，苟非与西洋医学相周旋，更无第二途径。

夫所谓与西洋医学相周旋，初非舍己从人之谓。陈良之徒，见许行而尽弃所学，是陈良之学值许行之学而败灭，有何改革进步可言？又非漫然杂糅之谓。今日时下少年，日本草帽，西洋皮鞋，中国长衫，又岂得指如此者而名为中国式服装？然则奈何？曰：必须有整齐之系统，独立之组织。譬之流水，汇众流以为江河，而各从其源；譬之树木，吸肥料以荣枝叶，而生机在本。在昔魏晋齐梁，佛学渐次输入中国，至宋，与吾所固有者化合而成理学，是即绝好先例。故鄙意以为，中医无演进价值则已，中医而有演进之价值，必能吸收西医之长与之合化，以产生新中医，此则余之思想也。夫日吸收，日化合，一孔之见，以为是今后中医必循之轨道。

然欲中医入此轨道，则有先决之问题。吾闻中医之议西医矣，其言曰："西医解剖诚精，然只能验死体，不能知活人。人之生也，以神明气血。既死，则气已绝，血已不行，神明已灭。有形之迹象可求，无形之功用终不可睹，则解剖究何益哉？"今之中医，能为此语者，盖十人而九，甚且借此自宽自解，不复有精进改革之志愿。吾忆《阅微草堂笔记》有一则讥传闻之不确，谓是乡里人谈城里事。中医之论解剖，殆可谓乡里人谈城里事也。此中医未能知若何是西医也。吾又闻中医之论热病矣，其言曰："伤寒从表入里，温病由里出表。"于是有"伤寒下不厌迟，温病下不厌早"，与夫"温病忌表"诸谬说。（参观四卷"温病忌表案"）此类谬说之书，且汗牛充栋，今日时医泰半宗之，是中医未能知何者为中医也。中医不知何者为西医，尚可强作恕词；中医而不知何者为中医，吾不知其立脚地点所在。中国医学，自金元而后，逐渐退化，至前清而真理愈晦，皆坐不知何者为中医耳。戊戌而后，垂三十年，著作界不见有中医学说，皆坐吾中医既不知何者为中医，复不知何者为西医耳。天下断无不能知己知彼，而能取诸人以为善者。故求吸收，求化合，当先求知己知彼。知己知彼，吾所谓先决问题也。

是故著《见智录》以释《内经》，著《伤寒研究》以释《伤寒论》，是告吾同业"中医毕竟是底样一回事"；《伤寒研究》兼及西国医学者，是告吾同业"西医毕竟是底样一回事"。

仲景自序

吾读仲景《伤寒论·自序》，有一种异常感觉，以为欲得《伤寒》真理，非空绝依傍，屏去一切注释，专读白文不可。盖吾侪之思想，苟为注释所束缚，即不能有独到之心得。犹之仲景之治医，苟为当日时医所束缚，即不能横断众流，直入轩岐堂奥也。

自序云："上古神农、岐伯、伯高、雷公、少师、少俞、仲文，中世有长桑、扁鹊、公乘阳庆及仓公，下此以来，未之闻也"。又云："观今之医，不念思求经旨，各承家技，始终循旧"。又云："感往昔之沦丧，伤横夭之莫救，乃勤求古训，博采众方"。观此数语，有可异者。世称仲景学医于同郡张伯祖，尽得其传，是仲景故自有师。其著《伤寒论》，自当在学成之后，在理多少当有祖述师说之处。而本论中救逆诸法，皆直叱当日医师用药之谬，无一语及于师承；且循绎序文中言，全不为其师少留余地，则可知张伯祖者，亦不过当日时医之一，亦"不念思求经旨，各承家技，始终循旧"之一人。而仲景之医，乃赤手空拳，为山平地，纯粹因感伤横夭，从勤求古训中得来本领。

唯其如此则其最初第一步思想，必为"人之死以病，病之起以热，人类患病，何故必先发热欤？"度当日时医之治伤寒，必有其习用之药，既投以习用之药，为事已毕，不复一劳其心，所谓承家技，各循其旧也。若问"患病何故必发热"，则必瞠目不解。在二千年前，问何故发热，并世既无可质证，势不得不勤求古训。《内经》云"阳胜则热，阴胜则寒"，又云"阳虚则寒，阴虚则热"，是即何故发热之绝好答案，是即《伤寒论》撰用《素问》之发源地。

吾为此言，有绝大关系。须知就本有医学治医，其事为因袭的，决不能轶乎固有范围之外；唯不满意于当时之业医者，而悬一"何故患病，患病又何故发热"之问题，从此处研求其事，为创造的。试以今日为比例，吾侪苟从《叶天士医案》或《温病条辨》《温热经纬》入手，不然，或从金元四家入手，或从张景岳、张石顽入手，或从陈修园、喻嘉言入手，无论取何途径，入之既深，即如驴子旋磨，冻蝇钻纸，竭毕生精力，穷年兀兀，至于皓首，终不能出其范围。若弃去一切而读《素问》，不通则已，通则豁然开朗，如登泰山之巅而望群峰，彼金元以下诸家，直培嵝耳。以是知仲景治医，不复知有断潢绝港，皆此创造的精神为之也。

吾为此言，世人或以为狂妄，然人之欲善，谁不如我，并世不得知音，他日当有首肯余言者。而居今之世，欲求中医与西国医学相化合，而吸收其精华，不精研《素问》《伤寒》，其道亦无由矣。

《伤寒论》六经上篇

《伤寒论》第一重要之处为六经，而第一难解之处亦为六经。凡读《伤寒》者无不于此致力，凡注《伤寒》者亦无不于此致力，卒之能得真义者，竟无一人。此处不解，全书皆模糊影响，有何医学可言？尝忆某名人之言曰："中国仅许有良医，然断不能以其所学传授于人"。此两语，骤视之极费解，然按之事实，确是如此。夫医术果良，自无不可以传授他人之理，必心所能喻，不能使人共喻，然后其术不传。若是者，非术之精微不可言喻，乃因其学说不能彻底明了故也。学说不能彻底明了，虽能生死肉骨，谓之不良也可。若鄙人所研求而得者，可以自喻，可以喻人，无丝毫模糊影响者存于其中，此则差堪自信者。今为之逐层推论如下。

自来注家，皆言"太阳主一身之表，阳明主一身之里，少阳主半表半里"。吾请得申说其义，曰：太阳之为病常恶寒，恶寒乃皮毛上感觉之事，皮毛是躯体最外层，故太阳主一身之表，此可解者也。阳明病为胃家实，阳明腑证发热、神昏、谵语，用承气汤下之，得燥矢则热解，谵语亦除。是发热、谵语之故，由于燥矢。燥矢在肠胃，肠胃为躯体之里面，是阳明主一身之里亦可解也。少阳主半表半里者，少阳之为病发寒热，先寒而后热，释之者曰"病邪从里出表，至太阳则恶寒；病邪从表陷里，至阳明则恶热"，少阳之外一层为太阳，内一层为阳明，故曰"少阳半在表，半在里"，此犹之可解也。然虽可解，而已有不可解者在。太阳有恶寒之病，太阳亦有发热之病，何以少阳之出表者纯粹恶寒？且皮毛为表，肠胃为里，此半表里之少阳，其在皮毛、肠胃之间乎？

　　至于三阴，其说乃不可捉摸。太阴为至阴，故无热可发；厥阴为两阴交尽；少阴为太阳之底面，故太阳之病有直传少阴者。考之诸家之说，大略相同，大都如此。夫三阳既有表，有里，有半表里，则三阴当亦有地位可言。太阴为至阴，揆之"阳在外，阴在内"之义，既云至阴，即当居最里之地位。然而厥阴为两阴交尽，既是阴之尽处，似当较太阴所处地位为更里也。少阴为一阴初生，其地位近太阳，似少阴当为三阴之表。少阴为表，厥阴为里，岂太阴为半表里乎？遍考各家，均未言也。

　　或又引《内经》"太阳为开，阳明为阖，少阳为枢；太阴为开，厥阴为阖，少阴为枢"之文，准此以谈，为开之太阳为表，则主开之太阴亦当为表；为阖之阳明为里，主阖之

厥阴亦当为里；为枢之少阳为阳之半表里，为枢之少阴亦当
为阴之半表里。然而各家均无此说，抑又何邪？肾与膀胱相
表里，肝与胆相表里，脾与胃相表里，将膀胱之足太阳为
表，肾之足少阴亦为表，胆之足少阳为半表里，肝之足厥阴
亦为半表里，胃之足阳明为里，脾之足太阴亦为里乎？揆情
度理，似乎此说为近似。然而各家均无明确之表示，何以于
三阳则言之凿凿，于三阴则绝口不谈？

　　揭开假面具言之，各家虽甚致力于六经，各家于六经之
三阴均未能彻底明了也。朱子有云："吾读书，未尽一页，
不敢读第二页；未尽一卷，不敢读第二卷。"所谓尽者，谓
能尽行明了其意义也。今各家于六经之三阴既未能了了，何
有于以后种种？而如喻嘉言者流，方且大放厥词，连篇累
牍，刺刺不能休，是亦不可以已乎？吾近得东国喜多村氏所
辑《伤寒疏义》，其序文中有一节，言六经极明白了当，为
我国注家所未能言者，兹录之如下，亦他山之助也。

　　喜多村之言曰：本经无"六经"字面，所谓"三阴三
阳"，不过假以标"表里、寒热、虚实"之义，固非脏腑经
络相配之谓也。此义讨究本论而昭然自彰，前注动辄彼是纽
合，大与经旨背而弛矣。此编（指《伤寒疏义》）六病诸论，
所以不敢袭前人也。本论所谓三阴三阳，所以标病位也。阳
刚阴柔，阳动阴静，阳热阴寒，阳实阴虚，是即常理。凡病
属阳、属热、属实者，谓之三阳；属阴、属寒、属虚者，谓
之三阴。细而析之，则邪在表而热实者，太阳也；邪在半表
里而热实者，少阳也；邪入胃而热实者，阳明也；又邪在表
而虚寒者，少阴也；邪在半表里而虚寒者，厥阴也；邪入胃

而虚寒者，太阴也。唯表热甚，则里亦热，故里虽乃（义同
"始"）热，而病未入胃，尚属之太阳；表寒甚则里亦寒，故
里虽乃寒，而病未入胃，尚属之少阴。少阳与厥阴共"病羁
留于半表里间"之名也，阳明与太阴共"邪犯胃"之称也。
故不论表里、寒热，病总入胃中者，谓之阳明与太阴。

　　盖六病之次第，阳则太阳、少阳、阳明，阴则少阴、厥
阴、太阴，但阳则动而相传，阴则静而不传。然其传变，则
太阳与少阴为表里，少阳与厥阴为表里，阳明与太阴为表
里。是以太阳虚则是少阴，少阴实则是太阳；少阳虚则是厥
阴，厥阴实则是少阳；阳明虚则是太阴，太阴实则是阳明。
是乃病传变化之定理，三阴三阳之大略也。本文（指《伤寒
论》）三阴三阳次序，源于《内经·热论》，非敢有错，盖义
不得不然。唯至论病之传变，则固不得拘编次之先后也。前
辈此义不晰，使人于暗中摸影，不亦疏也哉。

　　章太炎先生评：大著引喜多村说，谓"太阳虚即是少
阴，少阴实即是太阳，少阳虚即是厥阴，厥阴实即是少阳，
阳明虚即是太阴，太阴实即是阳明"，此义柯氏已发之。柯
以太阳为心，由今验之，太阳病在营卫，营即血脉，内属于
心，是为心之表，而少阴则正是心脏。太阳虚，血脉不能抗
客邪，则直薄于心，病见蹄臂，为手足厥矣。若心脏本实，
则客邪只能至周身血脉，而不能直薄于心，是以太阳病唯见
表面发热也。柯又谓"胃家不实，即太阴病"，亦与喜多村
同义。唯少阳、厥阴，柯氏未论。盖少阳病多指三焦，少指
胆腑；而厥阴则多指肝脏，少指心主，有不能互推之理。然
厥阴病心中疼热，则病自在膈中，即膻中厥阴部也，亦与三

焦相应。唯三焦虚，津液不布，故厥阴病必为消渴，与所谓"少阳虚即是厥阴"者甚合。

按喜多村所言，实有至理。我辈于六经不了了，在最初时尚耿耿于心，稍久渐渐淡忘，及为人治病稍久则不复措意，岂但不措意，亦竟忘其所以，自以为了解，偶值后辈问难，方且多为遁辞曲说，卒至人我皆堕五里雾中，此即所谓"良医不能以其术授人"也。此中情形，不可谓非自欺欺人，头脑颠顸，几乎不可思议。试问从成无己、庞安常，以至雍乾间诸注家，谁能逃暗中摸影之诮者哉？

《伤寒论》六经下篇

喜多村之言，可谓深切著明。然古人创此学说，究何所根据？古人已知人身有脏腑，何以不言脏腑而言六经？六经之在人身，究在何处，可以明白为之界说乎？此皆医家所当切实研究，而不容小有含糊者也。前于拙著《群经见智录》已略言《内经》五行之理，兹复申言吾意，以解释《伤寒》六经。若以吾下方所言，与《群经见智录》所言互相参证，更合之喜多村之说，则临证时可以胸中了了，指下无疑。

今问：六经何自来乎？曰：来从六气。六气何自来乎？曰：来从四时。四时有温凉寒暑，万物以生长收藏。人处四时之中，每一时期，有一时期特殊之感觉，春夏和煦，秋冬凛冽，此其常也，反常则病。六气曰：风、寒、暑、湿、燥、火。风非空气动之风，寒非直觉之寒，火非燃烧物质之火。《内经》曰：风胜则动，寒胜则痛，暑胜则浮，燥胜则干，湿胜则濡泻。风、寒、燥、湿乃气候之名词，动、痛、濡泻乃人体所标著，此必天人相合而后见者。故问六气为何物，则径直答曰：六气者，人体感气候之变化而著之病状。

六经之三阳三阴，非与脏腑配合之谓也。谓太阳是膀胱、少阳是胆、厥阴是肝，无有是处。肾与膀胱相表里，太阳可直传少阴。肝与胆相表里，少阳何以不直传厥阴？脾与胃相表里，阳明何以不直传太阴？仲景辨太阳之病，项背强痛，或恶寒，或恶风；少阳寒热往来；少阴蜷卧，但欲寐。与肾，与膀胱，与胆何与？故问六经为何物，则径直答曰：六经者，就人体所著之病状，为之界说者也。是故病然后有六经可言，不病直无其物。执不病之躯体而指某处是太阳，某处是阳明，则不可得而指名。

然则何解于《灵枢》之经络？曰：经络云者，亦病而后有者也。《内经》言阴阳，是有其物也。岐伯曰：阴阳者，数之可千，推之可万，而循环回转，道在于一，以无为恬憺、纯任自然为养生之极则。（说详《见智录》）是不病之先，并无阴阳之明证也。阴阳且无有，更何有于经络？《灵枢》经脉，以病状言之，可以得其仿佛；以解剖图案比对，转无一相合者。例如阳明病，有鼻孔干、眼眶酸楚、头痛、牙龈肿痛、发颐、绕脐作痛诸证。《灵枢·经脉篇》则云：足阳明之脉，起于鼻之交頞中（所以鼻孔干），旁纳太阳之脉（足太阳脉起于目内眦，所以眼眶酸楚），下循鼻外，上入齿中，循颊车（所以牙龈肿痛、发颐），上耳前，过客主人，循发际，至额颅（所以头痛）；其直者，从缺盆下乳内廉，下挟脐（所以绕脐作痛）。其他各经，类此者正多。唯仅就伤寒言之，不过十之四五合者，其余十之五六皆非伤寒病所能见者。以今日解剖之动静脉证之，乃无一相合，则经络之为物，亦等于伤寒六经必病而后见，甚明显也。

《灵枢·经别篇》云：手阳明之正，下走大肠，属于肺；手太阴之正，入走肺，散之大肠。此所谓肺与大肠相表里也。证之实地解剖，肺与心有密切关系，（参观三卷"心房造血"节）似可云"心肺互相表里"。又，血中废料，在肺中由别道输入小肠，排泄于体外，即让一步说，亦当云"肺与小肠相表里"。似大肠决无与肺相表里之关系。然《伤寒论》之葛根汤有可异者，头痛、项强、恶风、几几，此为太阳病，亦躯体外面皮毛上事。太阳阳明两经合病则自利，自利乃大肠病。太阳主皮毛，亦曰"肺主皮毛"，太阳与阳明合病而见大肠之自利，正与"阳明之正，下走大肠，属于肺"及"太阴之正，走肺，散之大肠"之文合。然自病证言之，一为恶寒，一为下利，是绝不相蒙之两种病证，而仲景则以一个葛根汤，一味不易，治此两种不同之病，而皆有效。然则自功效言之，岂非"肺与大肠相表里"有的确之证据乎？

又，近顷针科，针虎口，治牙痛，极效。按：虎口，《灵枢》谓之合谷。《经脉篇》云："手阳明之脉，起于大指次指之端，循指上廉，出合谷两骨之间；其支者，从缺盆上颈，贯颊，入下齿中。"牙痛有虚有实，刺法有补有泻，寻常风热牙痛，尽人知为阳明经病，刺虎口是有疏泻意，刺之而效，是《灵枢》所言正确不误也。

然自今日生理言之，动静脉皆出于心，纤维神经皆出于脊，其血管之细者，四肢百体无乎不达，究何所见而知虎口与牙龈有特别关系，皮毛与大肠有相通所在？凡事皆有其理。以今日解剖之精，所不能见、不能知者，而谓我国四千年前之人已知之见之，万无此理。虽《灵枢·经水篇》有"其死，可解剖而视之"之语，须知此语不可为训。我国风气，认脔割尸体为道德上干禁之事，以故脏腑部位亦模糊影响，致后来有王清任《医林改错》之饶舌，凡此皆不容掩饰者。以事实言之，脏腑部位尚未清楚；以功效言之，其神妙乃至不可思议，是诚千古之大谜。此层不得其解，虽欲研究，将无从着手，关系为绝大也。

偶阅《医胜滕》（东医栎荫拙者著），有古代解剖数则，兹录其略，以推测《灵枢》所谓解剖。其一云：赵与时《宾退录》，广西戮欧希范及其党，凡二日，剖五十六腹，宜州推官卢简皆详视之，为图以传世。其二云：王莽诛翟义之党，使太医尚方与巧屠共刳剖之，量度五脏，以竹筳导脉，知其所终始，云"可以治病"，其图今不传。其三云：晁公武《郡斋读书志》载《存真图》一卷，皇朝杨介编，崇宁间，泗洲刑贼于市，郡守李夷行遣医并画工往视，抉膜摘膏，曲折图之。其四云：《闻见后录》载无为军医张济，能解人而视其经络，值岁饥，人相食，凡解一百七十人，以行针，无不立验。以上凡四事，皆在王清任《医林改错》之前，而王莽一条最古。

《素问》文字，就鄙见言之，有太古相传之文，有周秦人语，有汉人语。说见拙著《见智录》。《灵枢》后出，识者疑其与《素问》文字不类，谓是王冰所辑。今假定《素问》

成书于西汉，则《灵枢》成书至少当在新莽之后。《素问》不言解剖，《灵枢》忽言解剖，又不言若何解剖，其即巧屠刳剥、竹筵导脉之类似事乎？夫王莽之所为，就道德言之，与《尚书》所言斫朝涉之胫相去几何，其事不为清议所容，其图不传，宜也；就医学言之，其所为虽粗，可谓医家实地解剖之始祖，其图不传，甚可惜也。精研医学之人，因其不为清议所容，不敢昌言，复因其不传可惜，因托言古代曾有其事。因此之故，仅有单词只句之解剖字样见于《灵枢》，未可知也。

今之医家，往往冥想，以为古代必有神秘之解剖学，惜其书不传，遂令西人专美。此种思想，良足自误。须知，古学虽不传，必有迹象散见于古书之中。今从周秦诸子中，颇能觅得与《素问》类似之文字，（例如《脉要精微篇》云：阴盛则梦涉大水恐惧，阳盛则梦大火燔灼，阴阳俱盛则梦相杀毁伤；上盛则梦飞，下盛则梦堕；甚饱则梦与，甚饥则梦取。《列子·穆王篇》：阴气壮则梦涉大水而恐惧，阳气壮则梦涉大火而燔炳，阴阳俱盛则梦生杀；甚饱则梦予，甚饥则梦取。此绝非偶然相同，吾疑《列子》引用《素问》。又，《左传》秦和之言，亦与《素问》尽合，当亦是引用《素问》。此外，如《春秋繁露》"阴阳之动，使人足病喉痹"，与《素问·阴阳别论》"一阴一阳结，谓之喉痹"同。《吕氏春秋·尽数篇》云"精气之来也，因其轻而扬之，因走而行之，因美而良之"，与《素问·阴阳应象大论》"因其轻而扬之"三句亦同。其类此者，苟再为搜索，当不止此数条。）而独不能觅得解剖之影响。即此可推断，《素问》之为书，至少有若干成分是周秦时人手笔。同时更可推得，解剖之学，古时必无其事。是故《灵素商兑》根据《灵枢》解剖一语，证明古代解剖之粗，鄙人则以为此正余君云岫未之深思之故。须知根据《素问》《伤寒论》之学理，其精妙之处，直能迈越今日西国解剖学与显微镜所不能到之处；而其粗陋处，乃至不知脏腑之部位，不明体工之作用，岂有如此不合理论之解剖学乎？

知识有两大枝干，曰心之研究，曰物之研究。凡声、光、电、化，皆物之研究；哲学论理，皆心之研究；若神学，则在宗教范围之内。我国向来无物的知识，各种学术皆偏于心的知识，又皆含有宗教气味，与西国唯心学说既微有不同，与彼邦宗教更性质迥异，此即近人所谓玄学。至就体工言之，西人之解剖学、微菌学、生理学，皆属物的研究；唯心思之作用不可解剖，故心理学之蹊径迥别，其方法专从试验动作感觉，以测心之能力。我国医籍亦讲体功，各种物的知识皆非所有。若《素问》所言，仍是玄学本色，唯其言病理之一部分，与《灵枢》之言经络、穴道、骨脉等篇，则别开生面，既非物的研究，亦无玄学气味，其方法与西国心理学极相似。不过心理学所推测者，为心的动作与能力；而我国之言病理，实为躯体自然之反应与其径路。

质言之，《灵枢》者，古人以治心理学之方法，研究人类躯体所得之成绩也。躯体，物质也；痛苦、愉快，物质所发生之势力也。今之西医学，从物质研求以明势力者也；《灵枢》《素问》，从势力研求，以推测物质者也。《灵枢》后出，其书真否不可知，要非全出于后人假托。假使此书果与《素问》同为古籍，其中所言，当已经数千百年之经验，其经络、气穴乃从种种病状测验所得者。但古文太简，缪刺之法，早已失传。今日针科一二种有成效方法，不过一鳞一

爪。后人不解，以为此书无从研究。其实，苟知其方法与西
人治心理学相同，未尝无法整理使成一种专科。若《伤寒
论》之六经，所言甚简，苟知其为病后之界说，尤属易解，
不必多为曲说，使人堕五里雾中也。

《伤寒论》提纲上篇

　　提纲之说，出慈溪柯韵伯，全书仅六条：①太阳之为
病，脉浮，头项强痛而恶寒。②阳明之为病，胃家实。③少
阳之为病，口苦，咽干，目眩。④太阴之为病，腹满而吐，
食不下，自利益甚。⑤少阴之为病，脉微细，但欲寐。⑥厥
阴之为病，消渴，气上冲心，心中疼热，饥而不欲食，食即
吐蛔。

　　愚按：以此六条为提纲，于义实未安。有数事当知者，
读者意中往往以为某经病则当见某种病状，此误也。当知有
某种病状，然后定为某经病。盖由前之说，不免认太阳为膀
胱、少阴为肾，则与实际多所抵触。例如遗精、腰痛为肾
病，蜷卧、但欲寐非肾病也；癃闭、淋浊为膀胱病，项强、
恶寒非膀胱病也。又以经为主，则当先定经之径路，经之径
路不可定（所谓未病时六经本无其物也），则必引证《灵枢》
经络。引证《灵枢》经络，不能心知其故，即不能言之亲切
有味，而曲说以起。且以经为主，则所注意者在经而不在
证，此实背仲景之义。

　　仲景固注意病证者，日医丹波元坚（著有《伤寒述义》）
有云：盖仲景之旨，先辨定其病，辨病之法在察脉证，故必

就脉证以定其病，而后治法有由设焉。所谓病者何？三阴三阳是也。热为阳，寒为阴，而表里、虚实互有不同，则六者之分于是立焉。所谓脉者何？其位寸口、关上、尺中、跌阳，其体浮沉、迟数、紧缓、滑涩之类是也。证者何？发热、恶寒、谵语、腹满、下利、厥冷之类是也。治者何？汗、下、温、凉及刺灸之法是也。

丹氏简直以三阴三阳为病，其说明白简当，读者易从，因采录于此。至千虑之一得，初不因读刘氏之书而后有此思想，不过刘氏此说益足为我张目耳。

又当知提纲一条，与下文各条，初不能如《春秋》、《经传》、《通鉴》、《纲目》之整齐。第观少阳当以寒热往来为主，而少阳条无其文；少阴只"蜷卧，但欲寐"五字，其实少阴见证又何至此二者？厥阴自当以厥为主，吐蛔乃非必有之事，而厥阴条有吐蛔，无厥。凡此可见，仲景下笔时，并不以此为提纲。后人读书，必欲强古人就我，遂随处感八不就之困难。喻氏之重定章节，舒氏之自为提纲，皆因此矣。

伤寒之为病，由外而之内，在外为初步，入内为传经。当其在外之顷，本论所揭橥者，中风与伤寒二者而已。有中暑者，暍病是也；有中湿者，湿病是也。二者皆另提在伤寒范围之外。其伤寒有兼见暑湿者，暑湿为兼证，风寒为主证；有从燥化者，有从火化者，是传经以后事，若其最初，则风寒二者而已。提纲之意义，果何如乎？如谓每篇第一节为一篇之纲，既不甚允洽，亦且无深意；如谓每一经之病证当以第一节为标准，则如少阳、少阴、厥阴等条，实不完备。是此说不成立。凡一经病证，当统全篇观之，方无遗义。

如谓提纲云者乃病之纲领，则鄙意当以中风、伤寒两条当之。若每篇之第一节不过为每篇之发端而已，不足当病之纲领也。且就文字言之，亦当风寒两条为纲领，然后全书条理分明。试申言之如下。

喜多村之总评云：经文所列诸例，有彼此互见而偏载其一端者，有一事而每条必详者，有略举而不更及者，有举大以该细者。是诚读《伤寒》之不二法门。仲景之法，举脉可以知证，举证可以知药，即药可以知病。例如，中风条云：太阳病，发热，汗出，恶风，脉缓者，名为中风。伤寒条云：脉阴阳俱紧者，名曰伤寒。桂枝汤证云：阳浮者，热自发；阴弱者，汗自出。麻黄汤证云：恶风，无汗而喘。葛根汤证云：项背强几几，无汗，恶风。桂枝加葛根汤证云：项背强几几，反汗出，恶风。葛根汤有麻黄，桂枝加葛根汤无麻黄。有麻黄者，以治无汗之项背强几几；无麻黄者，以治有汗之项背强几几也。以是知凡云"中风"皆有汗，凡云"伤寒"皆无汗；凡用麻黄皆伤寒证，凡用桂枝皆中风证。

桂枝有禁例云：若脉浮紧，发热，汗不出者，不可与之。大青龙汤有禁例云：若脉微弱，汗出恶风者，不可服之，服之则厥。以桂枝禁例为准，则知凡用桂枝汤之证，或言恶风，或言恶寒，并无"汗自出"或"有汗"之文，可以测知其病皆有汗也。以青龙禁例为准，凡用麻黄，无论其为麻黄汤、大小青龙汤、麻杏石甘汤，但方中有麻黄者，其所举病证或简或繁，而不及"有汗、无汗"者，皆可以测知其无汗。或且明言有汗而用麻黄，如麻杏石甘汤条，既与禁例相抵触，即可测知本文之"自汗出"之文必有讹误。

推广言之，中风以桂枝为主，其病证小有出入者，则从桂枝汤加减。故本论中凡用桂枝之方，可谓之桂枝系，其伤寒之用麻黄亦然。兹为易于明了之故，试为列表，更从而为之说。

桂枝系

桂枝汤

太阳中风，脉缓，发热，汗出，恶风者，主此。桂枝本为解肌，若脉浮紧，发热，汗不出，不可与之。

按："解肌"字即发汗之意，故他条皆言"发汗"，此处出"解肌"二字，却与麻黄汤对待言之。

桂枝加葛根汤

此条见证，较桂枝证多"背几几"三字。项强引背，有紧张意，似宜无汗，故云"反汗出"。反汗出，则当桂枝加葛根汤；若无汗，则当葛根汤，葛根汤有麻黄者也。苏颂曰：葛根主大热，解肌，开腠理。

按：葛根与桂枝异者，葛根凉而桂枝温，用此有解阳郁、阳盛之意。

桂枝加附子汤

此条见证，发汗，遂漏不止，恶风，小便难，四肢微急，难以屈伸。附子自为亡阳而设，汗漏不止，阳气外泄，阴液随亡，阴伤则筋脉不仁，回阳则汗止，同时回阳即所以存阴。此正《内经》"阴阳同出异名"之妙谛，庸手所不辨者。至太阳病，本当发汗，何以"发汗，遂漏不止"，则误汗也。凡本论汗之遂漏不止，下之遂利不止，皆为误治。治之苟当，必无此变。

桂枝去芍药加附子汤

此条见证，为下后脉促，胸满，微恶寒。

尤在泾谓：去芍药者，恐酸寒气味足以留胸中之邪。《续简易方》谓：芍药与失血、虚寒之人不宜。古人云：减芍药，以避中寒。鄙人于此条别无心得，姑从其说，大约脉促、胸满，芍药非宜。

白虎加人参汤

服桂枝汤后，大汗出，烦渴不解，脉洪大者，主此。汪苓友云：此当是太阳证罢，转属阳明者。因是服桂枝汤后之变证，且与上条脉证相同（指桂枝二麻黄一汤），但加烦渴，用药霄壤。

按：白虎加人参汤证，较之桂枝汤证，仅多"烦渴"两字；亦犹之大青龙汤证，较之麻黄汤证，仅多"烦躁"两字。大青龙当列之麻黄系，则白虎人参自当列之桂枝系矣。脉洪大、烦渴，用白虎人参，与"阳盛必衄"可以互参。

桂枝去桂加茯苓白术汤

此条见证，为服桂枝汤或下之，仍头项强痛，翕翕发热，无汗，心下满，微痛，小便不利。

按：此条，诸家解释均属可商，兹择要一讨论之。

日本喜多村云：此乃桂枝汤本方加茯苓、白术，犹之桂枝加葛根汤、桂枝加附子汤之例。旧本误著"去桂"二字，而前注更画蛇添足，岂非可哂乎？

又云：按成注不及"去桂"之义，但云"桂枝汤以解外"，则成所注本无"去桂"二字欤？若不去桂而用此方于此证，或有效验。王肯堂以下多谓水饮所致，然无的据。《金鉴》则依桂枝去芍药之例，谓为"去芍药"之误，其说亦难从矣。

成无己云：心下满，微痛，小便利者，则欲成结胸。今外证未罢，无汗，小便不利，则心下满、微痛为停饮，与桂枝汤以解外，加茯苓、白术，利小便，行留饮也。

魏荔彤云：仍者，徒见其表证未解，不添里证而已。

鄙意"去桂"二字良有未当，既本是桂枝证，服桂枝而仍头痛、项强、发热，则桂枝在所必用，何得去桂？或者"去桂"二字因无汗而增入，然无汗则有取于麻黄，桂麻各半、桂二麻一、桂枝二越婢一皆是。因无汗而去桂，只此一处，其他无可互证，且无汗去桂，殊不足以塞责，是去桂必误。然去桂既误，则无汗亦误。

一、因无汗，不得用桂枝。

二、因翕翕发热本是桂枝主治证，原文《伤寒论》往往引前节一语，省却数语，令人于方药中推勘得其所省者，（参观后文麻桂各半汤释义）今"翕翕发热"一语既是桂枝证，则"无汗"两字当然讹误。

三、循释"仍"字，亦可见"无汗"二字之说不去。盖首句"服桂枝汤"意，即谓"桂枝证，服桂枝汤"。所谓桂枝证者，即阳浮热自发，阴弱汗自出，啬啬恶寒，淅淅恶风，翕翕发热。以如此之病证，服桂枝当瘥，乃不瘥，仍头项强痛，仍翕翕发热，岂得云仍无汗乎？

四、若云"翕翕发热"断句，"无汗"连下文，贯至

"小便不利者"为句，因无汗而去桂，犹可说也。去桂，则本方为芍药、术、苓、甘草、姜、枣，果足治头痛、项强、翕翕发热而无汗者乎？

以上就桂枝加减者，自属桂枝系。其白虎加人参一方，与麻黄系之大青龙及越婢恰为对待，列之桂枝系中，可以悟"阳盛则衄"之理。凡六方，皆治太阳中风者。此外，从桂枝加减者，尚有新加汤、苓桂术甘汤、桂枝加厚朴杏子汤、小建中汤，则为救逆而设，与前六方小异，故不及焉。

麻黄系

麻黄汤

太阳病，头痛，发热，身疼，腰痛，骨节痛，恶风，无汗而喘者，此汤主之。

尤在泾曰：虽本文不言"脉紧"，然可从"无汗"而推，犹上篇伤寒不言"无汗"，以"脉紧"该之也。

柯韵伯曰：麻黄八证，头痛、发热、恶风，同桂枝证；无汗、身疼，同大青龙证；本证重在发热身疼，无汗而喘。

按：头痛、发热、恶风，为太阳中风、伤寒共有证，尚省去一"项强"在内。无汗、身疼，虽同青龙，然青龙本麻黄系，当以青龙汤属之麻黄，不当因青龙汤在前而以麻黄汤隶属青龙，此甚明显。是青龙同麻黄证，非麻黄同青龙证。至于喘，则有有汗、无汗之辨。有汗之喘，麻黄不但不能止，且犯禁；若无汗之喘，王朴庄云："喘正因无汗，得汗则喘止。"是麻黄之定喘，乃因发汗之故，此屡验而不爽者。（参观四卷小女伤寒案）是麻黄汤之定义当云：太阳伤寒，脉紧，发热，无汗，其余皆副证，不必尽具者也。第观下文太阳阳明合病一条，及"太阳病，十日已去，脉但浮者"一条，可以证明吾说。本条禁例为"脉微弱，汗出，恶风者，不可与"，第本条未言，于大青龙言之。大青龙汤，较之麻黄汤，重要成分仅多一石膏。石膏，有汗固不禁，因知"脉微弱，汗出"之禁指麻黄言也。

葛根汤

项背强几几，无汗，恶风者，此汤主之。

本方为桂枝汤加葛根、麻黄。桂枝加葛根汤当然属桂枝系，此方列之麻黄系者，以无汗为伤寒条所统之故。寻绎病证与方药，是风寒兼病者，可与麻桂各半、桂二麻一相提并论。又，葛根芩连则为葛根汤所统者，葛根汤本可另立一系，兹为头绪简明起见，列之于此，期与总纲不背而已。

再按：葛根汤为表药中之凉药，唯其性凉，故兼治阳明。后条两阳合病主葛根，是太阳阳明药也。此条"项背强几几，恶风"，与阳明无涉。舒弛远谓：葛根是阳明药，"太阳篇"中不得以此名方。似无深意。

葛根加半夏汤

太阳阳明合病，不下利，但呕者，此汤主之。

按：满则加朴，呕则加半夏，汗多亡阳则加附子，烦躁渴热则加石膏。主治者为主方，加者为副药。其有不言所以，而副药变动者，即可知叙证有省文。汪苓友曰："成注里气上逆而不下者，但呕而不下利，愚以其人胸中必有停饮故也。"其说可从。

葛根黄芩黄连汤

太阳病，医反下之，利遂不止，脉促者，表未解也；喘而汗出者，此汤主之。

按：葛根汤所主治之病，其一为太阳病，项背强几几；其二为太阳阳明合病，自利；其三为合病，不利而呕；其四为太阳误下而利。只此四条，葛根皆为主药。本方以芩连为副药，观他方副药随证加减之例，则知喘而汗出之为阳盛里热，芩连苦寒，所以正治。本论阳证皆正治，阴证多从治。舒弛远释此条谓：下伤脾阳，肾气涣散，故喘；汗出为亡阳，而主张用术、附、参、芪、故纸、益智。其所说病证方药，与本文完全不对，不知何所根据。若谓太阳误下，必伤脾阳，正未必然。张令韶亦有"天气不降，地气不升"之说，皆近于武断，不可从。

按：此方治温病太阳证，最效。

以上两方，皆隶属于葛根汤者，因葛根汤入麻黄系，故并列于此。

大青龙汤

证同麻黄汤，而烦躁者，此汤主之。

按：此方意义，各家解释均极精当，无俟赘述。方后云：汗出多者，温粉扑之。日本喜多村曾著《温粉汇考》，不知其书若何。鄙意不过实毛窍止汗耳，余尝用市上爽身粉，亦甚效。

小青龙汤

伤寒，表不解，心下有水气，干呕，发热而渴，或咳，或利，或噎，或小便不利，少腹满，或喘者，主此。

按：水气，诸家均释作水饮，冠以"或"字者，为不必悉具之证，其说是矣。但证之经验，有不然者。此病咳与喘为必具之证，细循方药，乃专治肺者，是所谓"心下有水气"实即肺中有水气也。有可以证明吾说者，试条举如下。

一、小青龙证，凡两条：第一条，表不解，心下有水气，喘咳为或然证；第二条，专举喘咳而著一"微"字。循绎第二条"服汤已"云云，汤即小青龙汤，是两条实只一条。第二条之意义，乃服小青龙之后，本不渴之病而见渴者，仍主小青龙。然则第一条亦只咳与喘耳。太阳之病，表不解，干呕，发热，均非小青龙独有证。小青龙独有者，为心下水气与咳。诸家释水气为饮，谓水饮射肺则咳，是肺中有水也。肺中有水，例无不喘者。

二、本论治水之剂，曰五苓，曰真武，此处独不及茯苓、附子者，以苓、附与肺水无干也。

三、宋·窦材著《扁鹊心书》，专用艾火、硫黄、附子，而不满意仲景。其书诚不无可议之处，然有一条如流行感冒之伤风咳嗽，窦独谓之肺伤寒，亦用附子，余曾试之而效。细辛、干姜、五味为镇咳之剂，凡遇肺水喘咳之证，小青龙加附子（有汗者去麻黄），殆无不效者。

四、本年值此证最多，有曾经西医诊治而余接手者，有与西医会诊者。凡用听筒听之肺中有水声者，例无不喘。

有以上四者，本条"或喘"两字，转疑有误，详悉言之，姑不下断语，以待明者。又，方后有"若喘，去麻黄"之文。汗出而喘，用麻杏石甘，太阳篇中凡两见。注家均谓麻黄能定喘，而疑此处去麻黄之非，以故尽有多数注家疑此处方后加减为后人羼入，非仲景意。鄙意有汗用麻黄，总属非是，亦竟未敢尝试。然无论如何，苟此处去麻黄而是，则麻杏石甘条为非，二者必有一错。若以加减法例本文，又安知本条所举之证无或误者？本论三卷"发汗后，饮水多必喘"，亦可与本条互证。

以上凡六方，皆统于"脉紧，恶寒，无汗，名曰伤寒"一条者。

桂枝麻黄各半汤

太阳病，得之八九日，如疟状，发热恶寒，热多寒少，其人不呕，圊便自可，一日二三度发，面色反有热色者，未欲解也，不能得小汗出，身必痒，宜用此汤。

喜多村谓"面反有热色"句直接上文"一日二三度发"，极有意味。盖本文脉微者，脉微而恶寒者，面色反有热色者，三节并列，但玩文气，连用三个"者"字，意义固甚明显也。

桂枝二麻黄一汤

服桂枝汤，大汗出，脉洪大者，与桂枝汤如前法；若形如疟，一日再发者，汗出必解，宜此汤。

循绎此节，颇有省文。夫曰"汗出必解"，可知是不汗出，即上节"不能得小汗出"。凡发汗，当蒸蒸微汗，故云"取微似汗"。大汗出，岂但热不解，且无有不致重行闭汗者。上文"大汗出"，下文"汗出必解"，即是大汗之后闭汗之故。熟玩语气，极为明显。

桂枝二越婢一汤

发热恶寒，热多寒少，宜用此汤。

按：此节"脉微弱者，此无阳也，不可发汗"三句亦倒装文字。"不可发汗"云者，意谓不可与桂枝二越婢一汤。须知麻黄是汗药，桂枝亦是汗剂，诸家必欲将桂枝二越婢一汤释作非汗剂，遂不可通。

以上三条，皆有麻黄，然实是太阳中风证，专为汗后闭汗而设者。"如疟状，发热恶寒，热多寒少，其人不呕，圊便自可"数语，三条皆同。一日二三度发寒热，面色反有热色，身痒者，桂麻各半；汗后闭汗，日再发者，桂二麻一；但热多寒少者，桂二越婢一。观大青龙、白虎均有烦躁，则应否用越婢，似当以烦躁与否为进止。凡副药皆随证而加，可以推测而得也。而"脉微，不可发汗"，则三条皆同。第一条，阴阳俱虚，不可发汗；第二条，脉洪大，与桂枝；第三条，脉微无阳，不可发汗。三条合观，意义自明。质言之，脉微弱者，桂麻不中与也。余此说，强半蓝本喜多村，其说甚是，故从之。

《伤寒论》提纲下篇

抑余对于提纲，有不仅如以上所云者。本论以六经为病之地位，以传经为病之次序，始于太阳，终于阳明。太阳在外，阳明在里，由外之内，为一定途径。有直传阴经者，有由阴经还入胃腑者，断无已至少阳、阳明、少阴、厥阴之后，重复传至太阳者。此即《内经》所谓"善治者治皮毛，其次治肌腠，其次治筋骨，其次治脏腑"，乃以由外之内为一切热病之定例。《史记·扁鹊传》扁鹊诊齐侯之病，亦正如此，可见中国古说皆同。

本论撰用《素问》及《阴阳大论》，自亦以治皮毛为第一义，以故第一卷开宗明义即云：伤寒一日，太阳受之，脉若静者，为不传；颇欲吐，若躁烦，脉数急者，为传也。又云：伤寒二三日，阳明、少阳证不见者，为不传也。又云：太阳病，头痛至七日以上自愈者，以行其经尽故也；若欲作再经者，针足阳明，使经不传，则愈。然此数节，尽人皆读，亦尽人可解，初无何种深意，故读者亦都等闲视之。岂知此中含有一大问题，吾人今后当尽力研究者乎？

西国医学，于一切热病，分类绝细，所谓伤寒、副伤寒、流行性感冒、肺炎、气管枝炎、脑膜炎、脊髓炎、肋膜炎。本书第三卷所列者，仅其一小部分之大略。各种炎症，十九皆有前驱证，又有转属证。语详第三卷中。所谓前驱证者，大都头痛骨楚，肢体倦怠，食欲不进，或恶寒，或不恶寒，继而发热。虽不尽如此，多数皆如此。如此之证象，实即本论所谓太阳病也。

夫曰传经，曰前驱，此其意义南辕北辙。由外之内，当其在外之时，有治外之法，治外之法用之而当，其病即愈于在外之时，故可以使经不传。中国"伤寒"之名词，有广、狭两义。广义范围极宽泛，《内经》所谓"凡热病皆伤寒之类"是也，实与西国急性传染病之名词相当。西国急性传染病，其病源为微菌。前驱云者，即病源菌所酿病证之前驱。既如此，治前驱无用。其意若曰：尚有大本营之制命，病在后也。故伤寒必三候，而病有定型。此其不同之处，初非一二语可以了解，当于三卷中详为讨论，兹姑置之。仅就中医之传经言，则提纲之义，当如下文所解释。

　　病之中于人身，即就广义的伤寒言之，就纯粹的中国旧说言之，亦不仅是外因。本论中之酒家、喘家、亡血家，皆是其例。以故当一种热病流行之顷，有病者，有不病者，皆内因之不同为之也。然精密言之，固不可忽视内因；而就大段言之，热病之总因，实关系天人交感之剧变。故古人认六淫之气，纯粹是躯体以外之物侵袭，入于躯体，即能病人，故寒曰"伤"，而风曰"中"。

　　伤寒、中风皆太阳病，是风寒之侵袭人体，最初根据地即是太阳。病毒既得根据地，得步进步，从头痛、项强、恶寒、发热之表证，一变而为寒热弛张、咽干、胁痛，则为少阳；再变而渴，不恶寒而壮热，则为阳明。有两种同见者，则为两阳合病；有三种全见者，则为三阳并病；亦有不经少阳而直传阳明者。何以直传，本论未言，以理揆之，当与天时、环境、禀赋有关系。特各经有各经治法，则经过少阳与否，于治法上无甚出入。唯病至阳明，则告一段落，大分病毒至此而止，故曰"土为万物所归，至阳明，即无所复传"。病毒以太阳为根据地，即以太阳为出发点，而以阳明为其目的地。病至阳明，渐渐化燥，苔黄粪结，故阳明主燥。此时若调寒暖，节饮食，无伤正气，多半可以得大便而自愈者，故曰"不服药，为中医"。此为热病经常的程序，是为顺传。

　　病毒初得太阳为根据地，法当解表。解表者，病在外层，祛之向外也。若不解表，或解表不如法，则变端百出。譬之剿匪，不问国何以多匪，又不问匪何所依据，唯迎头痛击之是务，则势必溃决而为流寇。病在表，从而下之，小之则为气上冲而热不解，大之则有结胸之变，利不止之变，头汗、喘逆、痞满、躁烦种种之变。病在表，有汗者当桂枝，无汗者当麻黄，背几几者当葛根，阳盛者当青龙、越婢、葛根芩连。若用之而误，则有无汗而喘之变、漏汗亡阳之变、阳盛而衄之变、惕瞤厥逆之变。若此者，病毒不能至其目的地，而溃决四窜；同时正气虚，抵抗力益弱，于是病遂深入而为阴证。此为不经常的，谓之逆传。

试再申言之，以明其意义。

病由经常的程序，至于阳明，治法多用攻下，何以故？尽人将曰：此阳证也，阳证故正治，正治故治热以寒；若阴证，当从治，从治故治热以热。此其答语，非不甚是，然吾以为甚不明了。凡曲说之起，皆因不明了之故。今吾为此书，期于尽人可以明了，故不当如此说。

然则当如何说？曰：治病当先辨病，既确知病之所在，同时当问正气。病毒从其最初所根据之太阳出发，而少阳，而阳明，其势力愈进，则愈猖獗，至阳明而愈甚。毕竟病毒何所凭借？曰：正气未衰也。反之，病毒传至少阴，论病则已剧，而热反不壮，所以然之故，病毒所凭借之正气已衰也。本身之体温兴奋至于峰极，病势之猖獗亦遂至于峰极。若汗大出而热自壮，肉已削而脉反洪，则正虚病实，最为难治。其甚者，病久而脉不衰，汗多而热不解，更不能进食，如此者名阴阳交。交者必死，更无治法。若犹能食，在理可以延喘，故仓公谓"安谷者过期"。凡此种种，触处皆通，成效与学说两相符合，可以一以贯之者。

是故病毒在三阳之时，在太阳当防其溃决，所以有种种方法；在阳明，正气与病毒俱盛，当及正气未衰之顷，攻病毒而去之，故所用为三承气；及至于三阴，则正气已衰，病已深入，多半当以温药化之，故所用多黄、附、姜、桂。温药何以能化病？此非求之《内经》，直不得其说。然《内经》为玄学的学说，或者以为以今日科学头脑当之，总未能慊然于心。吾有臆说，勉强言之成理，至实际尚有待于试验。盖谓人体有变化，则病菌当消灭。语详第三卷中，兹且不赘。

以上之理论既明，则提纲云者，统全书六经以言之，当以太阳一经为提纲，以六经之病皆从太阳一经起也。就太阳一篇言之，当以病之未离最初根据地者为提纲，以病在此处为病之第一步；而对付此第一步之病者，自为第一步治法。必先明此第一步之病与第一步治法，然后经常的顺传，与不经常的逆传，可以心知其故，如此则《伤寒论》易读也。

兹以鄙人认为提纲者，条列如下。

自"太阳之为病"起，至"病人身大热，反欲得衣"节为止，共十二条，皆论热病初步，就中"名曰中风"、"名曰伤寒"两条，为全书总纲领。风温一条另有说，详后。"身大热，反欲得衣"节，注家谓是后人搀入，今姑不置议。循绎此十二条，是泛论太阳病，乃全篇之发端。而第一节"太阳之为病"云云，又此发端之发语词。

若认"太阳之为病"一条为提纲，则毫无意义可言。桂枝证"太阳中风，阳浮而阴弱"，承"名曰中风"而言，其下一条亦然。第一条详，下一条略，此两条病情，皆病毒侵入人体最初时所有之现象。其桂枝加葛根一条，证与上两条同，唯多一项背强几几，亦为未传变时证象。此下一条，论下后气上冲，即是病毒溃后之事，不能与桂枝证与桂枝加葛根证并论矣。太阳上篇，从"太阳中风，阳浮阴弱"起，以下凡十九节，除最前三节外，皆传变以后事。然欲识传变以后病，当先识未传变时之病。故鄙意以为，凡本论病毒在最初根据地未经出发者，皆提纲也。

兹仅就赵开美本记其章数、节数，以免词费，读者仅一检查，即了然矣。

辨太阳病脉证并治第五：第一、二、三、十四节。

辨太阳病脉证并治第六：第一、二、三、五、六、八、九、十、十一、十二、十四、十六、十七、十八、十九、二十、二十一、二十二、四十七节。

辨太阳病脉证并治第七：第八、十一、三十三、三十四节。

上共二十七节，皆未经传变前之病证，皆麻桂证，皆承伤寒、中风两条而言，中多反复告诫之辞。若约之，才五七节耳。凡热病之最初第一步，已无在以上所举之外者（痓、湿、喝、霍乱除外）。我故曰：是乃真提纲也。若复以顺传各节分为一类，则太阳篇中各条，无不头头是道。太阳篇既了了，全书安有不了了者？

卷　二

用药之讨论

中国医学，晦盲否塞，近顷种种曲说，不足餍人听闻，遂群以为无多价值。若中国药物，则群众公认以为有效者也。半夏止呕，首乌补益，腾誉欧土。近日西医方努力研究中药，而中医反蹈常习故，毫无建树，此亦吾医界所当注意者也。然药物之研究，循五行旧说，固无有是处；即用理化，亦未便能窥测奥理。

吾观西医所谓特效药，其试验之方法，大都借重动物及考验微菌。例如，血清为喉证特效药，其发明此特效药之途径，为先知喉证之病源为一种微菌，又知动物躯体有抵抗病毒之本能，然后推想喉证菌在血液中，抵抗病毒之质素亦必在血液中。既有以上之理想，然后以此菌种之动物之身，逾若干时，取此动物之血液，与所培养之喉菌混合，于显微镜中观此微菌之状态。若微菌遇此血液，失其自由发展之能力而慑伏不动，是为凝集反应。凝集反应者，微菌受制于血清之证据也。所谓血清者，即血上层之清液。既经以上之试验，然后用所采得之血清注射于病喉者之身，则猖獗可怖之喉证，得此血清后，竟渐渐减退，不过五六日间，即已霍然。于是乃得一定例曰：血清者，治喉证之特效药也。

余固未治西医，所言是否真确，是否无遗漏，未敢自信，但大分不甚相远。准此以谈，则理化或未足以测知药之效用。吾言至此，乃连类而及一种极奇而极不明了其理由之事实，为外国医学博士所不知，而我国喉证大家所未尝梦见者。今不避繁冗，详悉言之，并略及鄙人之理想，以资探讨。或者竟因此而于外国微菌学说有所辅益，于我国医学有所发明，亦未可知。凡事，作始也简，将毕也钜。欧洲十九世纪之科学，极光辉灿烂之观，而其太初第一步，乃始于苹果落地。从苹果落地而明力学，因明天文，因明地质，声、光、电、化各种，实导源于此。以此为例，今吾所言者，虽甚细微，安知将来医学不从此改观也？

先是儿子阿通，十三岁，读书于尚公小学，年终开运动会，仅著单层布操衣，终日仅食冷馒头肉馅者三枚，既冻且馁，归则嚷饿，狂啖猪油拌面一大碗，即卧。翌晨，发热无汗，恶寒而喉痛，其喉有白腐，而外面颈皮略肿。此事在十二年前，尔时余于医学尚属门外汉，略略涉猎时方而已。因嘱家人偕至马逢伯处，马为刺喉间，令血出，更为开方，又予白药一包。其方已不记忆，唯忆有山豆根，此物气味极恶劣。余思此殆涌吐剂，白药粉则大约是石膏，然猜测而已，无从知也。服药后，喉痛愈剧，越宿，全喉皆白腐。当即延西医陆君，陆谓病奇重，当即注射血清，并云："此病最易传染，非送医院不可，否则危及一方居民。"于是送某医院，在院每日皆注射血清，然热迄不退，弛张颇甚。至十一日而见疹点，即西人所谓猩红热，更六日而殁。某医院治喉证极有名誉，然证之西籍，喉证之为病，愈者本只得百之四十五耳。嗣是，余颇奋志治医，两年后，于伤寒之理论小有领会处。

犹忆民国三年元旦，无所事事，偶念盍于此时一研求喉证治法。坊本《陈修园四十八种》中有《白喉忌表》一书，所言极无理，乃托之乩笔。阅竟，极不以为然，援笔作书后，可千余言，大略谓此书背《伤寒论》理论，不可为训。其翌日午夜，小女毛头才六岁，呼喉痛，视之一边有白腐，如花生仁大，其症状发热、恶寒、无汗。余以评《白喉忌表》时，即认定此种症状等于伤寒太阳病，唯此病传变始终不离咽喉，且舌绛、口渴是温热症状，其脉类洪数，大都无汗，于初起时得汗，则喉痛立瘥减，此表闭阳郁之证也。今不问其喉烂与否，仅解其表而清其热，在法当瘥。其时已夜三钟，不及买药，姑俟明日。乃晨六钟视之，喉间白腐两边均有，其面积较三钟前增加一倍。病毒进行之迅速，良为可惊。即以麻杏石甘汤予服，而内子见报端广告有某药房保喉药片，急足往购，每半钟含药一片。向午汗出，傍晚热退，喉间白腐面积缩小，作黄色微带绿，其不腐处则作殷红色，痛则大瘥。是夜得安寐，翌晨霍然。

余深信麻杏石甘汤之中肯，而内子颂保喉药片之功德不置。讵女儿才瘥，十二岁之儿子复病，病状尽同。余已有把握，不复惊惶，然颇欲知保喉药片与麻杏石甘功效孰胜，因勿予药，专服保喉药片。越三钟视之，白腐仍增大，唯不如不服药片者之速，痛亦不甚剧，而壮热无汗则略不瘥减；更进保喉药片，胸闷泛恶，不能受矣。内子惶急，促余予药。余曰：君谓药片佳，故余欲一观其成绩也。内子怒余以目，谓"此何等事，乃作隔岸观火态度"。余乃令屏保喉片弗服，更两钟，喉痛觉增剧，乃予麻杏石甘汤，喉遂不痛，越宿霍然愈矣。嗣是每值此证，予麻杏石甘，无不效者。

余二十岁时，曾患此病，尔时在里中，服药不如法，濒危，亦多发红疹，迭服养阴药，经月始愈，其实幸而不死耳。苟初起时用麻杏石甘，太阳既解，必无以后种种危象。近来中医界知此者渐多，《白喉忌表》之谬说不足惑人，而喉证可怖之声浪亦一落千丈。其实凡病之一药可愈者，皆小病耳。以故宋·窦材谓仲景《伤寒论》只治小病，其言虽不必尽是，固非全无意识之谈。唯小病当知治法，苟不知而误治，则小病必为大病。前此遇喉证谈虎色变，则因不知治法耳。

又，西医对于此病，有"一度患此，终身免疫"之说。凡免疫者，此种微菌不能为患。曾有某博士系终身免疫者，将培养菌吞服多许，并不患喉证，仅得微泻即愈。此事甚确，余曾躬亲尝试。余自二十岁患喉证，至儿子病时已十三年余。余与内子昼夜看护，内子亦于二十岁时病此，故内子竟不传染，余则传染，然极轻，喉间虽有白点，著衣被覆略暖，得微汗即瘥。今年八月间，邹君聿文患喉证，延诊。其病极剧，热壮而口中臭气甚烈，喉间白腐满布。诊脉之顷，余觉遍身有异常感觉，且渐渐有恶寒意。心知是传染时光景，然颇欲知"免疫者，吞喉菌，仅微泻"之语真确与否，即亦不惧。视舌色时，且故意以鼻近其口，俾微菌吸入吾体。讵知其气味恶浊，不可响迩，斗觉胸中作呕，恶寒亦加甚。此时外间风甚大，诊毕且须冒风而归，心甚悔之。忽忽书方毕，径归，谢绝其他各家之延诊者。抵寓后，令家人置消毒药水痰盂中，探喉而吐，以吐能去毒，且亦能得汗也。讵久久竟吐不出，唯略得汗，恶寒则止。于是避风取暖，约两钟许，胸脘不适处觉渐渐下移，已而腹中微攻动，可三钟得大便两次，而精神爽慧。余素患便结，此次乃如服微泻药然。此可证免疫之说，与"免疫者，喉菌不能为病，仅微泻"之语，信不诬也。

今吾叙事实已毕，试系以理论。就西国学说言之，喉证之病源为微菌，已无疑义。因凡患喉证者，皆有同样之微菌，证一；将微菌种之动物之身，而取其血清，此血清能使喉菌显凝集之反应，证二；且用此血清以治喉证，效果良佳，证三。故喉证之病源为微菌，已成铁案，不容有非难之词也。然而麻杏石甘汤能愈喉证，则为显明之事实。毕竟麻杏石甘何故能愈喉证，若云"麻杏石甘或者能杀喉菌"，此正不然。喉证血清能使喉证菌凝集，不能使伤寒菌凝集；伤寒血清能使伤寒菌凝集，不能使副伤寒菌凝集。菌之同异，当以凝集与否为断，形状其次焉者也。菌之凝集不同，血清之效用亦异，伤寒、喉证不能通用。

至麻杏石甘，本非治喉证之药。麻杏石甘汤之主要药只是麻黄，石膏已是副药，杏仁、甘草更是副中之副药。麻黄之作用为发汗，太阳病无汗者可用，有汗者不可用，不问伤寒，或副伤寒，或喉证。石膏之功用为清胃，在《伤寒论》阳郁烦躁者用为重要副药。唯麻黄有一紧要分际，即病在三阳，未离太阳者，可用；若太阳证已罢，即不适用。因麻黄为汗剂，太阳既罢，不当更发汗也。（《伤寒论》本文，喘而汗出用此汤,与大青龙禁例相矛盾,疑"喘而汗出"句有讹字。)若病入三阴,则麻黄之不适用,更无待赘言。(阴证有用麻黄者,仍是解表,如葳蕤汤、麻黄附子细辛汤皆是。是即喜多村所谓"在表而实者为太阳,在表而虚者为少阴"。故序例有"未入于腑者,可汗而已"之说。此非本篇所欲讨论之点,今姑置之。)如此而已。

今将麻杏石甘愈喉证,与喉证血清愈喉证,两两比较而讨论之,则有大问题发生,有不容忽视者。理由如下。

喉证血清愈喉证,因此血清能制喉证菌,因喉证之病源为喉证菌之故。据商务出版之《内科全书》以比令(Beiring)氏血清为喉证特效药,唯宜用于发病初期。若毒素分布全身之后,则效力减少。麻杏石甘愈喉证,以麻杏石甘汤能发汗之故。(喉证之初,恶寒战栗,体温升高达三十九度,咽头疼痛,西人谓之前驱证。)因发汗则热不郁,喉疼即瘥减。且喉头已腐烂者,不发汗则腐烂之面积渐渐扩大,发汗则腐烂之面积渐渐减少,以至于无。是喉之所以痛而且烂,执果溯因,不得谓非恶寒战栗之故。恶寒战栗,太阳证也。然则喉证血清愈喉证,因血清能制喉证菌之故;麻杏石甘汤愈喉证,因麻黄能解太阳病之故。

自西说言之,粟粒结核之前驱证,恶寒发热;黑死病之前驱证,恶寒发热;流行感冒、脊髓膜炎、丹毒等之最初一步,皆恶寒发热。是恶寒发热者,大多数急性传染病最初步之共同点。就中医言之,凡热病皆伤寒之类,凡热病皆由外之内,是太阳病者,乃广义的伤寒共有证。喉证之病源为微菌,微菌不灭,喉证不愈。血清愈喉证,乃因灭菌而愈;麻杏石甘愈喉证，乃因太阳病解而愈。今谓病菌灭，太阳证虽不解亦愈，以无病毒，则太阳虽病，当在脉静不传之列，其理可通也。假使太阳解而病菌不灭，其病必不愈。若谓"太阳既解，虽有病菌，不足为害"，其理不可通。今太阳解而病随愈，是必病菌因太阳之已解渐就消灭也。然则血清可以制微菌，解太阳亦可制微菌。于是吾敢下一定义曰：太阳既解，病菌即渐就消灭。

抑犹不止此，病不同，微菌不同，所取得之血清不同，故伤寒与喉证血清不能通用。凡属急性传染病，其前驱证有恶寒发热者，即为有太阳证；既太阳病解，微菌不能为害。故凡有太阳证者，第解其太阳证，而病无不愈。故麻黄能愈喉证，亦能愈伤寒（此是狭义的伤寒）。故更得下一定义曰：太阳病既解，不论何种病菌，皆渐就消灭。（唯前驱证有汗者，如结核病等，不在此例。）

太阳病解，不论何种病菌，均归消灭，此何理乎？是即不知，不敢妄说。第吾观日本地震而有所领会。日本因建国火山脉之上，此次地震仅三十秒钟，而横滨、东京同时为墟。其实地球未尝有变化，不过一小部分略略颤动耳。假使地球全体略略颤动，则地球上生物当无噍类。以此为例，则人体之表解汗出，其变化甚于地球一部分震动，微菌之消灭也固宜。然此不过理想，若欲证明其所以然，恐非科学更进步不可。

然即准此以谈，吾敢昌言对于西国已成铁案之学说，有所怀疑。毕竟先有微菌，而后有太阳病乎？抑先有太阳病，而后有微菌乎？微菌为病源是否真确，不致倒因为果乎？如云以甲之病菌种之乙身，乙即患同样之病，是菌为病源之说甚确。然动植物皆有人为的、天产的。假定种菌的喉证，为人为的喉证；自然发生之喉证，为感气化剧变而生之喉证。假使吾谓"自然发生之喉证，先有太阳病而后有菌，故解太阳而菌灭"，亦有说以反证吾说之非乎？（西国有郁血疗法，《病理总论》"循环系"节有"疗脱疽菌，因用人工郁血法，见其菌不活动而渐就消灭"之说，是亦"体气变更，微菌消灭"之一证据。又，炎症是否由于微菌，西方学者现方聚讼，亦见该书"炎症"节下。）

　　上节所言，本为第三卷中材料，因证明药物试验之难，连类及之，遂致自乱吾例。今吾当承上文而言伤寒用药。试验药物，如西人之精密，犹且不能无疑义，则如我国科学不完备，治医者之无常识，将若何而后可乎？一孔之见，以为解决此事，非从《伤寒论》着手不可。

　　伤寒一百十三方，为药共八十七味。河间刘守真所取用者仅四十一味，此可谓简之又简。盖第一步必如此简单，然后可以尽研究之能事。其理由如下。（一）凡习用之药，正面之成效与反面之坏处，习医稍久者咸能知之；（二）从各家著作及医案参互考证，凡习用之药，其用法类视不习用者较为详；（三）流行感冒，无岁无之，若河间所用之四十一味，黄、附、姜、桂且不在其列，苟患三数次热病，即有遍尝之机会。药物去病，入腹之后若何状况，唯自服者知之最审。以自服之感觉，证古人之方案，则亲切有味，迥异空谈。须知河间之医，虽不无可议，然确系仲景一派，迥异于其他魔道，此则吾人所当公认者。故吾以为，研究药物之初步，莫妙于从此四十一味入手，既审知此常用药之功效与其反面之流弊。

其第二步，当注意药之调节。例如甘草一味，其性平和，随方皆可加入。近日论者以为此味不过等于西医之矫正药、滑黏药、调味药，岂知其作用正不止此。此事说明，颇非易事，试为解释如下。

《伤寒杂论》云："经谓：热淫于内，治以咸寒；火淫于内，治以苦寒。调胃承气，君大黄之苦寒，臣芒硝之咸寒，更佐甘草之缓，调停于大黄、芒硝之间，又少温服之，使其力不峻，则不能速下，而肠中自和。"此说虽异于西国调味药，实颇近似矫正药。然究其实际，迥然不同。就调胃承气观之，或仅就三承气比较，均不足以明甘草之作用，是非证之积聚病不可。

积聚之病名，详于《灵枢·五变篇》及《百病始生篇》，《金匮》亦言"积为藏病，聚为府病"。《灵枢》言病源极繁复，不易明了；《难经·五十六难》较详，然复杂更甚。后世医案，此病不甚见。近日医家，识此病者，殆亦不多。以我推勘所得，于《灵枢》奥旨既无背，于西国解剖亦甚合，而病则易识，可以于临床时指下无疑，不致误入歧途。唯尚恨所言不能详悉，我不敢自秘，亦不欲自文，言有未尽，愿后之学者继起研究，至于穷原竟委，亦医学中一大快事也。

《灵枢·五变篇》之言积聚，专指肠胃，《百病始生篇》则否。《金匮》之府病，当亦指肠胃。肠胃中有积聚，实即西医所谓胃病之一种。病虽属消化系，其原因实不仅因饱食。以我之经验体会而得者，此病之来源有三种：其一，用脑过当；其二，神经过敏；其三，吸鸦片。请一一分疏之。

凡用脑，则血聚于脑，用之过当，则胃善饥，善饥则食不以时；且非时之需，自莫便于茶食，过甜则胃酸失其效力，油与面合，则不易消，而大便燥结。若亦乞灵于泻药，则其结果与用脑过度者略同。若吸鸦片者，则因烟力，神经兴奋，胃则善饥，故吸烟者恒喜甜食。及瘾稍深，遂成习惯，每与茶食、糖果种种不易消化之物为缘，而又常偃卧不运动，则其为积尤甚于以上二者，其结果亦不能不乞灵于泻药，则泻者自泻，积者自积，而积聚之病以成。

凡有此病者，其脉必沉，此吾所谓"病在里，则沉脉应之也"。其人多瘠，而面有痤痱，即《灵枢》所谓"皮肤薄而不泽"；其舌苔必不匀，或一边有一边无，或满舌如常人，而有苔一块不化。病浅者偶见之，病深者无时不见，而吸鸦片者尤显。吸鸦片之舌，常中心或根际一块光滑，初步如小豆，继而圆如小银币，余处之苔如积垢。凡具以上见证者，可直断其人有积聚病，百不爽一，所谓"能合色脉，可以万全"。古人望色知病，皆以此也。浅者为之，用骑墙语刺探，俗所谓江湖术品，斯下矣。

积聚病治法，当攻下。《内经》仅言"大积大聚可犯，衰其半而止"，未言若何攻法。唯《千金》常言大风，而积聚之治法，类用风药。孙真人论病，凡积久者，泰半皆以风为主，用药亦多毒虫。故余有杜撰名词，凡舌苔不匀，大便不爽，如上文所云者，名之曰风积。因此病用他药攻之，所下之粪色黄，且病者总觉大便不能畅快。即用燕医生补丸，虽得大泻特泻，所下之粪总属黄色，且病者于泻后依然自觉

腹有余积。唯用风药，则所下之粪，色黑且胶黏奇臭，经三
数次攻下，嗣后遂继续自下黑粪，而胃纳日增，精神日见爽
慧。故同是攻下，病不同则药不同。且攻药苟不对病，虽泻
而积不去，即可知误攻之无益而有损。余因此悟得，凡当用
大柴胡者，不得用三承气；当用调胃承气者，不得用大、小
承气。攻之不及，积固不下；攻之太峻，则反不能尽下。此
亦物理之易知者。是调胃承气中甘草一味，不仅为缓和硝、
黄而设，可以心知其故矣。

　　其次，最多用者，莫如人参。《伤寒》一百十三方，用
参者凡二十二，而皆不为主药，非如独参汤、六君子之意在
补益。人参之功用在补益，既意不在补益，又何故用之？吾
乡邹氏所著《本经疏证》一书，言之最详，亦最有价值。因
《疏证》所言者，纯用《伤寒》《金匮》两书之方参互印证，
不下一武断语，亦不参以臆度，实为自来言药物者比较真确
之书。其用五行、阴阳说药之处，固未可拘泥，要之瑜可掩
瑕。至余之所得，多半由于实验，虽不如《疏证》用力之
勤，而实无背经旨，且亦简明易从也。

　　余今为该括之词曰：人参者，助药力者也。凡猛悍之
药，走而不守，一发无余，欲其行稍缓，留稍久，与病相
得，则用人参。用人参能令诸药行缓留久，而不减其功用，
故曰"增药力"。是故无论汗、下、温、清、和，皆可用人
参。唯有禁例。表不解者，不可用人参，故小柴胡汤下云
"若外有微热，则去人参"，以故在《伤寒论》中无人参与麻
黄同用者。有湿者，不可用人参，故又云"渴者，去半夏，
加人参半倍"。病在下焦者，不可用人参。理中丸条减法云：

腹痛者，加人参。理中者，理中焦。若少腹痛，则不加人参矣。邪实正实者，不可用人参。故白虎证，腹满、身重、口不仁、面垢，不用人参。用参虽意不在补，然毕竟是补药，若病为邪实正实，则无犯实实之禁也。凡病在上焦则用之，欲药直达下焦则去之，故知人参能留药。因此可以推知，诸柴胡证之用参，即桂枝证欲令蒸蒸发汗之意；（桂枝、柴葛同是解肌，柴胡亦发汗，不过较缓，故曰和剂。"和"字勿泥。）诸泻心汤之用参，即白虎加人参之意；诸附子、干姜与参并用，即小建中用饴糖之意。如此则当去当加，自有标准。若恣意用参，或畏参如虎，茫无理由者，皆不足为训也。此调节之说也。

本论又有当阙疑者，如十枣汤之甘遂、芫花、大戟，大陷胸之硝、黄、甘遂，抵当汤之虻虫、水蛭是也。十枣汤条，诸注家因方中芫花、大戟皆以水饮为言，然本文"其人漐漐汗出"以下七句，实未见有必用如此峻下之证据。仲景于大承气汤之用法，先之以小承气转矢气者，然后攻之，所以慎峻药也。今十枣、陷胸均十倍猛烈于大承气，而证据简单如此。十枣汤证，谓是水邪并结之最剧证，仅注家如此说耳。本文之"心下痞，硬满，引胁下痛"一语，不足当十枣汤之主证，是必有阙文。至于陷胸，其力量不亚于十枣，而结胸之病证，即因误下而来。先前下之既误，奈何更从而大下特下，是非救逆，且益之逆矣。是必有讹误，不可从，甚为明显。

其次，两方之分量亦一疑点。十枣汤云：甘遂、芫花、大戟等分，以水一升半，大枣肥者十枚，先煮取八分，内药末，强人服一钱匕，羸者半之。陶氏云："等分，为诸药斤两多少皆同，先视病之大小轻重所须，以意裁之。"是水与枣皆有定，而甘遂、芫花、大戟反无定也，不可通。

章太炎先生云：按，十枣汤方下云：上三味，等分，各别捣为散，以水一升半，先煮大枣肥者一枚，取八合，去滓，内药末，强人服一钱匕，羸人服半钱匙。半钱即是甘遂、芫花、大戟总定量，三味等分即是甘遂、芫花、大戟分定量。

若以大陷胸汤为例，甘遂为一钱匙，芫花、大戟亦为一钱匙邪？甘遂重，芫花轻，自不当统以钱匙计。且十枣汤，注家均谓病既急，药不嫌其峻，但何故用此三味？则遍考各家，不得其说。而《伤寒论》本文所列之证据，亦与大陷胸、瓜蒂散大同小异，何故必用此峻药，亦从无为之说者。且大陷胸汤用甘遂一钱匙（影印宋《千金翼》及赵开美原刻本均同），尤不可从。药量，徐灵胎、陆九芝均有考，刘守真、许叔微均有说，而各家微有不同。今据东瀛影宋本《千金方》，一钱匙者，用五铢钱抄药末，令不落为度；一钱字者，用五铢钱一边抄药末，令药掩"五"字，亦以不落为度。

章太炎先生云：按，五铢钱抄之不落，其剂甚轻，今当验之，而后定其轻重。

吾今试以《千金》耆婆丸一为映证，则知甘遂用一钱匙当存疑矣。《千金》耆婆丸，药共三十味，甘遂居其一，每药各一分，甘遂得三十分之一。全料共三钱，合丸九十粒，每粒大如豆，约得三厘强，甘遂居三十分之一，才得一毫强耳。

章太炎先生云：按，《千金方》十黍为一铢，六铢为一分，四分为一两，十六两为一斤。是所谓一分者，即一两四分之一也。若以一钱十分之一为一分者，起于宋时耳。

凡患积聚病者，与耆婆丸三粒，即得畅便，胶黏宿积尽下。《千金》服耆婆丸法云：一日攻之，二日补之。倘六粒作一次服，则病者将不任受。而审察三十味药，攻下之品，仅甘遂一味，则甘遂之力量何如，概可知矣。此为余所躬亲试验，以之治自己，亦以治他人，最为可信者。若甘遂用一钱匙，此物本重，一钱匙得二分余，即云"一钱匙"为"一钱字"之讹，亦得一分弱，重于耆婆丸三粒者且百倍，此非一绝可注意之事欤？丹溪治疟，曾用三花神佑丸，（按：三花神佑丸，即本方加牵牛、大黄、轻粉。）每服不过痧药大三粒，并可证此药不能多服。丹溪又有文懿一案，中脘食积痰饮，用甘遂一钱，入猪腰中煨食，连泄七次，病遂瘥减。此则或者病重，或者非一次服食，未许贸然效颦。至大陷胸汤条下云"先煮大黄，以水六升，煮取二升，去渣，内芒硝，煮一两沸，纳甘遂末，温服一升"，则分量尤重，尤为可疑。

章太炎先生云：以《千金》丸剂比较大论汤剂，似有可凭，然此诸汤剂《千金》亦尽录之，则不能以丸剂之力生疑也。

总之，鄙意以为甘遂只宜合丸，不适用于汤药，抵当汤之虻虫、水蛭亦然。《千金》九江散，用虻虫四十枚，水蛭一百条，其余各药约四十余味，合丸如绿豆大，以治风病，良效。然日服一丸良佳，渐加至两丸，即感不适，至三丸则心荡，稍久须发尽白。今抵当汤用虻虫、水蛭各三十枚，煎汤去渣，服三分之一，虽曰"有病则病当之"，其敢漫然尝试乎？

病者之于药未达不尝，医生之于方尤当未达勿用。然此为一孔之见，世有学识经验并富之人，于此三方曾有经验，知其服后作何状况，详细公布，则研究之一助也。吾言"研究药品当自服"，读者疑吾言乎？无论中国无科学，理化均所不备，即西医苟不能备尝各药，亦终不成为良医。微菌于免疫者是否不能为害，必有待于吞服，若仅凭理论，总不能莫逆于心，是其证也。

章太炎先生云：按，药物疗病，大抵起于单方。盖草昧之时，未有医术，偶患何病，而偶服一草得愈，遂传之他人，历试不爽，遂著为本草。即唐宋以来增附药品，亦是医家自知其效，必有单方在前耳。今西药中金鸡纳，即彼中患疟者所自求也。

又，自古为大医者，无不由大病中得来，孙思邈、庞安常皆是，故曰"多病知医"。《千金》屡言身有恶疾者，恒得遇仙。由今思之，何者为仙，不过多食常人所不食之物，因而知人所不知，能人所不能，古代多神话，遂相与哗然，以为遇仙耳。凡人有奇疾，举世所不能治，如此者无有不究心医学，以冀自疗。夫有奇疾而究心医学，其病必为慢性。倘撄奇疾而不加以治疗，则始终为一种病，不必有何种异征。唯今日药之，明日药之，积年累月，则体功必呈绝大之变化，或旧病未除而添新病，或病根既动而元气骤虚，或治身之上半而流弊在下，或治肠胃内部而反应在外。假使其人自疗二十年不死，病即不愈，其所经历，迥非读死书者所能梦见其万一。此为自古产生大医唯一之途径，<u>丝毫无疑义者</u>也。夫良医之成，必由此途径，其事由于自然之机会，非可强人相遵从。此后中医改良，借助于科学，试验于动物，自当事半功倍。前此，医之真良者，必旷代一遇之；嗣后，尽人可为良医，不必如古昔之艰难。然医之事业与他种不同，凡具有决心为良医之人，必当有先入地狱之气魄，则吾谓"凡药当先自服食"，亦未为失言也。

凡研究药物，当从《伤寒论》方药入手，其次《金匮》，其次《千金》，不由此道，纵记忆千万验方，徒增魔障。丹溪、东垣专以滋补为能，其所用药泰半皆《本经》上品，与《伤寒》《金匮》《千金》迥然不同。在朱、李自身，或不失为良医，然后人仅能师其短处，中国医学实由此衰落。至于叶天士之后，无理取闹，更无费吾笔墨之价值矣。魔障重重，如蚁旋磨，如眼前现象，假使长此终古，医学将何自改良？中医而不改良，亦终无自存之希望也已。

卷　三

中西病理互证之难处

《伤寒论》六经，既如吾第一卷中所言，其为物略如几何学中之公例，乃抽象的，而非实质的。西医所讲，则视之而可见，触之而有物者也。在古代，无此实验学说，即亦无可如何。幸而生当斯世，西学东渐，前此不可见、不可知者，今皆能知之见之。此不必言学，即揆之人情，度无不乐得此种学说与吾旧有者一相映证，因得释疑解惑，然后餍然快足于心者。例如，太阳病恶寒发热，问何故恶寒发热，在吾旧籍所有者，为伤寒则恶寒，为人之伤于寒也则为病热，为阳胜则热，如此而已。究竟发热时之皮毛、筋骨、血肉作何变态，则不可知。今有种种科学方法，证明血中之变态，虽仲景复生，当亦倾耳听之矣。况吾国旧籍残缺，难解者多，得实验学说一为映证，可以释疑解惑乎？又况吾侪以医为业，在在与西医相接触，有不许不知者乎？此吾书所以并列西方学说也。

然有极困难之处。须知采集西方学说，不仅广异闻，资谈助，以及供给御人口给之需。吾之采列西说，欲借此以证中国旧说也；欲中医知西方学说，以纠正自来我国相传之谬说；更欲吾中医以古代学说与西国学说交互映证，确实指出彼短我长、彼长我短之处，使何者当因，何者当革，胸有主宰，然后吾国医学有进步可言也。唯其如此则非采用一二种西药与拾一二语西医唾余可以了事。彼中医而用热度表，用灌肠器，解释中风病谓是脑充血，解释惊风病为脑膜炎，嚣然自命谓能衷中参西，若此者可以壮门面，于改良无与也。既欲扫除谬说，用古医学与西医学交互映证，则难处立见，其一曰病名，其二曰病变。

　　根本不同、方法不同之两种学说，欲寻出其相同之一节互相比较，此非贸然可能之事。例如，中国所谓伤寒，究为西国何病乎？商务出版之《内科全书》第一节即为伤寒，其原文为 Typhus，是西国之 Typhus 即中国之伤寒也。然中国伤寒有五，有温病，有伤寒，有风温，有湿温，其病状各不同。我国之风温、湿温、温热又是西国之何种病乎？西国有 Typhus，又有 Paratyphus，译言异性伤寒或副伤寒。此副伤寒又是中国旧籍中之何种病乎？中国伤寒之名词，有广、狭二义。广义的伤寒，即《难经》"伤寒有五"之伤寒，亦即《内经》"凡热病皆伤寒之类"之伤寒。凡《伤寒论》中所谓伤寒，所谓中风，所谓温病、风温，皆隶属于此"伤寒"两字之下。西国对于种种猝病，统谓之急性传染病。吾谓中国广义的伤寒，与西国"急性传染病"之一名词，颇为相当。中国狭义的伤寒，即《难经》"二曰伤寒"之伤寒，亦即《伤寒论》"头痛项强，发热恶寒，无汗，脉紧，名曰伤寒"之伤寒，此狭义的伤寒，与西国之 Typhus 颇相当。是此两种可谓比较的心安理得者矣。然西国之副伤寒所以别于正伤寒者，一因病型之不同，二因微菌之不同。而我国不讲病型，不知微菌，纵强指某种病谓即西国之副伤寒，总觉义有未安矣。此病名不能恰恰相当之难处也。

中国之伤寒，以太阳为第一步，有顺传，有逆传，有合病，有并病，更有酒家、喘家、衄家种种不同。当其未传之先，不过恶寒发热，或有汗，或无汗，以及脉静、脉紧、脉缓之别；及其既传之后，参互错综，变化不可胜极。西国之急性传染病，种类极繁，而即 Typhus 一项，有合并病，有类似证，又复数十种，更参互错综，生无穷变化，尤不可胜极。今发一问曰：西国之遍身粟粒结核，为中国之何种病乎？吾知虽甚博学，将瞠目不知所对。又试发一问曰：中国伤寒之少阴证为最大之病，自来名家罔不注意研究，认为伤寒最难治之候，此少阴病者，为西国何种病乎？吾知虽甚博学，必瞠目不知所对。此则病变之名词既不同一，病之范围亦不同，无从互相质证之难处也。

西医有读中国医书者，吾友人中即不乏其人。然中医书至难读。金元而后，医籍之多，可以汗牛充栋。以我之陋，所见者不过数十种，原未可以此数十种该括其余，然就大段言之，可以径直下断语曰：满纸呓语，无一佳书。由宋上溯至于灵素，就中《内经》《伤寒》确为最佳之书。而《内经》则满纸阴阳五行，《伤寒》则文字简古，益以错简讹字随处皆是，又为群吠所乱，条理不明，骤视之，几不信此疏漏残缺之旧籍，可以应变幻无穷之病情。而《伤寒》之六经尤极费解，中医之读此者，类皆应以颠顶之头脑，绞不知所云之脑汁，又费无穷之岁月，然后若明若昧，自欺自慰，如吾第一卷中所谓"名医不能以其术传人"者。今之为西医而具有研究中国古学之志愿者，其人纵擅长中国文学，其脑筋则为欧化，以欧化之头脑，读中国旧籍，宜乎爬梳抉剔，从无条理中寻出条理。其奈《内经》之五行、《伤寒》之六经均不可解，而业医者之颠顸自大，尤足令人齿冷，于是引起其一种蔑视之心，而肆口漫骂矣。五行不得其说，六经不得其理，即在在捍格不入，虽欲条理，亦无从条理也。

中医读西籍者，尤等于零。所以然之故，西医书前此无译本，近顷始有商务书馆出版之《内科全书》《诊断学》等数种；其次则因中医能读古书者，已属少数之少数；又其次则因中医之少常识，大多数与不论何种书籍相远也。因此之故，两种学说总不得有相接之机会。今吾不畏难而贸然为此，非曰能之。余于《内经》、《伤寒》虽小有发明，毕竟兹事体大，而绵力有限，继今十年不死，或者斐然可观，若论今日，则犹未也。至于西医之学识，余所有者乃极幼稚不足道，然且伸纸舐笔，窃比当仁者，则时势为之也。中医晦盲否塞，于今已极，物不可以终否，若更无人起而整理之，斯学必绝。抑西国医学果然丝毫无憾，中国医学果然荒谬绝伦，余亦何事饶舌？唯学问无穷，今日视为真理者，明日已觉其非；或今日视为无价值者，明日转觉其可贵。是中医当废与否，尚待考虑；西医尽善与否，亦尚待考虑。吾为国人考虑之先河云耳。此余所以不敢自菲薄也。

伤寒类西国病理略并论

伤寒，原名 Typhus Abdaminalis，其原因为微菌，其证候有潜伏期，有前驱症，热度弛张有一定病型。本病有类似症，曰急性粟粒结核，曰阴性败血症，曰传染性骨髓炎，曰流行性感冒，曰鼠疫，曰急性发疹伤寒，曰旋毛虫病；有合并病，曰心脏变质，动脉炎，血栓栓塞，手足坏死，血色素、白血球减少，咽头炎，喉头软骨骨膜炎，扁桃腺及咽头伤寒，耳下腺炎，胃病，鼓肠，鼻黏膜充血，衄血，喉头后壁溃疡，声门水肿，气管枝炎，肺炎，肾脏炎，不眠，以及精神忧郁、神志昏迷等。

以上为西国伤寒病理大略，语多不可晓，非详细解释不可。其合并症、类似症两项，尤非逐条详释不能了然。是虽伤寒一证，且兼及急性传染病全体，非此不得明了。今本书短幅，实不能容，姑简单言之，择要言之，期于达意可解而止。若求精深，西籍具在，兹不备赘。其有参合中国学说及经验，可以交互映证，证明彼我是非之处，仅于每段加注说明，不复另立为篇，以归简要。

伤寒西说

伤寒菌，形如棍棒，故名杆菌，长约 3mikron，阔约 0.5～0.8mikron。Mikron 者，乃一百万分密达（meter，米）之一，其细已甚，非千二百倍之显微镜不能视之了了。此菌多在人之肠壁及脾脏、肝脏、肾脏等处，故大小便中含有此菌甚多。伤寒病之传染蔓延，大半由大小便为之媒介。伤寒病患者，以五岁至二十五岁为最多，年老者则少。经一次患病，多终身免疫。伤寒菌运动颇活泼，显微镜下可见；

若遇患病者之血清，或免疫者之血清，则凝集。

每年冬季此病较多，春夏较少。若饮料不洁，即为此菌传染之路径，故不卫生区域，四时流行不绝。潜伏期无定，大约九日乃至二十一日，全体倦怠，食欲减退，头痛，四肢酸，继以恶寒发热，甚或战栗。

上二节，为伤寒病菌状况，与此菌潜伏人身之症状。微菌之发现，远在十八世纪之下半稘，今则久已蔚为专科，此为吾医界所当研究者。鄙人有妄想，以为吾医界当结合团体，集资办仪器，并广购西国菌学书籍与解剖模型，凡可以研究者，皆研究之，纵无所得，亦贤于博弈。而人不我应，岂时机尚未至欤？

潜伏期可以证明中说"不即病"之谬

又按：潜伏期云者，乃病菌已入人身，而病状尚未显著之谓。所有一切急性传染病，其潜伏期多不出数日或十余日，至多二十余日。此可以证明"寒毒藏于肌肤，经春不病，过夏至始病"为大误。

按："寒毒藏于肌肤"之说，仅见于《伤寒例》，其下文云：辛苦之人，春秋多温热病者，皆因冬时触寒所致。此与西人"不卫生之地，四时流行不绝"者之说固相反，即与《内经》亦相反。《内经》所谓"人之伤于寒也，则为病热"，原有阴阳胜复意，故云"热极生寒，寒极生热"。《热论篇》末节"先夏至日为病温，后夏至日为病暑"，当即《伤寒例》所根据。但《内经》此节第一句"凡病伤寒而成温者"，即是指一切热病，并非专指"冬伤于寒"说。

　　自《序例》有"寒毒藏于肌肤"之说，杨上善复取以注经文，有"轻者夏至前发，甚者夏至后发"之说，此真想当然而不明《内经》阴阳胜复之理者。阴阳胜复之理，轻者复亦轻，甚者复亦甚，是复之微甚视胜之微甚，绝无复之迟速视胜之微甚者，不知杨说何所根据。《序例》自第一句"阴阳大论云"起，至"此则时行之气也"止，《外台》此文下有"王叔和曰"四字，元和陆氏引之，以为"王叔和曰"以上皆仲景语，其实亦不为圆满之说。总之，无论是仲景语或叔和语，理论上讲不过去，便当怀疑。

　　我国风尚崇古，自《序例》中有此杨氏注，《内经》又有相类之文，后人遂不复思索，嗣后据此而演成温病之说，谓伤寒由外入内，温病由里达表，反忘却《内经》"善治者治皮毛"之语，将温病、伤寒两个题目，大做其对待文字。又不明《灵枢》《素问》所言经络、穴道皆从体工之反应试验而出，以为古人别有知经络之妙法；不然，便以为古书错简伪脱；又不然，便以为此道失传。而同时对于自身又欲抬高声价，仿佛灵素绝学独有心得，而其头脑之中除却正面、反面、对面、侧面之八股知识之外别无所有。于是见伤寒言足经，以为温病必是手经；伤寒由外之内，温病必是由里达表。于是有"温邪犯肺，逆传心包"之谬说。在著《温病条辨》《温热经纬》者之心理，以"温病"名书，殆欲与仲景《伤寒》分庭抗礼也。卒之著者自身对于病理委实茫无头绪，遑论读其书者。

　　须知《伤寒论》中明明说"太阳病，身热而渴，不恶寒者，为温病；自汗出，身灼热者，名曰风温。风温为病，脉阴阳俱浮"。后人知太阳主一身之表，仲景明明说"太阳病，身热而渴，不恶寒者，为温病"，何尝温病由里出表？（吴又可谓瘟疫与伤寒迥殊，其邪从口鼻而入，彼自为崇祯间疫病说法，非现在常见之温病也。）病在表，则浮脉应之。自宋元至于清末，凡著医书者，皆知浮脉主表。仲景明明说"风温为病，脉阴阳俱浮"，何所据而谓从里出表？如云"既出表，则脉浮"，其先在里，脉必不浮。然则伤寒从外之内，仲景从外说起；温病果由里出表，仲景当从里说起，何得冠以"太阳病"，更云"脉阴阳俱浮"乎？

就鄙见言之，彼治风寒外感病，而恣意用生地、石斛等药，如清宫、增液之类，其书固当付之一炬；即彼持"温病下不厌早，汗不厌迟"诸谬说者，其书亦非烧不可也。

附：《伤寒论》"身热而渴"节订误

《伤寒论》：太阳病，身热而渴，不恶寒者，为温病。若发汗已，身灼热者，名曰风温。风温为病，脉阴阳俱浮，自汗出，身重多眠，睡息必鼾，语言难出。若被下者……

愚按：此节有脱误，致从来不得正确解释。鄙意以为其文当如下："太阳病，身热而渴，不恶寒者，为温病。自汗出，身灼热者，名曰风温。风温为病，脉阴阳俱浮，身重多眠，睡息必鼾。若发汗者，语言难出……"。此虽无可印证，理由则甚充足。

如本文"若发汗已，身灼热者，名曰风温"，是风温必

待发汗之后始见，是风温为温病之转属病矣。闻伤寒误汗而
成痉矣，未闻温病误汗而成风温也。且上文既云"若发汗
已"，下文如何更接"自汗出"？又若"发汗已，身灼热者"，
文字不顺，"语言难出"为一种逆象，必误治然后见，不得
与"睡息必鼾"并列。若从鄙说，不但上文文从字顺，即下
文"若被下者"、"若被火者"、"若火熏之"四个"若"字一
气贯下，亦复明白晓亮。

伤寒病型与传经

伤寒，潜伏期内，虽恶寒发热，甚或战栗，病者往往犹
能强起动作，不肯就床；迨第一周，症状渐见，每日体温列
级上升，头痛躁渴，食欲不进，舌带厚苔，大便多闭，脾脏
肿大；及二周，高热不退，脉仅增速，胸腹两部生蔷薇疹，
其色类赤，大如豌豆，指压则褪，腹部稍膨，下痢、闭结殆
无一定，触回盲部较常过敏，压迫之则雷鸣，嗜眠昏懵，谵
语时作，食思缺乏，舌苔干燥生裂，且带咳嗽，有气管枝炎
之征，尿中则常现蛋白；至第三周，则热甚弛张，心肌衰
弱，危险证候常伏此期，而最可怕者为肠出血与穿孔性腹膜
炎，此期苟有转机，则热渐下降，舌苔剥落，诸证缓解，日
见平复。以上为西医籍所述伤寒病之大概。

恶寒发热与战栗，西人谓之前驱证，颇与《伤寒论》
"太阳病，或已发热，或未发热，必恶寒"有相似处。其云
第一周体温上升，头痛躁渴，则与《伤寒论》"发热而渴，
不恶寒者为温病"有相似处。其云苔厚、便秘、热高、脉

数、腹鸣、嗜眠、昏憒、谵语，则与《伤寒论》阳明经腑证极相合。其云第三周热甚弛张，心机衰弱，即《伤寒论》之少阴证。其云肠出血与穿孔性腹膜炎，与桃花汤证极相似。至"心肌衰弱"四字，与少阴证"脉沉微"三字，尤为吻合。（参视后文心房造血）西说分伤寒为三周，中说分伤寒为三候。第一周似太阳，第二周似阳明，第三周似少阴，可谓大段相同。其细目不同之处，颇有理路可以推敲。仲景太阳病本极繁复，所以如此繁复者，因有救逆各法，其不能与西说吻合，宜也。阳明、少阴变化较少，故大段相同。

西国有所谓病型者，即指此三候中之热度与脉搏。自初病起，逐日记其热度与脉搏，至二十一日止，列之为表。凡病伤寒者，无论千百人，此热度、脉搏之表如出一型，故曰病型。然鄙意以为病型不尽可恃，盖伤寒者，随治法而呈证象者也。此事极有关系，极不易说明。鄙人固愿竭其绵薄，公布之以质证于天下后世。唯吾不耐检查《温病条辨》、叶氏《医案》诸恶浊书籍，抑备列各说，本书为经济所限，亦所不许。兹仅列西医治法，与仲景治法一相比较，更参以"顺传、逆传"之说，亦可大段了了矣。

治疗法之讨论

西医疗病法云：本病尚无特效药，唯血清疗法成绩较佳。自古惯用诸剂为甘汞、沃度等，然均非稳妥之药，故今日除预防及对症两法外，其道无由。预防法，第一须注重饮用水，即不可不改良土地之卫生，而病者所用之便器、衣服、卧具等之清洁消毒，以及排泄物之处置，发病附近井户之封闭，菜蔬之不生食等，亦均为预防之要。对症疗法，在医者之随机应变。如解热法，可试冷浴，解热剂大概用Chininum hydrock boricum，Antipyrin，Lact，Ophenium，Pyranidonum；若高热，心脏部用冰囊；四肢厥冷，则用汤婆；心脏衰弱，可用酒精剂或麝香、樟脑等；下痢或肠出血，则用鸦片或 Tannalbin。

本病一般证候之主要者，体温上升与脉搏不并增进。心力衰弱或肠出血、肠穿孔，起则体温骤降，脉搏细小；恢复期中，则往往降至常温以下，精神感动、食物不慎则又易上升。故本病之热常可高至四十一度，脉搏不过仅达百数。舌苔中带煤色，干燥粗糙，褪色时先从舌尖呈三角形。大便初期多秘结，渐转下痢，每日数次，下稀薄黄豌豆汁状物，往往放阿马尼亚臭，此等大便常混有本病杆菌。

今试为解释并讨论之。西医有根本疗法、对症疗法两种。所谓根本疗法者，例如伤寒之病源为杆菌，用药克制此菌，是抉去病根也。故用血清治病，可谓根本疗法。对症疗法者，有热则清热，无汗则发汗，咳甚则止咳，即"头痛医头，脚痛医脚"之谓。其解热用冷浴，疗热用冰囊，亦即对症疗法。中医对于用冰最不满意，然亦有愈者，于是置诸不论不议之列。岂知此种对症疗法，虽甚简单，故自有可用之理。

须知热之所以高，乃因正气未衰之故。所谓阳明多血多气，高热之所凭借者，即此正气，此为实证、阳证。我国古法本有用寒衣、寒食者，即白虎汤亦是此意。其有发狂上屋、饮冷水竟愈者，亦是此类。虽其中差别甚多，大分是如此。若虚证，热即不高。虚证而有高热，是格阳证，若用冰，自无不死者。

至于手足厥冷用汤婆，尤为与中国理论吻合。凡健全之体，上下表里左右如一，是之为和。病则有偏胜，故上盛者下必虚，气并于右者左不遂，热聚于里者外必寒。故《内经》缪刺之法，从左引右，从右引左，病在上者取之于下，病在下者取之于上。伤寒病，手足厥者，有虚、实。虚者，为阳微，仲景用四逆，所以补阳也；实者，热聚于里者，故肢冷。若用汤婆，则引里热向外达，确是正治。

唯其预防法，虽是正论，却不适宜于中国现在情形。况菌为病源之说，如吾所论喉证，尚不无可疑之处，是菌学尚有不彻底者在乎？然此非吾现在所欲讨论之点。

对于病型之商榷

吾所欲讨论者，统观西国治伤寒之法，足以证明仲景《伤寒论》理论之真确，并足以证明伤寒病之真相。虽西国学说之精密，尚有未能见及者，此其关系，良非浅鲜。吾所以敢于自信者，以吾所说理论，一贯绝无枝枝节节者横亘于中也。

西国病型说，其第二周之症状，何以与仲景《伤寒论》阳明病证吻合乃尔乎？云"伤寒尚无特效药"，云"除预防与对症两法外，其道无由"，如此，其治病方法，去不服药者几何？唯其以预防为治，以对症为治，故病得按部就班，由太阳而少阳，由少阳而阳明，此所以病型第二周与阳明病证极相吻合也。

第一周之头痛、躁渴、食欲不进、舌带厚苔、大便多秘，为太阳未罢、阳明已见之候。第二周之腹部稍膨、下痢、秘结殆无一定，触回盲部较常过敏，压迫之如发雷鸣，嗜眠昏愦，谵语时作，是阳明经腑并见之候。触回盲部较常过敏者，即"胸下痞结，拒按"之谓；下稀薄淡黄豌豆汁状物，放阿马尼亚臭，是转矢气，热结旁流也。

干燥粗糙之舌苔，褪色时先从舌尖呈三角形。须知此三角形非自然的，乃人为的。盖苔厚口干、腹痛拒按、矢气、谵语皆下证，而下有多种下法，本书第一卷中所谓大柴胡、三承气不能通用也。若用甘汞下之，必见三角形舌苔，其理由与积聚病同，不过有深浅、久暂之别。凡经西医诊治之病而余接治者，已屡见不一见。且此三角苔不仅末期见之，若伤寒第二期用甘汞，固见此苔；即第一期若用甘汞，亦见此苔。所以然之故，当是一部分积除，大部分之积仍在也。是否等于太阳病误下，未敢断言，揣度情形，或不甚相远。若在第二期用甘汞，阳明腑证本是当下之证，虽见三角苔，亦无妨。若第一周阳明腑证已见，太阳未罢之顷，遽用甘汞，病即逆传。西籍谓甘汞、沃度均非稳妥之药，则经用此药后，结果不良已可概见。然不谓三角苔为此药造成，而以为伤寒至某时期必见三角苔，其说可商。

大分西医治此病，因无特效药之故，只从预防着手。至于对症疗法，西医自身亦不认为满意之事，不过无特效药，只好取对症疗法。故西医之有经验者，对于此病以预防为主要，以对症治疗为次要。至于甘汞等，现在已知其非稳妥之药，不敢轻用。唯其如此，于是病毒逐步顺传，而有病型可言。若用仲景法，病在太阳，即愈于太阳；若太阳误治，病即逆传而入少阴，有何病型可言乎？

又如时医治法，病在阳明之经，往往用鲜石斛，病毒为甘凉所遏，辄发白㾦，此又一病型也。（时医湿温法，有舌色焦红、斑疹、胸痞、自利、神昏、痉厥者，谓是热邪充斥表里三焦，用犀角、羚羊、生地、玄参等药，其书汗牛充栋，宗其说者滔滔皆是。自我视之，病纵能愈，亦是焦头烂额之上客。盖无论伤寒、温病，一用石斛，舌即光润，其后即有舌色焦红、斑疹、神昏之一日）然则病型之说，果可泥乎？（用《温病条辨》或《温热经纬》法，出白㾦者，十人而九；用仲景法，绝无其事。无论伤寒、温病，苟未经误治者，愈期总在七日以内。）

至第二期阳明腑证毕见之时，西医固知此时当下，其下法有服微泻药者，有用灌器者，亦有用甘汞者。大约下之而当，其病可愈，否则肠出血、肠穿孔之病立见。既见肠出血、肠穿孔，即成不治之证，百无一愈。西籍谓此病死亡数大有差异，须视合并证何如，平均约百分之九乃至十二。夫百人之中仅仅死十二人，不可谓多，然此乃指无合并证者。若合并证为急性全身粟粒结核或肠穿孔，即百无一愈。

合并证存疑

抑尤有一义，所谓合并证，吾疑有过半数即从误治而来。例如白喉为一种病，猩红热又为一种病，前述白喉用血清不解太阳，其后竟发猩红热。自余用麻杏石甘十年来，未见于初起时用麻杏石甘，太阳既解，其后发猩红热者。而当日在该医院，实目击以白喉而发猩红热者，在十人以上。一时期如此，统一年计之，更可知矣。西人名此为诱因，谓白喉证可诱起猩红热也。血清为喉证特效药。然且如此，虽不得谓为误治，然从麻杏石甘则无流弊，从血清则有流弊，谓非当研究者邪？

其次，余所见者为急性粟粒结核。（此条尚有疑义，因平君之子，西医未断定是否粟粒结核，姑书之，以待高明之家再加考核）急性粟粒结核者，其病源为结核菌窜入循环器内，输送于各脏器，而生无数之粟粒大结核。结核菌窜入径路，以静脉为最多，即淋巴腺或肺组织，先起干酪性崩坏，继则邻近静脉为其腐蚀，内皮中遂生结核，故本证多属续发性。此外如肋膜炎、百日咳、麻证后，均可惹起本证。初病时诊断极难，或竟不能；与伤寒败血脓毒证、重证流行性感冒及重证间歇热极相似，唯热型不规则而已。此病局部证候极微，重在全身症状。血中能证明结核菌，则可下确断；若行腰穿刺，则脑脊髓液中亦得证明此菌。然此事极难，故诊断上以证明脉络膜粟粒结核为最要。

此病之症状，前驱证与伤寒同，发热之初不带恶寒，体温渐升至四十度半，脉搏数，呼吸促，昏愦呓语，舌苔干燥，间发蔷薇疹，下痢。症状与伤寒绝似，唯热之经过则不规则。病者急速羸瘠，经一周而肺、脑诸症状并作，加以呼吸困难、颜面苍白、项强、瞳孔左右不同，三周之间必死。

上二节为急性粟粒结核。此病外表可见者，仅如第二节所云，而第二节所叙症状与伤寒同，所不同者，项强、热型不规则、瞳孔左右不同而已。

吾初遇此证，为平君海澜之子，九岁，延余诊时，已在起病二十日之后。其先为某某两君诊治，两君皆西医，为平君之友，亦吾之友。平君告余，某某两君皆疑此病为急性粟粒结核，但尚未能确断。余视其症状，脉数而不甚数，发热有汗，不恶寒，热亦不甚壮，唯不退，有起落，日轻夜重，神志清爽，不能食，舌苔白腻，溲不多，亦不甚赤，大便溏薄，亦不泻。其病状实为伤寒之中风证，今人所谓温病者也。因其热有起落，汗出热不解，与以柴、葛、橘、半、苓、泽，无甚出入。翌日，改用葛根、葱白、石膏，热略退，仍不清。余以方得效，不复更张，嘱再进。复诊，则热又略高，以其舌腻、胸闷、不欲食也，仍用柴、葛，加槟榔、厚朴，热又略高，余证无甚出入。余颇踌躇，因思病既在三候以外，例无不虚，虚即阴证，然实无可用辛温之理。因语平君，谓绵力恐不胜任。是日仅用当归、炙草，略佐柴、葛，其明日热又略退。然此病有一难点，汗多而热不解，体瘠已甚，大肉尽削，而脉带数，又不能食。若脉硬则为阴阳交，法当死，不救。然虽脉未硬，若终竟不退热，亦终竟不治而已。

其明日，平君改延一不相识之西医。五日后，复延余，病情亦犹是，唯神识较萎，脉则较大，热则较高。余知非佳朕。平君谓余：最后所延之西医，连诊数次，因其热不退，昨日予以猛烈之退热剂，大汗淋漓，热遂尽退，而颜额间反较常人为冷，手足亦冷；今日复热，仍延该西医，渠亦谢不敏，谓恐是急性粟粒结核。余思此实中国阴阳交之病，或者中国名阴阳交，即西国所谓急性粟粒结核邪？然病孩之颈项不强，瞳孔亦无异证，且病已近四十日，与西籍所谓急性粟粒结核症状亦不同。西医不能断言是否粟粒结核，殆即因此。若论此时病情，自当作阴证治。然既是阴阳交，即用辛温大剂，亦终归无效。不愿尝试，径谢不敏。又五六日方死，死前作何状，余亦不知。此病本有汗，实不当大剂发汗。因是误汗，所以脉硬，是阴阳交之死证，乃由误药而来。

嗣后五六月，而遇嵩山路之病。嵩山路某姓女孩，六岁，初病时即延德医康科诊治，康不言何病，第云"他病能治，此病不能治"。病家大惊，乃延余。其病发热，起落无定，项强，瞳孔两边互异，脉不甚数。余谓：此病在脑，乃神经系之见证，恐不可为。病家因告我康科之语。余思小孩因多食则成惊，凡惊皆兼神经系，此类是也。即左右瞳子互异，亦有愈者。意今之患目歧视者，幼年皆患此等病，经治愈者。第不知当用何药，大约至宝丹、紫雪丹、牛黄丸之类，然可以幸中，不能必愈。因思病既不可为，不如以导滞为主，较为稳当。因其寒热起落，舌润且腻也，以达原饮轻剂与之。翌日复诊，病则大瘥，脉亦较佳，唯瞳子仍左右互异，热退不清。心知未可乐观，然不免作幸而可愈之想。讵又明日热则复高，项益强，目益歧视，只得谢不敏矣。此次所遇，当是真的急性粟粒结核。

平君之子，在中国医籍，确为阴阳交。二者皆死证，唯阴阳交是否即急性粟粒结核，则尚未明。此病有先患他病而后病者，亦有起病即属急性粟粒结核者，唯阴阳交则无初病

即交者，大约必经一再误治，然后见阴阳交之证。是否阴阳
交之后，当再见颈项强直、瞳子不同，类似急性粟粒结核症
状，亦均未实验，然此中确有须研究者。

《伤寒论》云：疮疡家不可发汗，汗出则痉。是疮疡而
病伤寒，本非痉病，因汗而痉也。又《伤寒》第一卷云：太
阳病，发汗太多，因致痉。是不必疮疡家，凡太阳证发汗太
多者，皆能成痉。仲景解痉病云：颈项强急，恶寒，时头热
面赤，目脉赤，独头动摇，卒口噤，背反张者，痉病也。其
"衄家不可发汗"条下云：汗出，必额上陷，脉紧急，目直
视不能眴，不得眠。

综以上数条观之，直视不能眴，及背反张、口噤、头
摇，皆与西国神经系病有相似处，与脊髓炎、脑炎及急性粟
粒结核有相似处。是吾谓合并病，大半由误治而来，非吾个
人之臆说也。《兰台轨范》云："痉病乃伤寒坏证，小儿得之
犹有愈者，其余则百难疗一。其实者或因下而得生，虚者竟
无治法，《金匮》诸方见效绝少。"夫云坏病，是因误治而
来也。

惟仅就外面症状言之，仍不能无疑义。若吾中医亦能研
究微菌，则前事可以确定。例如喉证，解太阳之后，病菌即
不能为患，是否得麻杏石甘之后，体中血清克制微菌之力即
骤增倍蓰？又如伤寒误汗变痉，未误汗之先，血中为伤寒杆
菌；既误汗之后，是否病毒窜入神经系，而为结核，成脊髓
炎，或不难一一证实。又，仲景伤寒法，是否能治一切急性
传染病，抑限于某几种微菌之病，亦不难一一证实。

则其初一步，吾侪本古人学说，与西学相映证；其继一

步，必能明前此所不能明，则为术必较古人为精，视西人尤密也。盖必如此，然后不负先哲遗传之学说。彼《温热经纬》《温病条辨》以想当然之说，欲于仲景之外别树一帜，多见其不知量耳。

流行性脊髓炎与痉病

　　急性粟粒结核固与痉病有相似处，然急性粟粒结核实非痉病，流行性脊髓炎乃真痉病。流行性脊髓炎潜伏期甚短，仅数时，或亦有三四日者，先寒颤，继发热，体温三十九至四十度，热虽高，脉则缓。第二日即呈脑症状，头痛，荐骨痛，肢痛，昏懵吃语，其头痛常在后脑，兼见呕吐，肢体各处感觉过敏，畏强光高声。小儿则初起发痉挛，亦常限于一侧，有时大声叫号，所谓脑水肿性叫号者是也。皮肤血管运动神经因兴奋性亢进，故稍受硬物摩擦，即久留红斑，所谓脑膜炎性皮斑是也。此病一二日间即现项强直症状，其项常反折向后，试扳之向前，则抵抗甚强，而患者呼痛。此时头向侧方及回转运动尚觉自由，及病侵脊髓膜则起背强直，病甚则如弓之反张，下肢各筋起强直，则脚向前屈，上肢亦屈曲不能运动，腹部陷没如舟底，牙关紧闭，时发斗牙之音。脉搏初期甚缓，濒死则增数，此因迷走神经始盛而终衰故也。此病之原因，为细胞内脑炎球菌之传染而起。此菌多生存于细胞脓球等内，传染径路大约多从鼻孔或咽头扁桃腺等处。

　　按：此病中医有认为湿温者，非是。《伤寒论》痉病、湿病各五条，暍病两条。痉、湿、暍与伤寒相滥。痉病须不与湿、暍相滥，何得认痉为湿？（巢氏《病源》《千金方》均言：风伤太阳，复遇寒湿，则成痉。成无己以降，皆宗其说，此即湿温说之由来。独张介宾以为病在筋脉，筋脉拘急，所以反张；血液枯燥，所以筋挛。柯韵伯因以燥证断之，此可知湿温说之误。愚按：此病之原因，因纤维神经紧张之故，所以紧张则因脊髓膜发炎之故，其远因是否为燥，殊未敢断言。）

"痓"字与"痉"字相似，故别本《伤寒》常作"痓"，《千金》有"痉"无"痓"。观其所叙痉病，即是痓病。成无己云："痓"当作"痉"，盖"痓"字训"恶"，"痉"字训"强直"。成说是也。后人有"痉是病名，痓是病症"之说，近乎臆度，可商。

《千金》云：太阳中风，重感寒湿，则变痉也。痉者，口噤不开，背强而直，如发痫之状，摇头马鸣，腰反折，须臾十发，气息如绝，汗出如雨，时有脱易。得之者，新产妇人及金疮血脉虚竭，小儿脐风，成人凉湿。得痉风者皆死。温病入肾，小儿热盛，皆痉。痫、厥、癫皆相似……其重者，患耳中策策痛……皆宜服小续命汤两三剂也。若耳痛肿生汁作痈节者，乃无害，唯风宜防耳，针耳前动脉及风府，神良。此其所叙述较《伤寒论》为详，与西医籍述致病之原因尤极吻合。唯徐灵胎既云"痉病百无一生，《金匮》方多不效"，则续命汤云云，恐亦未必有效。（《金匮》主栝楼桂枝汤、葛根汤、大承气汤，其葛根汤条乃无汗欲作刚痉之病，与《千金》不合。）以理揆之，既云汗出如雨，复用麻黄，安能有济？况仲景固言疮疡家发汗及汗家重汗之皆能致痉乎？唯针耳前动脉及风府，既云"神良"，或当有效。特对于此病之用针，自己既无经验，亦未见他人为之，不敢妄下断语矣。

吾次儿患痉病，经西医刁性德君治愈，旧事重提，刁君见之，或且怒我，唯余则甚感激也。吾书叙至此，稍嫌沉闷，此事有如小说，附志于此，可为读者破睡。

丁巳十月，吾次儿方十二龄，先病两日，自校归，与邻家狗竞逐而颠，胫股阳面微伤，当时亦无他，后二日发热，予以疏解剂，不应，渐神昏谵语，热不高，脉沉微，颈项强直。时余已治伤寒三年，知为痉病，然无术可处，因与内人商，送宝隆医院，雇马车往。院中助手医生诊之曰：是脑炎也，现有新发明血清可治，唯本院无之，或虹口同仁医院有此。因电询同仁，然后往。途中感风，病益剧，项反折，背反张，足蜷曲，且时而大声叫号。

既至同仁，主任医生刁君性德，先以灌肠器涤肠，得燥矢六七枚，病者神志遽清，项折背张如故。时为傍午，至下午四钟许，行脊椎穿刺，其法从尾闾上数第三、四节脊椎之间，以针刺入，其针有心，抽去则成一小管，督脉中水自针管中流出，以玻璃管承之，须臾之间，得药水两升许，既乃以皮带接针头，用血清注入，然后去针，垫病床，使病人头低脚高，俾注入之血清得直流入脑。血清既至脑，病者头痛甚，痛可一钟许而平。隔一日，再行脊椎穿刺，每注射一次，则项强略瘥减。

按：人脑自延髓而下，直至尾闾，俗名脊筋者，即督脉也。此脉中空，中贮脑汁，延髓神经密布于管壁里面。脑汁本澄清，微菌入之则发炎，督脉之管壁骤缩，故项反折而背反张。延髓神经为遍身神经之总枢，故此处紧张，遍体均呈异状，而手足亦蜷曲。此时抽出之水必混浊，以微菌满布也。督脉管壁有弹力，故针出之后，其针孔即闭，不虞渗漏。唯行脊椎穿刺，殊非易事。须知脊骨即所以护此督脉，针从脊骨夹缝中入，须深浅恰好，不得太过不及。不及，针头不能入动脉管壁；太过，则且透穿后壁也。

小儿经三次脊椎穿刺后，项强愈十之七。唯刁君不令忌口，谓此非肠胃病，恣食无妨。嗣后遂发热，热有起落，有定时，而逐日渐增高。此在中医谓之转疟，转疟有大出入，凡大病末期无不有此，正气能支者生，不能支者死。油干灯烬之顷，灯火辄乍暗乍明，正与此同一理，固非初病时寒热起落可同日语也。其时适邻号病房中亦有一脑膜炎，入院已经月，穿脊至七次，后其人不能食，以粥糜入皮带，打入喉中，然其人竟死。余妻惩于大儿之喉证，以为久留医院中，恐亦无幸。翌日清晨，院中侍役均未起，嘱仆人雇马车挈病儿径归。医生知之大怒，然已无及，嗣是医院中门禁较严云。此为事后院役告余者。

余妻虽挈病儿归，然颈项尚强，归后复用黄龙汤下之，粪中有一月前所食咸菜及肉片，嗣是调护月余始愈，然非经刁医生三次脊椎穿刺，病必不愈。余目经此次，于痉病知之独详。据刁医云，百中可愈一二，西医籍亦谓预后多不良，纵愈往往有贻后证。小儿经此次病后，入青年会，体魄颇强，亦无其他贻留病证。

按：流行脊髓性膜炎，在急性传染病范围之内者，因脑炎球菌能传染之故。其脑膜炎属神经系范围者，种类甚多，固在本书范围之外，抑中国旧籍中亦竟无可对照，此亦西籍不可不研求之一端。至痉病在伤寒范围之外，而余列之于此者，则因伤寒有误汗而成痉者，在不可不知之列也。

卷 四

附列医案之所由

谚有"医生不治自家病"之说，此最可笑。余谓凡不治自病之医生，其术只可以欺人，而不肯自欺，不恕已甚。

又，历来医案均是治愈者，间有附及不愈者，类都甚略，抑若其人当死，无研究之余地，此最不可。须知医案之用意，在研究医学，若仅详于治愈之证，则医学将何从进步？或谓详叙不愈之案，将于自身声名有害，此乃大谬。须知仲景《伤寒》自叙云"虽未能尽愈诸病，庶可以见病知源"，是仲景固不以有不能愈之病而自讳也。

或曰：医者虽不能尽愈诸病，然总以勿与死人相值为良，若遇难治之病，不如弗治，则可以全名。此亦不然。医必先能辨若何之病为必死，夫然后能知若何之病为可生。病固有呻吟床褥必不死，起居如常必不活者，若终岁不与死人相值，必至死活不知而后已。曾是死活不知，而可以为良医者哉？

张子和《儒门事亲》中所用只汗、吐、下三法，而其所列诸案，殆无不愈之证。夫汗、吐、下之法，仅能施于实证，若误施于虚证，祸不旋踵，岂子和所值尽为实证乎？假使实证与虚证各半，则汗、吐、下不能治之病，当如其所能治之数。此不能治之医案，皆绝好之研究材料，假使悉数列入，则后人误用汗、吐、下者，当知所鉴戒，惜乎子和仅列治愈之一半也。

　　吾唯自身多病，子女多夭折，吾之治医，最初即以治自己病为目的。先能自愈，然后愈人，故吾颇反对"不治自病"之说。吾书之列医案，所以证明前三卷中言之不详之处，固非专刻医案。然吾志在研究，故病重治之未能愈者，尤为至佳之材料，不肯割爱。若仅列治愈之病，鄙意以为索然无味。盖病之愈者，皆吾能力之所及者，将自己歌颂功德乎？如其不然，用意果安在也？本书非广告性质，故凡所治愈之病，无疑义足资研究之处者，悉屏不录。

"温病忌表"说之误事

　　五年前，戚家一十岁男孩，病发热肢冷无汗，舌苔薄白不干。延余诊治，脉不甚紧数，而溲带浑浊，处方为葛根汤，麻黄仅三分。翌日复诊，病依然。盖因另延某医，谓"此是温病，忌用表药"，故未服。余曰：此非温病，乃伤寒也。既畏麻黄，代以荆、防，亦可得汗。讵翌日病仍无出入。盖某医与余戚亦至好，有病必延其人，已历年所，彼既云"温病忌表"，自不能无疑，遂致两人之药皆勿服。如是七日，每日延医，而每日勿药，病情亦全无出入，唯总无汗，热略增，亦不甚，唯脉则益弱。

　　余疑病当增剧。太阳病失表，必传里，以表不解，则病无出路，既无出路，必陷里。若阳盛者则郁，郁甚当衄，如此其脉必洪数。今脉弱肢冷，为阳微，舌不干，里不甚热。

脉弱者不可发汗，然当用桂二麻一。须知"脉弱不可汗"，与"温病忌表"之说迥不同。桂二麻一汤、麻桂各半、桂枝二越婢一，皆有麻黄，皆为表不解又不可汗者而设。脉弱不烦躁，越婢不适用，则桂二麻一或桂麻各半当矣。

然前此用麻，已不敢服，此时更无服吾药之理。乃介绍一友，业医久而名誉较好者，此医所开方为清水豆卷、冬瓜子皮、竹茹、连翘、枳壳、桑叶、生甘草。余大失望，而众人皆大赞其方之轻灵。余为介绍此医之人，亦无从反对，唯言此医轻则有之，灵恐未必。然竟服其药。更三日，病人脉见芤散。余谓：此病绝非不服药可以济事，彼轻药等于不服药而已，然今脉已芤散，稍久必变。

于是亲友探病者、荐医者纷至。某医用石斛。凡外感病，用石斛，最无理。平日常为余戚言之，此时亦竟勉强试服，其明日胸痞而便泄。又延推惊者至，遽云此是伤寒，非惊风。此人仅一剃头匠，能作此语，余颇以为奇。

已而决计延德医康科。康谓是伤寒，予药水六滴，病人大烦躁，脉转数；半日许，汗出而痢止，热瘥减。嗣是遂由康科调治，病月余得愈。事后详其所用药水，盖鸦片也。

此病若于初起时服葛根汤，三日可愈；其后若能服桂枝二麻黄一汤，亦一药可以转机；至康科用鸦片之时，乃中法服附子之候也。

治太阳不传经之证据

小女慧男，今九龄矣，读书绝聪慧。当初生六个月时，病发热，热壮无汗，气喘。延友人诊之，予以清水豆卷，一剂依然，两剂依然。延六日，热壮气喘，暵热无汗，而药方总不变。乃改延陆菊轩先生，陆谓：此伤寒也，热甚高，须用冰，大约须三礼拜；但此为婴儿，质小病重，愈否尤难必。内人闻用冰，大惧，期期不可。陆辞去。

余思此必《伤寒论》之太阳证，当用麻黄。但陆为西医，西国伤寒是否即中国伤寒，当时未涉猎西籍，无从得知。然无汗而喘，为太阳不解，已可断言。《伤寒论》麻黄汤条云"头痛，身疼，骨节疼痛，腰痛"，凡此皆病者自觉证，今病者为婴儿，自无从知。唯热壮无汗，阳郁，桂枝决不可用，乃用葛根芩连汤，加麻黄七分。方从傍晚定，踌躇至午夜，始予服，服后仍无汗；天明喘略减，热亦略减；八钟许，复予前方一剂；日午，微有汗意，热退神清，索乳矣。更延陆君视之，渠颇以为诧，言病已愈矣。此为余第一次治伤寒。

吾乡有特殊之风尚，凡子弟毕五经者，辄令读医书，故吾幼时曾读《医学三字经》及《素问》与《温病条辨》。此三书不伦不类，乃一炉共冶，自今思之，极为可笑。然当日觉《内经》不可解，《温病条辨》亦不可解，等是莫名其妙。戊戌而后，菲薄中医者渐多，吾亦耻言曾读医书。自经小女此次之病，然后知中国医学尚非全然无用者。

麻黄所以用七分者，实因《世补斋医书》考定古量一两合今量七分六厘之故。嗣后用麻黄，不过四分，若不及彀，宁继服一剂。余所以详录此案者，所以证明"治太阳而当，病即愈于太阳"之说，非仅理想也。

脉短必死之心得

律师杨凛知先生，与余为友三年矣。去年，先生语余："吾友人中危险病，介绍于君，凡六，而君愈其五。"然今其夫人病，竟不愈，嗣后当不复闻有此褒语矣。

先是凛知先生之弟媳敏之夫人患病，发热第二日即延诊，其病状：热壮无汗，恶寒；脉甚数，近乎乱，且无胃气；胫骨酸楚，烦躁异常；且腰痛，少腹痛。余思此病来势之猛，乃不可思议。烦躁、壮热、恶寒、无汗，是大青龙证；脉无胃气，最吃紧，预后多不良，实兼少阴虚象，西籍之肾脏炎有一二相似处；足胫酸楚，亦太阳证；腰痛，少腹痛，则与月事有关，与肾虚有关。其时为八月下旬，病属伏暑感新凉而发之伤寒证且夹虚者。问其经水，则将行而尚未行，为期尚有三数日，唯平时本不准。

余思此病若更见经行，则益棘手，当及其经未行时，速与退热。衡量情形，非大青龙不可，处方：麻黄四分、石膏三钱、桂枝四分。药后得微汗，恶寒止，而经行，腰痛胫楚愈剧，热亦不退。翌日复诊，脉仍乱，舌则干且糙，有厚苔。余知此必不可攻下，仅予小柴胡汤加葛根，腰痛、腹痛则用药外治。病十一日而退热，肌肉锐削，脉总无胃气。余惧其复病，乃竟渐愈。至二十余日，脉转缓和，勉强能起。

当此病初退热时，凛知夫人病，初病时不过发热，亦适值经来，然不过见滑数之脉。此非重证，大约五日可愈。因其有汗，仅予柴葛解肌。翌日未来延诊，以电话询之，据云病已瘥矣。越六日，复延诊，则壮热不解，而泄泻，面有火色，脉仍滑数，舌见三角苔。余知其延西医，用泻药矣。病人自言胸闷甚，且腹痛。余思凡见三角苔，皆误下，自当胸闷，唯脉滑数属热，当从葛根芩连，加半夏、栝楼以开胸痞，加当归、甘草兼顾正气。一剂，胸闷瘥，三角苔遽化，唯腹中不适，下利不止，热则渐退，脉缓滑。凡热病，热退则愈，且脉甚佳，自是吉征。因语病家，谓已无妨。从此又六日不见招，方以为愈矣。

讵黄昏时，杨君忽自来，谓昨日有中医某，本为亲戚，因延诊，服其药，初亦无他，讵今日忽呕吐不止，手足皆冷，汗如雨，恐其脱绝，故来延君。亟往，见病者面白如纸，手足、颜额均冷，口唇有白沫，目瞑，泛恶不止，脉弱而微。视其方，不过六君子加益元散、熟地。论方良无理，益元散与熟地不伦已极，不知何所命意，而用此绝不相干之药味？然谓服此药后，即当呕吐不止，汗脱肢厥，其理由果安在乎？辗转思索，直莫名其妙。当时急不容缓，即以吴茱萸汤救之，计吴萸八分、人参一钱。服汤后，呕吐顿止，能言。其明日，神气萎顿，脉仍微软，胃闷解，而腹部不适，下利不止，粪如胶饴，色黑而有红点。余知人窘境矣，盖西医所谓肠穿孔、肠出血者，即此证也。勉强予以参、附、炮姜、余粮、石脂，药后脉略起，神色略瘥，饮食略进，而腹中总不适，利亦不止，虽次数略减，每次均有红点，更延七日而殁。

自第二次反复后，粪中见红，即声言不救，而病家不复延他医，每日强余诊视一次，余惟自恨回天无术而已。殁之前两日，病人服参附，而脉些微增数，仍有胃气，唯无神，此短脉也。须知，不起谓之短，初非长短之谓。在理得参附脉气当旺，今仅些微增数，此《内经》所谓"阴阳虚，肠澼死"者也。《难经》"寸口脉平而死"者，生气独绝于内也。生气绝于内，脉则不变，苟非亲见，何由知之？吾当时因脉有胃气，尚疑其不遽死，事后始恍然，故详论之以告后来。

热至百零五度零六不死

通常热病，热度以华氏表百零四度为极点，过此则病剧难治。重证百零四度零二所常见者，其病往往难治；若至百零五度以上，则高明之家将望而却步矣。然余曾值三人，皆百零五度零六，其二竟愈，其一延一日即死，惜已不甚记忆，兹简单记之。

前年，友人某君介绍治一病人，其人肥而多痰而喘，热至百零五度零六。某君治之半月，日见增剧，最后见热度太高，不敢用药，因延余。诊其脉乱，二便均无，气上涌不止，向吸鸦片，此时因气壅不能吸，面部浮肿。余亦不敢治，谢不书方，嗣询知仅至是日夜半即死。

承天英华学校校长周志禹君，病伤寒，热亦至百零五度零六。西医两人，皆谢不敏。杨凛知君延余往诊，其见证为夹湿者，脉不乱，有胃气，气亦不喘。余思论色脉不死，然因热太高，不敢许以可治。因其夹湿胸闷，热有起落，以达原饮开之，颇效；三日后，但欲寐，神志不了了，以真武汤继进，溲多，寐酣，热亦退。前后共治七日，竟全愈。

　　吾乡刘少英先生，迁居嘉兴，其女公子，患伤寒两月，由其孙世兄刘问筹延诊。其病大肉尽削，仰卧于床，不能动，不能言，终日进粥汤两羹匙，延喘而已。视前方，始而栀、豉，继而石斛、生地，石斛凡三十余剂，每剂三钱，有五钱者；最后神犀丹、羚羊角、猴枣、紫雪，又用糯稻根须、冬瓜子。问筹语余，谓医生皆谓无药可用。余曰：此少阴证也，大肉已削，恐不救。予以轻剂麻黄附子，计麻四分、附一钱。讵是晚脉遽增数，至于乱不可数，以热度表量之，则一百零五度零六。余思此必有药积，按其胸，硬而眉蹙。踌躇至再，以舒弛远斩关丸予之：附子三钱，吴萸半之，柴胡亦钱半。药后至四钟，脉竟得和，热退至百零一度，调理月余而愈。

　　此三证皆百零五度零六，第一证所以不敢治者，即因其气奔迫上涌。自今思之，殆勉强治之，亦必不愈。然则热度过高，非必死证矣。

　　以上所附医案，仅及吾所欲言者二十分之一，因篇幅不能容，暂止于此。

　　编者注：华氏度（℉）是温度的计量单位之一，其设定标准为：在 1 标准大气压下，冰的熔点为 32℉，水的沸点为 212℉，中间 180 等分，每等分为华氏 1 度，记作"1℉"。目前世界上应用最广泛的温度计量单位是摄氏度（℃），已纳入国际单位制（SI）。摄氏度的设定标准为：在 1 标准大气压下，纯净的冰水混合物温度为 0℃，水的沸点为 100℃，中间 100 等分，每等分为摄氏 1 度，记作"1℃"。本文中所述 105.06℉ ≈ 40.59℃，其余可类推。

脉 之 研 究

　　西国学说，可以与中国医学互证，而相得益彰者，随处皆是。而血行循环之理，可以证明脉学，为益尤多。常见病人明明滑脉，而前医方案以为弦脉；明明硬脉，而前医方案以为滑脉。此皆由于以意会之，毫无凭证，所以失实。古书所言在我悉心体会，自以为是；在人亦悉心体会，自以为是。卒之我所是者，非人之所是，毫无标准可言。如云以师传为归，彼为之师者，有以异于吾之读古书而悉心体会者乎？大匠诲人，当与人以准绳规矩。今此事乃空空洞洞，不可究诘，是真医术自身膏肓之病也。

吾为此书，期于明白晓亮，举凡一切模糊影响之谈，一扫而空之。对于脉学，自非有所贡献不可。抑吾所谓"研究西学，吸取其精华，以辅益吾所固有者"，于中西种种病证，参互考订所得之数，远不如吾脉之研究所得之数。然"脉之研究"云者，非效法西医诊脉之谓。西医诊脉极简单，不过记每分钟脉搏之次数。记脉搏之次数，知迟数而已，于测度病情，实无多用处。吾所言者，仍是中国先哲相传，吾家所固有者，不过假西学以明之，向来空空洞洞、不可捉摸之事，至此遂有准绳规矩可言。倘能用吾所言，更勤求古训，三指着肤，可以洞见癥结，不必饮上池之水也。

兹先言循环之理，然后言脉。

人身之血，运行不息，自右而左，如环无端，不能指定某一处为其起点。第知心为血行总汇之区，动静脉为血行路径。心大如人之拳，其中有房，房隔为四，分左、右、上、下。在上之左、右两房略小，血入而不出；在下之两房略大，血出而不入。右上心房有静脉通之，血由此静脉注入，由右上房入于右下房，此房有动脉通于肺，曰肺动脉。血自右下心房从肺动脉输入于肺，凡此皆浊血，浊血入肺，因呼吸作用，摆弃血中炭酸，吸收新鲜空气，则为清血。左上心房有毛细管与肺相通，是为肺静脉，清血由此入左上心房，而达左下心房。与左下心房通者，为大动脉，清血从此动脉输送于全身。动脉如树，有干有枝，枝复分枝，至于极细，遍布四肢百体，无乎不达，皮肤、爪甲、牙龈皆有此分歧之小动脉密布，其末梢与静脉互相连结。凡动脉所到之处，即血所到之处。血行脉中，以养气供给躯体各部份，即摄取各部份中之炭酸入于血中，于是血质乃渐渐变浊，最后从静脉还入于右上心房，复入右下心房，经肺动脉入肺，滤去炭酸，吸收养气，变为清血，复入左上心房。如此循环不息，心房弛张不已。无病之人，平均弛张，每分钟约七十二次。每心一弛张，即脉一跳动。心房之张，中空而受血；心房之弛，则挤血令出，而入于动脉。动脉管壁有弹力，管中所容之血恒略逾于管所能受之量，故动脉管壁常略略紧张。心房之门皆有瓣膜，左下房曰僧帽瓣，右下房曰三尖瓣，动脉之口曰半月瓣。而动脉之中，节节皆有瓣膜，谓之栓塞。此种瓣膜，职司启闭。心房弛张，瓣膜启闭随之，血顺行则瓣膜启，逆行则瓣膜闭。瓣膜所以阻血之倒行，唯其如此，心房一弛张，血则激射而行，前者既去，后者续来。弛张有力，则全身血行皆其势力所及，血乃直注于动脉末梢。此西国循环学说之大略也。

　　准此以谈，则有可以推断者如下。心房一次弛张，血行一次激射，脉则一次跳动，是脉之跳动次数与迟数，即心之弛张次数与迟速。而心房之跳动，直接为血之关系，间接因动脉末梢无乎不达，则为四肢百体关系。

循环系之发明，在十八世纪三百年前无有能言此者，而我国《内经》即言"诸脉皆出于心"，此非附会之谈，宁非一极可惊之事？且不但此也，凡我国古医籍言脉者，几无一处不与循环系理论相合，尤属咄咄怪事。所以能如此者，无他，即吾所谓就势力推测物质之故。就势力推测物质，所言恒较就物质推测势力者为粗，然而恒能测知物质科学力量所不到之处。今西医有多数病源不明了，而中医反能治之者，即因此也。

兹试言吾国之脉。

《内经》尝言"脉无胃气者死"，此语费解已极。毕竟若何是胃气乎？证之西国循环系之说，然后容易了解也。心房一次弛张，血即一次激射，前者既去，后者续来，前后相续之顷，一起一伏，有源泉混混光景，故西人谓脉动为脉波。须知"波"字最妙，脉之行有弹力，然以树枝低昂为喻则不可。盖树枝低昂虽亦有弹力，非继续进行者，脉则继续进行者也。脉动为继续进行，然以时钟秒针为喻则不可。盖秒针以轮齿相衔之故，其跳动进行如逸矢，两动之间之一歇止，则小却，其路线为折叠的，如其针轴所附轮齿之状。脉之起如水浪之起，脉之落如水浪之落，其路线如云行版所画之曲线，恰如波纹唯然，则"波"之一字为甚当矣。脉行如波，可以状其圆。圆，生机也，是为胃气。然若何为无胃气，则当明以下各节。

当知心房弛张与脉之起落相应，心房苟大弛大张，则脉当大起大落；反是，若心房不甚弛张，则脉当无甚起落。伤寒传至末期，往往脉无甚起落，西医籍谓之心脏衰弱，仲景《伤寒论》则谓之脉微。脉微者，即脉不甚有起落之谓；心脏衰弱者，即心房不甚弛张之谓。心脏衰弱与脉微乃一件事，非两件事也。王叔和《脉经》解释脉微云："极细而软，按之欲绝，若有若无。"其说非不明了，但总不如吾说之可以自喻，可以喻人，此证之西方学说，而吾旧说乃益明了之明证也。

心脏弛张，自有其适常之度数，以不病人之脉为榖，则脉微者为不及榖。吾尝以"脉气宽不宽"为言，此虽杜撰，然为便于说明之故，"宽"字颇合用也。然仅仅不宽，不过不及榖，其起落之间，仍有进行相续如波纹然者，是仍有圆活意，若是者谓之"微而有胃"；如其起落不宽之甚，跳动太促，无圆可言，谓之"但微无胃"。

其次，当知脉之迟数。通常以寒则脉迟，热则脉数。其实血行疾则脉数，血行缓则脉迟。伤寒太阳证，恶寒甚，则脉迟；至阳明化热，则脉数，此寒迟热数之说也。然伤寒之中风证，热高汗出者，脉恒缓，风温、暑温亦然。故西籍谓伤寒之脉搏不因高热而增数。章太炎先生云："西人所指伤寒，多局于肠窒扶斯一证，非全部伤寒。"是寒迟热数之说，非确切之事实；唯血速则速，乃确切之事实。此可于饮酒及吸鸦片者证明之。

无病之人，脉本缓，饮酒则增数，醉则数甚，醉至过于适当之程度，则面青而脉乱。有烟瘾者，不得烟则涕泗交下，其脉迟，得烟则脉起，醉则与酒同，亦能使脉乱，皆因烟酒能使血行增速之故。然烟酒皆能刺激神经，血行所以增

速，因烟酒刺激神经，使神经过度兴奋之故。然则与其谓
"血行增速而脉数"，毋宁谓"神经过度兴奋而脉数"。神经
兴奋，何以血行增速？则因心脏本体之肌肉与动脉管壁皆有
纤维神经密布之故。

血行脉中，灌注于四肢百体，供给养气，吸收炭酸，以
维持生活，此其常也。若四肢百体有所工作，则血乃比诸军
队之粮饷，其所供给者愈多。而掌军需，司分配输送之职
者，厥唯纤维神经。车夫之腿、铁工之臂所以特别发达者，
即因其腿与臂工作过多，全身血脉供给于此处者独多，譬诸
工厂林立之区，积久遂成富饶之地也。反是，知识界之人，
通年用脑，其四肢百体不甚发达，唯脑则健，此殆如中央集
权之国家乎？

由此可以推知，用脑则血聚于脑，用腿则血聚于腿；更
可推知，急奔者心跳之为何故。急步登楼与尽力驰骋，是肢
体有非常工作，顷刻之间，需血甚多，心房尽速供给，弛张
奇速，逼血速入动脉。弛张之速度，过于一定之程限，瓣膜
不及启闭，遂致弛张之程序为乱，而心房感震荡焉，此时其
人之脉搏必乱，不待言也。乃至有一非常之事将为未为之
顷，与夫非常恐怖之事将至未至之时，心房亦感震荡者，即
神经之作用也。神经以为将供给非常多量之血，遂预先使心
房启闭增速，是故遇事抱杞忧者，谓之神经过敏。吾因此乃
恍然于《内经》所谓"足得血而能步，掌得血而能握，目得
血而能视"之真意义，《内经》诚有味乎其言之哉！

轩岐之世，安得有解剖？即让一步说，《内经》是战国
时物，因《灵枢》有"解剖"字样，谓古时确有解剖，亦不

过巧屠刳剥、竹筳导脉，何能如今日科学之精？而《内经》以目视、足步、掌握必得血为言，又谓"诸脉皆出于心"，此与循环学说相异者，不过文字今古繁简不同，此外岂但相同，且能直透至精之处。毕竟《内经》何以能如此？毋亦从势力推测物质，则物无遁形耳。

脉数之甚，以至于乱，乱则无至数可言。既无至数可言，复安有波行圆活意？是乱脉既见，即无胃气可言也。

其次为芤脉。《脉经》云：芤脉，浮大而软，按之中央空，两边实。戴同父云：营行脉中，脉以血为形，芤脉中空，脱血之象也。戴说可谓见垣一方人者。夫血行脉中，其量常微溢于脉管所能容，以故脉管常微微紧张，如此则吾人诊脉之顷，必觉指下湛然。若失血，则血之在脉管中者分量减少，减少过于适当程限，则脉管非但不紧张，且扩然而宽，于是指下觉中空，故云芤脉如慈葱；虽芤，而起落之间宽缓有圆意者，谓之芤而有胃；若但芤，无圆意者，谓之无胃。（《内经》本无芤脉，此云但芤无胃，是鄙人杜撰语，不过说明"有胃则生，无胃则死"，非引成语也。他节皆同）

其次为弦脉。《内经》以弦脉属春，以肝配之。凡患肝气者，辄见弦脉，在《内经》曰"端直以长"，《脉经》曰"如张弓弦"，巢氏谓"如按琴瑟弦"，戴同父谓"弦软病轻，弦硬病重"。今按：肝病脉弦为事实，非可以口舌非难者。顾肝病何以脉弦？鄙意必动脉管壁纤维神经紧张之故。肝病云者，非解剖的肝脏为病，乃因忧郁而病之谓，忧郁则与神经有直接关系。第观此病，初步必脉弦，为时既久，必宗气跳动，病者自觉其心房震动，即西医所谓心房瓣膜病。以后来之见证，测初病之弦脉，则谓脉弦为纤维神经紧张之故，当不甚相远。弦脉见，而起落之间仍真气相续有圆意者，谓之有胃气；如循弓弦，仅如树枝之低昂者，为但弦无胃。

其次为硬脉。按：硬脉仅见于后人注释，《内经》、《脉经》均无硬脉。《金匮》有"弦则为寒，芤则为虚，虚寒相搏，此名为革"，芤则虚软，芤而弦，是虽虚不软也；弦则忤指，弦而芤，是虽弦无力也。观宋·窦材谓"伤寒末期，脉有阳和之气者生，硬者死"，是硬脉即革脉。所谓阳和之气者，即胃脉。革脉，弦而且芤，非必神经紧张而又失血之谓，乃虚甚而筋脉不仁之故。仲景谓"弦则为寒"，亦即无阳和之气之意。《脉经》谓：革脉，长病得之死，猝病得之生。吾疑此脉必传经至少阴始有，猝病所不有者，以弦芤相并，无胃气可言也。

又其次为散脉。散脉者，涣散不聚。《脉经》《难经》虽有散脉，均计之不详；或者彼所谓散脉，非吾所谓散脉。吾所谓散脉，"不聚"两字足以该之。血量逾于脉管能容之量，则指下湛圆，断乎不散，是散亦血少近芤。然见此脉者，不必失血，且其至数甚缓，每分钟不过七十至左右，而病人之热或在一百零三四度，所谓热不与脉俱进者。然此脉之来源，实非血少之故，乃因神经麻痹之故。据西哲所研究，有因血管运动神经受细菌毒而麻痹者，此于温病、伤寒高热时恒见之，其病尚可救。如前所记吾戚家小孩，为康科治愈者是。有因延髓血管运动中枢障碍之结果而然者，则为脑炎、延髓膜炎之见证，其病往往不可救。如前所记平君之子及嵩山路某姓小孩，又吾次儿为刁君信德治愈者皆是。故同是散脉，须问是何种病，此《内经》所谓"能合色脉，可以万全"之谓也。

凡《内经》谓"无胃者死"，以我经验所得者，无胃之脉有死之趋向，不必竟死也；惟恒不易治，必须有极深之学理与经验，用药而当，然后可十愈六七，此即《金匮》所谓"上工"。古书俱在，人人可读，毕竟中国之大，知此者几人？嗟乎，岂易言哉？

以上所述虽简，然中国脉学已可窥见一斑。吾尝作冥想，谓脉可以绘图列说，嗣见西国诊断学中已有脉行之图，可证中西心理之同。唯其所为脉图太简，不足以明中国脉学。即今吾所言者，亦仅吾所欲言者十成之五六。继此有得，吾当更出专书，此当俟之他日。

喉症用麻杏石甘为效之良，备如本书所言，此是实地经验之谈，毫无疑义者。唯此外尚有例外三种，不可不知，兹特补记如下。

第一种喉症兼麻疹者，即通常所谓烂喉痧，亦即西医所谓猩红热。须知烂喉痧病，不定痧子与喉痛同见，有同时并见者；有先喉痛，喉头见白腐，三数日后，然后才见痧麻者；亦有迟至七八日，然后见者。当其初起，但见喉症，未见痧点，须麻杏石甘之中，兼用透发之药，如薄荷、葛根、无价散；其重者，并用芫荽菜外熨，一日七八次。此种喉痧，与单纯疫喉不同。单纯疫喉，见太阳寒化证，兼见阳明热化证。太阳寒化，脉紧无汗，当然麻黄；阳明热化，口渴躁烦而热壮，当然石膏。若其病是喉痧，先见喉证，未见痧

子，若予麻杏石甘，于病固有益无害，但不中肯綮，即不能
取效。此种病有特征，当病之初起，喉痛，喉头有白点，壮
热无汗，形寒，其外面结喉之旁、甲状腺所在之处，必略为
高起。单纯疫喉，并无此特征。若见结喉之旁微肿，胸脘痞
闷异常，即是有甚重之痧麻蕴而未达之证据。当初起时，病
者可以不躁烦，舌质虽绛，舌面仍润，如此者，可用麻黄、
葛根、牛蒡、薄荷、杏仁、防风、无价散，外面急用芫荽菜
外熨。汗透之后，除去麻黄，继续再进再熨，必见痧点，或
者肤红成片。成片者为麻，红点者为痧。不论痧麻，仍旧进
药，仍旧外熨，直至胸脘不闷、喉不痛为止，其病在两三日
内即可以霍然。如其不知此，却有大危险。

　　第二种是食积。单纯疫喉病者，喉痛之外，太阳、阳明
证并见。若会逢其适病者发病之先曾有宴会，或者中菜，或
者番菜，大嚼之后，然后发病，如此则病人胸脘必异常之痞
闷，痛而拒按。此种实是疫喉之外，兼患结胸，因胃气被
窒，阳明经气不行，其舌色反不见热化症象。喉症为重症，
结胸亦重症，两病并发，殊非细故，如此则当兼治结胸，须
用小陷胸汤、槟榔、枳实，与麻杏石甘同用。其槟榔不得过
一钱，否则可以见呃逆，脏气受伤，则益发难治。外面中脘
之部，并可用皮硝扎缚，以助药力。

　　第三种夹阴。凡喉症用麻杏石甘，得汗则喉痛差，汗闭
则喉痛剧。若是夹阴之症，初起用麻杏石甘，未尝不效，其
后可以汗虽出而喉仍痛，其汗出若与喉痛无关者。此种病之
特征：（甲）得汗之后，其喉仍痛，喉痛与汗出为两件事；
（乙）尔时之喉痛，与未得汗之先不同。凡疫喉之痛，妨于

咽饮，必兼见形寒、骨楚、头痛；若夹阴之痛，则其痛如刀割，病者并不见头痛、形寒、骨楚诸标准，却必见手背凉、冷汗之少阴症。如此者，鄙意必须兼治少阴，虽用附子，亦所不恤，所谓"有病则病当之"。唯此病用附子，并未实验，不过照病理推敲，当该如此。余有戚患此，适余病不能兴，后来由西医治愈。余恐穷乡僻壤，值有此症，则无从延西医，且西医亦不必尽良，故与学者作商量之词如此。

又，喉症吹药，用锡类散，良。此药各药铺都有。

民廿四岁乙亥六月，铁樵补记。

《伤寒论研究》辨惑

余岩 著

学苑出版社

《伤寒论研究》 辨惑

恽氏《群经见智录》，余曾有两书难之。近又有《伤寒论研究》之刻，盛夏畏暑，于职业外娴为别事，取而观之，一则曰"余云岫"，再则曰"云岫"，于是余云岫对于《伤寒论研究》，遂有发言之必要矣。

《伤寒论研究》一书，较之《群经见智录》似有进步，不恣谈五行、气运，一也；不言易理，二也；能知不能使人共喻之学说为非，务不使有模糊影响之言存乎其中，（卷一，第7—8页）三也。然于其无术可以证明之四时五脏说，时加回护，不肯舍去，而所言尚未能透明，未入轨道，此所谓惑也。恽氏一人惑尚可，吾恐旧医之疾首蹙頞于余云岫者，遂不暇审择，而以鼠为璞，是医学前途之忧也。是以择其惑之大者，取而解之，非好辩也，使天下晓然知真理之所在，不容有丝毫之蒙溷也。

《伤寒论研究》曰：余所欲言者，皆古人所未言，苦无书可以证佐。（自序，第1页）

辨曰：余尝谓：论世知人，为读古人书之良法。宋儒说经，虽极明顺高妙，终逊汉儒一筹，盖以其不遵古训，不守师学，而以近代之语言、个人之思想解之故也。故虽其所解者于文极顺，于理极通，苟有违反故训，吾即不敢轻信，恐其失古人之意也。今恽氏自谓"所言者皆古人所未言"，然则恽氏之于医学古书，直以现代之思想、个人之见解说之耳，非研究古书之正道，异乎戴东原"以字考经，以经考字"之法，恐于古人立言之本意，失之多矣。

又曰：夫吾所谓太初第一步者，即五行六气本于四时之理，所以必以四时为言者，即因四时为生物所从产生之故。（自序，第2页）

辨曰：国于温带者，四时之变化固有可言，至于五行六气之说，即渺茫矣。大凡灾异之学、神仙之说，其造端必托乎天地之法象，以起人之信。而其第二步、第三步，即渐渐入于渺茫，而终至于不可理解。如魏伯阳《周易参同契》，用京、虞八卦纳甲之法，以缘饰神仙修养之术，乃即自炫其说曰："言不苟造，论不虚生。"恽氏之智，与魏氏如出一辙。要知科学之法，须步步脚踏实地，一有疏懈，其说即不能成立，不得以第一步有所凭藉，而第二、第三步遂可任意妄作也。

又曰：今日时下少年，日本草帽、西洋皮鞋、中国长衫，又岂得指如此者而名为中国式服装？然则奈何？曰：必须有整齐之系统，独立之组织。……在昔魏晋齐梁，佛学渐次输入中国；至宋，与吾所固有者化合，而成理学，是即绝好先例。鄙意以为，中医无演进价值则已，中医而有演进之价值，必能吸收西医之长，与之合化，以产生新中医。（第1卷，第3～4页）

辨曰：此种思想，似是而非，所谓惑也。夫同化、和合、嬗变三者，为进化中必有之现象，而不能或免。日本草帽、西洋皮鞋、中国长衫，亦同化、和合、嬗变之现象也。且恽氏所谓中国服装者，何所指乎？将谓西瓜皮帽、马褂、长衫之制乎？是亦由关外而入，非中国所旧有，三百年来，习焉而相安焉耳。彼日本草帽、西洋皮鞋、中国长衫，久之亦将相习以为常，视为中国所固有，亦无不可。若谓胡服亦不得谓中国服式，则必推之上古，服黄帝始制衣裳时之服制，始得谓之纯粹中国式之服装矣。充恽氏之论，则有宋理学，亦不得谓之中国之学，以有佛学杂其中也。恽氏之书，亦不得谓之中国之书，以有西文杂其中也。其比拟之不伦如此。

且学无常师，择善而从，古今之通义也，主之者在我而已。无论所习者为何国之学、殊方之学，苟为我之所得，即为我之学问，虽其本国之人，亦不可得而夺之矣。陈良，楚产也，北学于中国，北方之学者，未之能先。孟子不嗤陈良为舍南从北者，而反讥陈相之背师学南，何也？学问之道，但论其是、不是而已，不宜以门户国族而生畛域也。今者，中华为共和国矣，自古无之，不害其仍为炎黄世胄也；政教、礼俗、文物、制度，异乎古昔矣，不害其仍为炎黄世胄也。日本之医学，昔宗我国，近宗欧西，今则浸浸乎足以自立，而为日本医学，以与欧西各国相抗衡矣，亦何害其为日本哉？故曰：主之者在我而已。若斤斤于形式、族类之异同，以为主奴，则必恽氏为清室遗老而后可。如其不然，早已变为法兰西、美利坚等共和国民，非复中国之人矣。

又曰：若问患病何故必发热，则必瞠目不解。在二千年前问何故发热，并世既无可质证，势不得不勤求古训。（第1卷，第6页）

辨曰：观此，则恽氏似知仲景之勤求古训，为不得已之举矣。至于今日，其说有精于古训者，自不必以勤求古训为满足之答案矣。

又曰：吾侪苟从《叶天士医案》或《温病条辨》《温热经纬》入手，不然，或从金元四家入手，或从张景岳、张石顽入手，或从陈修园、喻嘉言入手，无论取何途径，入之既深，既如驴子旋磨，冻蝇钻纸，竭毕生精力，穷年兀兀，至于皓首，终不能出其范围。若弃去一切而读《素问》，不通则已，通则豁然开朗，如登泰山之巅而望群峰。（第1卷，第7页）

辨曰：吾为之转一语曰：苟从《素问》入手，入魔之后，亦只如驴子旋磨，冻蝇钻纸，竭毕生精力，穷年兀兀，至于皓首，终不能出其范围也。核之以恽氏自身之所得，如以三百六十日为气候年，如虚造四时之脏腑，如妄谈易理，如杜撰太极图，其诡谲谬妄，实为未通《内经》者所未有。然则恽氏所谓"不通则已，通则豁然开朗，如登泰山之巅而望群峰"者，自余观之，其入魔益深，迷惑益甚，将不复能自振拔矣。

要之，恽氏说得读《内经》若和尚参禅，说得通《内经》如参禅之大彻悟，皆夸大欺人语，真堪令人绝倒。即使有此等境界，恽氏已亲自领略，自命为登泰山之巅矣，而观其所著之书，谬误疏漏、穿凿附会之处，随在皆是，竟有作喃喃呓语，如痴人说梦者，且不能与山培塿并，然则何贵乎登泰山之巅者乎？吾劝恽氏，盍进而登帕米尔高原以望世界乎？

又曰：《伤寒论》每重要之处为六经，而第一难解之处亦为六经。凡读《伤寒》者，无不于此致力；凡注《伤寒》者，亦无不于此致力，卒之能得真义者，竟无一人。此处不解，全书皆模糊影响，有何医学可言？（第1卷，第7页）

辨曰：《伤寒论》中最无理者莫如六经，最无谓者亦莫如六经。盖伤寒本无六经可言，而仲景强分为六经也。在仲景当时，或沿习俗相传之旧说，别无他意。而后人奉之如金科玉律，蹇驴旋磨，冻蝇钻纸，求其说而不得，于是臆说朋兴，异论鼎沸，众楚之咻，何所底止？恽氏得日本喜多村之说，以为辩才无碍，千古一人。自余观之，其异于众楚之咻也几何乎？辨见后。

又曰：若鄙人所研求而得者，可以自喻，可以喻人，无丝毫模糊影响者存于其中。（第1卷，第8页）

辨曰：此言不得谓非恽氏之进步，若能由此目的而进，庶几不复蹈《群经见智录》之覆辙矣。然观《伤寒论研究》，仍时时牵及《见智录》，不能破空而游，信乎知之匪艰，行之惟艰也。

又曰：朱子有云：吾读书，未尽一页，不敢读第二页；未尽一卷，不敢读第二卷。所谓尽者，谓能尽行明了其意义也。（第1卷，第8页）

辨曰：此等语插入书中，本是词费。然即如朱子之说，以之为读书之法则可，若谓如此读书即能妙解真理，则恐未必然。试观朱子所著《易本义》《诗集传》《四书集注》等书，谬误之处颇多，何尝能尽行明了乎？朱子且然，宜恽氏之谬误百出，而独自以为是也。

又曰：喜多村之言曰：邪在表而热实者，太阳也；邪在半表里而热实者，少阳也；邪入胃而热实者，阳明也。又，邪在表而虚寒者，少阴也；邪在半表里而虚寒者，厥阴也；邪入胃而虚寒者，太阴也。（第1卷，第10页）

辨曰：此论之本根谬误处，在分人身为表、半表里及里之三层，其弊仍坐不知解剖、生理、病理之故。恽氏虽有"未病时，不得指某处是太阳，某处是阳明"之说，（第1卷，第13页）然其曰"太阳病为躯体外面皮毛上事"，（第1卷，第8页及第14页）曰"伤寒由外之内，在外为初步"，（第1卷，第21页）曰"本论以六经为病之地位，以传经为病之次序，始于太阳，终于阳明。太阳在外，阳明在里，由外之内，为一定途径"，（第1卷，第13页）。曰"此即《内经》所谓'善治者治皮毛，其次治肤腠，其次治筋骨，其次治脏腑'，乃由外之内，为一切热病之定例"（同上页）曰"由外之内，当其在外之时，有治外之法。治外之法，用之而当，其病即愈于在外之时"（第1卷，第24页），曰"病毒初得太阳为根据地，法当解表。解表者，病在外层，祛之向外也"，（第1卷，第36页）诸如此类，直以身体真当分三层矣，故有"皮毛与大肠相通"之谬论。（第1卷，第15页）今以肠窒扶斯（Typhus ab-dominalis）证之，可以知其谬妄矣。肠窒扶斯之初发也，菌在血液之中；至一星期后，血中菌减少，菌在小肠。则当其初，发现太阳证时，病毒正在血中，周身无处无血，即无处无病毒，安有内外表里之可言乎？

章先生主柯氏说，以太阳病在营卫，营即血脉，内属于心，是为心之表，其义胜恽氏多矣。毕竟朴学家之言，与逃空虚、弄狡狯者，异其撰矣。

章先生又谓岩曰："以太阳为膀胱，亦通。大凡病热者，小便必赤，膀胱乃潴小便之处，古人以是为膀胱先受病也。"岩进曰："古人多谓小便由小肠而来，小肠亦太阳也。古人推小便赤之原，以为病在膀胱、小肠，故曰太阳也。"章先生曰："亦通。"

又曰：六经之在人身，究在何处，可以明白为之界说乎？此皆医家所当切实研究，而不容少有含糊者也。前于拙著《群经见智录》已略言《内经》五行之理，兹复申言吾意，以解释《伤寒》六经。若以吾下方所言，与《见智录》所言，互相参证，更合之喜多村之说，则临证时可以胸中了了，指下无疑。（第1卷，第22页）

辨曰：不佞对于《群经见智录》曾有两书质问恽氏，无一字正当之答复，是其说已瓦解，不复能成立矣。且恽氏上方所说者，与五行之理有何关涉？乃必欲牵率《见智录》，可谓不善变矣。又，六经之说，重在证候，与脉象无甚关涉，何忽云"指下无疑"？凡此皆夸大语，藉以震悚庸耳俗目者也。览者请看他如何切实研究法。

又曰：今问：六经何自来乎？曰：来从六气。六气何自来乎？曰：来从四时。

辨曰：恽氏以五行甲子为来从四时，以六气六经为来从四时，其所以咬定四时，不肯稍放松者，自以所论荒唐无征，惟恐人之不信，故时时以"四时"两字相号召，其意若曰"吾之论说，所根据者，四时也"云尔。此种狡狯，逃虚空者皆有之，与《周易参同契》之纳甲，同一故智，前已辨之，姑不再论。览者试观其下文如何。

又曰：人处四时之中，每一时期有一时期特殊之感觉，春夏和煦，秋冬凛冽，此其常也。反常则病。（第1卷，第13页）

辨曰：此有两义：一就天气言之，谓春夏应和煦，秋冬应凛冽，此为常。反常者，如《阴阳大论》所说"春时应暖而反大寒，夏时应热而反大凉，秋时应凉而反大热，冬时应寒而反大温"之类，是能生病。此一义也。一就人身感觉言之，春夏本和煦，感觉亦和煦；秋冬本凛冽，感觉亦凛冽，此其常也。若本和煦而觉凛冽，本凛冽而觉和煦，如恶寒战栗、热不欲衣之类，是谓反常，是谓病。此又一义也。然第二义仍是病之证候，病而后有此现象，非有此现象而后病也。然则惟有第一义而已。第一义之谬，吴又可《温疫论》已驳正之，今节录于下。

其言曰："春温、夏热、秋凉、冬冷，乃四时之常，风雨阴晴，稍为损益。假令春应暖而反多寒，其时必多雨；秋应凉而热不去者，此际必多晴。夫阴晴旱潦之不测，寒暑损益，安可以为拘？此天地四时之常事，未必为疫。夫疫者，感天地之戾气也。戾气者，非寒，非暑，非暖，非凉，亦非四时交错之气，乃天地别有一种戾气"云云。

卓哉吴氏！此岂庸人所敢言哉？彼盖审其目耳之所见闻，深思渺虑，知疾病之来，决非寻常寒热温凉所能说明，必有一种特别之物，作用于其间，但当时病原细菌尚未发明，无以名之，名之曰"戾气"而已。

又曰：六气曰风、寒、暑、湿、燥、火，风非空气动之风，寒非直觉之寒，火非燃烧物质之火。（第1卷，第3页）

辨曰：恽氏自此入魔障矣。吾前此所谓第二步、第三步即渐入渺茫者，于此见之矣。恽氏既曰"六气来从四时"，曰"春夏和煦，秋冬凛冽"，则六气者明明因四时之变化而生。四时之变化者何？自然界现象之变化也。今忽曰"风非空气动之风,寒非直觉之寒,火非燃烧物质之火",则其所谓风、寒、火者,又离乎自然界之现象以为言矣。其本态毕竟如何,又不能加以说明,颠之倒之,虚之实之,为所欲为,遇无术可以证明之处,则掩饰而过;稍遇理由可说,辄自夸诧曰"可以自喻,可以喻人,无丝毫模糊影响者存于其中",(第1卷,第12页)曰"胸中了了,指下无疑"。(同上页)呜呼!讲学如是,宜其易于发言而轻于著书也。

又曰:《内经》曰:风胜则动,寒胜则痛,暑胜则浮,燥胜则干,湿胜则濡泻。风、寒、燥、湿乃气候之名词,动、痛、濡泻乃人体之标著,此必天人相合而后见。(第1卷,第13页)

辨曰:《内经》此节极谬,不必深论,只用数语,可以知其妄矣。动莫甚于战栗。孕妇发子痫病者必战栗,今取怀妊之子宫,制成液体,注入动物,则发战栗,可谓风胜乎?冬时单衣,则发战栗,可谓风胜乎?惊恐之极,则发战栗,可谓风胜乎?杀牛者,洞其脑,以棒插入而搅乱之,则牛之四体牵动,可谓风胜乎?以火灼肤则痛,可谓寒胜乎?疮疡多痛,证以《内经》,多属火属热,可谓寒胜乎?人之患冻疮者,其患处必浮肿,可谓暑胜乎?饭白米者,往往罹脚气,往往浮肿,饲以糠则愈,可谓暑胜乎?患心瓣病者常浮肿,患肾炎者亦常浮肿,以旧说绳之,"心,火也;肾,水也",二脏性相反,而证候相似,可谓暑胜乎?"燥"本训"干","燥胜则干"者,犹云"燥胜则燥"耳,自无庸言。今之患霍乱者,螺瘪眼陷、口干血稠,失水之证候较然,可谓燥甚矣,而吐泻不止,果湿胜乎?濡泻之病理有三,拙著《灵素商兑》已言之,非因湿胜也。

其曰"风、寒、暑、湿乃气候之名词",则风、寒、暑、湿仍是由四时而生,风仍是空气动之风,寒仍是直觉之寒矣。曰"动、痛、濡泻乃人体所标著",则动、痛、濡泻者,乃人体受四时之变化而发生之现象,即反应也,即病之证候也。然则风、寒、暑、湿者,动、痛、濡泻之原因;动、痛、濡泻者,风、寒、暑、湿之反应也。乃恽氏六气之定义,何以忽变调如下?

又曰:六气者,人体感气候之变化而著之病状也。(第1卷,第13页)

辨曰:病状,即证候也。然则可换言之曰:"气候之变化,人体感之而病者,其所发表之证候,谓之六气。"此说通乎?且病既为感气候之变化而生,则只一"病"字,而感气候变化之义自在其中。然则更可换言之曰:"六气者,病之证候也。"此说通乎?览者必有以断之。

不宁惟是,此定理皆承上文而生之结论也。上文所说,句句皆谬,其结论安得不谬?故上文之是非明,而此定理之是非,可不待言而决矣。况乎既曰"风、寒、燥、湿为气候之名词",则六气仍属诸气候,显然明矣。今乃曰"病状",然则天之气候,即病之证候乎?更不可通矣。且证之以《内经》所言之六气,亦显然相背。详见下。

又曰:故问六经为何物?则径直答曰:六经者,就人体所著之病状,为之界说者也。(第1卷,第13页)

辨曰:此定理前无疏通,后无证明,从天飞下,深可怪异。今就本文言之,则可换言之曰:"六经者,证候之界说也。"然则即证候之分类也,即证候群之名也,与六气有何处关系,而不一加说明。此即恽氏之大模糊处,不止少有含糊也。且恽氏既以为六经来从六气，则宜于此处作一番亲切明通之议论，以伸己说。乃所言不过如是，固知自堕于模糊影响之中者，无术能拨云雾而见青天也。

又曰：经络云者，亦病而后有也。《内经》言阴阳，是有其物也。岐伯曰：阴阳者，数之可千，推之可万，而循环回转，道在于一。以无为恬澹、纯任自然为养生之极则，是不病之先并无阴阳之明证也。阴阳且无有，更何有于经络？（第1卷，第13页）

辨曰：异哉此说！是直谓之未读《内经》可也。

《阴阳应象大论》曰"阴阳者，生杀之始"，曰"阳生阴长，阳杀阴藏"，岂非恽氏所谓万物以生长收藏者乎？人，万物之一也。若谓无病之前无阴阳，则人无少壮老死矣。又曰："清阳出上窍，浊阴出下窍；清阳发腠理，浊阴走五脏；清阳实四肢，浊阴归六腑。"此为病后之阴阳乎？未病之前之阴阳乎？由恽氏之说，则未病之前，无上下窍，无腠理，无四肢，无五脏，无六腑矣。

《金匮真言篇》曰："夫言人之阴阳，则外为阳，内为阴。言人身之阴阳，则背为阳，腹为阴。言人身之脏腑中阴阳，则脏者为阴，腑者为阳。"由恽氏之说，未病之前，无内外，无背腹，无脏腑矣。

《宝命全形论》曰："人生有形，不离阴阳。"由恽氏之说，则未病以前，并无形矣。

《调经论》曰："阳受气于上焦，以温皮肤分肉之间。"由恽氏之说，则未病以前，无阳，无气，无温，而肌肤冷若冰雪矣。

其所说六气亦然。《天元纪大论》曰："天有五行，御五位，以生寒、暑、燥、湿、风。"此六气可谓人体之病状乎？又曰："在天为风，在地为木；在天为热，在地为火；在天为湿，在地为土；在天为燥，在地为金；在天为寒，在地为水。"此所谓风、寒、热、燥、湿者，可谓人体之病状乎？又曰："寒、暑、燥、湿、风、火，天之阴阳也。"可谓人体之病状乎？又，《灵枢·岁露论》曰："诸所谓风者，皆发屋，折树木，扬沙石，起毫毛，发腠理。"此得谓之非空气动之风乎？

凡恽氏所说，征之以《内经》本书，无不见其背谬。此无他，不以经解经，而以己意诬经故也。以经解经，说虽与今不合，然尚不失古人之意，可藉以考见当时之思想；若以己意解经，则必有强古人之言以就己意，虽有以合乎今，必有以违乎古矣。听其言，嘤嘤然曰"古之人"、"古之人"，实则假古人之名，以逞一己之私说而已矣，对于古人何尝有忠实尊崇之意哉？狂德之堕落，亦可以觇世变矣。

又曰：《灵枢》经脉，以病状言之，可以得其彷佛；以解剖图案比对，转无一相合者。例如，阳明病有鼻孔干、眼眶酸楚、头痛、牙龈肿痛、发颐、绕脐作痛诸证，《灵枢·经脉篇》则云"足阳明之脉，起于鼻之交頞中，（所以鼻孔干）旁纳太阳之脉，（足太阳脉起于目内眦，所以眼眶酸楚）下循鼻外，上入齿中，循颊车，（所以牙龈肿痛、发颐）上耳前，过客主人，循发际，至额颅；（所以头痛）其直者，从缺盆下乳内廉，下挟脐。（所以绕脐作痛）其它各经，类此者正多。……以今日解剖之动静脉证之，乃无一相合。则经络之为物，亦等于伤寒之六经，必病而后见，甚明显也。（第1卷，第14页）

辨曰：由恽氏此说，则《灵枢·经脉》等篇，全取鼻干、眼眶酸楚等疾病之证候，贯穿联络，想象附会之以成文。吾不意古人之造谎，乃至此极耶？未免深文罗织，不近人情矣。即就恽氏之说追究之，鼻孔干矣，何以頄中不干？何以鼻孔不酸楚，不痛？眼眶酸楚矣，何以不限于内眦？牙龈肿痛，发颐矣，何以鼻外不痛？何以牙龈不觉干？头痛矣，何以不限于耳前、发际、额颅？何以只觉痛，而不觉酸？绕脐作痛矣，何以缺盆、乳内廉不痛？何以但绕脐作痛，而不作酸？凡此，皆恽氏所当切实研究，而不容有模糊影响之言居其间也。而略而言，鼯鼠之技穷耶？

大抵《经脉》等篇，其取材复杂，约而言之，有四种成分：（1）解剖所见；（2）生理常态；（3）疾病证候；（4）当代思想是也。生理常态、疾病证候，显而可见者也，故虽缘饰附会，犹可得其彷佛。若夫解剖所见，则疏漏而未精密，差以毫厘，失之千里，故无一相合。其理甚明，何不可思议之有？

夫自然科学之兴，莫不以自然界之现象为材料，有此现象而察观之，得以知其变化之径路；历时既久，得知某种现象之变化有一定不易之径路，谓之经验；得此经验，于是乎知物之当然；然人者，有思想智慧者也，仅知其当然，不足以餍其心，于是以其所知之事，想象焉，为之说以明其所以然，此之谓说明。此古今学术演进之公例也。

试以天学言之。日月运行，寒暑迭更，现象也。日往则月来，月往则日来；寒往则暑来，暑往则寒来，观察也。日行三百六十五日四分日之一而周天，月行二十九日余而与日会，此经验也。以二十八宿及诸恒星为循天左行，以日月五星为右行；说天者有盖天、浑天、宣夜、昕天、穹天、安天之别，言地者有升降四游之殊，说明也。今则谓地为八大行星之一，绕日而转矣，又以地球轨道为椭圆矣。其说屡变，而愈近于真理，何者？古人但恃经验，而今人加以实验故也。有器械之精审，以佐耳目之不逮，而不以主观混淆之故也。是故今之天学，所以胜乎古者，岂有他哉？观察之法精，而测验之术密也。至于日月寒暑之现象，今古非有变也。

疾病亦然。今之疾病，其现象非有变乎古也，而学说异者，观察试验之道有精粗疏密之辨耳。恽氏以古人之说为据证候以察疾病，即据证候以作《经脉》等篇，古时学术之途径，本是如此，其不能免谬误，亦事之所必然，何也？观察试验之道疏故也。学说虽误，无害其为学术，何也？器械未精，实验难行，所知止此故也。千百年后，今日之所号为是者，后人必有窃笑其非者矣，此事之所无可如何也。

呜呼！由吾之论以论古人，不必幽渺其辞，委曲其说；而古人之过，如日月之食矣，不可掩也，亦不必讳也。时之所在，无可如何也。故吾之驳《灵》《素》，非驳其现象也，驳其学说也；非讼古人有此荒谬之学说也，讼今人之墨守古说而不知改也。乃恽氏沾沾焉执现象以为言，何其思想之幼稚耶？

又曰：血中废料在肺中，由别道输入小肠，排泄于体外。（第1卷，第14页）

辨曰：此等语最是可笑，最是鲁莽。小肠养料输入血中，血中废料由肺排出而为气，由汗腺排出而为汗，由肾排出而为尿。今恽氏所说，直痴人梦语耳。其曰"废料"，曰"输入"，曰"排泄"，其字面用新；曰"在肺中，由别道输入小肠，排泄于体外"，其理论用旧，是其荒谬不止"日本草帽、西洋皮鞋、中国长衫"矣！一笑。

又曰：……似大肠决无与肺相表里之关系。然《伤寒论》之葛根汤有可异者，头痛、项强、恶风、几几，此为太阳病，亦躯体外皮毛上事。太阳、阳明两经合病，则自利。自利乃大肠病。太阳主皮毛，亦曰"肺主皮毛"。太阳与阳明合病，而见大肠之自利，正与《灵枢·经别篇》所云"阳明之正，下走大肠，属于肺"，及"太阴之正，走肺，散之大肠"之文合。（第1卷，第14页）

辨曰：此段文字，不过数行，而牵强附会之处三，不可通之处三。恽氏主意，在乎证明"肺与大肠相表里"一句。盖肺与大肠相表里之事，为今日新医所不言，若能证明此句，则可以傲新医所不知，而《灵》《素》之声价亦因之以增。故恽氏对于此事颇为努力，急欲达其目的，遂不暇择手段，而穿凿附会，无不为矣。其曰"头痛、项强、恶风、几几，此为太阳病"，是也，仲景固以是隶之太阳也；其曰"亦躯体外皮毛上事"，则牵强矣。谓恶风为皮毛上事犹可，若夫项强，乃肌肉、筋骨上事，已不得属之皮毛。至于头痛，则是病毒入血，至脑而生作用，尚得谓是皮毛上事乎？

大凡科学与旧学之精粗，即在乎此。旧学之界限宽，其所规定，多可迁就，可牵强。譬如定葛根汤证为太阳病，定太阳病为皮毛上事，则凡葛根汤证所现者皆皮毛上事，即有头痛项强非皮毛上事者，以其既属太阳，亦不得不谓之皮毛上事。科学之法则不然，——考证，步步审慎。其非皮毛上事者，虽云属太阳，不认为皮毛上事也；其为皮毛上事者，虽不属太阳，亦谓之皮毛上事也。其界限严，其规定之事精审而确实。故旧学之所规定者，往往为科学所推倒。无他，亦犹齐廷之竽，好一一听之，则滥竽者不得充数也。

其曰"太阳主皮毛"，此说既无确实根据，又且谬妄。其曰"肺主皮毛"，亦无确实之根据。凡此，皆模糊影响之语，非但不能喻人，恽氏且不能自喻者也。

总之，恽氏欲证明"肺与大肠相表里"之文，于《伤寒论》中苦无头路可寻，得一葛根汤证以为之媒。而葛根汤又是治太阳病，于是又拉"主皮毛"三字，轻轻卸去太阳，渡到肺上，以与自利之大肠证相关合，冀达其目的，其用心亦苦矣。须知，论理学之规范、科学之法度，断不容有此狡狯手段，播弄模糊影响之事，以眩迷心目。

无论其所云"头痛项强属皮毛上事"为非是，云"太阳主皮毛"为非是，云"肺主皮毛"为非是，即使舍此三者而不追究，循恽氏之论以言之，则太阳即肺矣。一不通也。太阳、阳明合病，一变而为肺与大肠合病矣。二不通也。葛根汤治太阳病，一变而为治肺病矣。三不通也。

孔穿有言曰：藏三耳之说，难而实非。今观恽氏之所论，竭力弥缝，刻意补苴，左支右绌，非常艰苦，而按之皆无有是处，徒自苦耳，于《灵》《素》奚益乎？

又曰：然自病证言之，一为恶寒，一为下利，是绝不相蒙之两种病证。而仲景则以一个葛根汤，一味不易，治此两种不同之病，而皆有效。然则自功效言之，岂非"肺与大肠相表里"有的确之证据乎？(第1卷，第15页)

辨曰：此种论调，真堪绝倒。一药治数病，一方治数病，所在多有，可尽以表里解之乎？乌梅丸治蛔厥，又主久痢，蛔与痢相表里乎？抵当汤治妇人经水不利，亦治男子膀胱瘀血，男与女相表里乎？膀胱与子宫相表里乎？一部《神农本草经》，一味之药，所主治者多至十余证，吾欲尽闻其表里之说于恽氏也。

又曰：近顷针科针虎口治牙痛，极效。按：虎口，《灵枢》谓之合谷。《经脉篇》云："手阳明之脉，起于大指次指之端，循指上廉，出合谷两骨之间；其支者，从缺盆上颈，贯颊，入下齿中。"……是《灵枢》所言，正确不误也。然自今日生理言之，动静脉皆出于心，纤维神经皆出于脊，其血管之细者，四肢百体，无乎不达。究何所见而知虎口与牙龈有特别关系，皮毛与大肠有相通所在……以事实言之，脏腑部位尚未清楚；以功效言之，其神妙乃至不可思议，是诚千古之大谜。

又曰：须知，根据《素问》《伤寒论》之学理，其精妙之处，真能迈越今日西国解剖学与显微镜所不能到之处；而其粗陋处，乃至不知脏腑之部位，不明体工之作用。岂有如此不合理论之解剖学乎？(第1卷，第18页)

辨曰：凡人身生活之现象、疾病之证候，尚为今日解剖、生理、病理之所不能说明者，为数颇多。即以证候论之，如肾炎病人，其浮肿必自眼之下睑始；慢性肺病人，其手指尖端膨大，形如鼓桴；病蚘者，往往鼻痒，往往左右瞳孔不同；罹十二指肠虫者，其指爪往往有横纹，若此之类，指不胜屈，奚啻牙龈、虎口之关系而已哉？使古人对于此种知识为数稍多，则必又有几篇想象附会之文字，可以为恽氏崇拜古人之材料。惜其所知仅虎口、牙龈之关系，与夫鼻孔干、目眶酸楚几条，致恽氏歌功颂德之心未能餍足，深可悯也。

要而言之，先有事实而后有说明，乃古今学术之通例。虎口、牙龈之关系，乃人类本能所发现之事实，而《灵枢》从而为之辞也，何谜之有？夫自太古以来，自然界之现象，为人类本能所发明之事实，人类经验所获得之知识，其尚为今日科学所不能说明者，为数正多，宁止医学方面乎哉？宁止《灵》《素》所言乎哉？吾人当此，既不能认古人之所说明为满足，而科学又未足以说明之，则阙疑可也；俟他日之研究，苟能得确实之证据，则从而求满足之说明可也。若一遇今日所不能说明之现象，偶检古籍，适有不完全之说明，遂不问其是非精粗，绝对迷信，且张皇夸诧之，以为崇拜古人之材料，以为今人不及古人之确证，此等举动乃宗教家之态度，非研求学术者所宜出也。

又曰：《灵枢》后出，识者疑其与《素问》文字不类，谓是王冰所辑。（第1卷，第16页）

辨曰：《灵枢》后出书，学者多言之。然读黄元同《内经九卷集注·叙》，则又未必然，今录其文于下。

黄氏元同《内经九卷集注·叙》曰：《汉·艺文志》：《黄帝内经》十八卷。医家取其九卷，别为一书，名曰《素问》；其余九卷，无专名也。汉·张仲景叙《伤寒》，历论古医经，于《素问》外，称曰"九卷"，存其实也。晋·王叔和《脉经》亦同。皇甫谧叙《甲乙经》，遵仲景之意，以为《黄帝内经》十八卷，即此九卷及《素问》，而又以《素问》亦九卷也，无以别此经，因取其首篇之文，谓之"针经九卷"。而"针经"究非其名也，故其书内仍称"九卷"。隋·杨上善注《太素》亦同。唐·王冰注《素问》，据当时有"九灵"之名，称为"灵枢"；注中又据《甲乙经》叙于其言针道诸篇，谓之"针经"。宋·林亿作"新校正"，谓王氏指《灵枢》为《针经》，但《灵枢》今不全，未得尽知。不知王氏次注《素问》，文多迁移；于此九卷，王氏虽未注，亦次之，固不同当时《灵枢》本也。南宋·史崧作音释，其意欲以此九卷配王氏注《素问》之数，乃分其卷为二十四，分其篇为八十一。元·至元间，并次注《素问》为一十二卷，又并史崧《灵枢》之卷以合《素问》。于是古"九卷"之名湮，而矫之者乃谓《灵枢》晚出书，岂通论哉？余以《甲乙》《太素》校之，其文俱在焉。

　　或又谓《素问》义深，《九卷》义浅。夫《内经》十八卷，乃医家所集，本非出一人之手，论其义之深，《九卷》之古奥，虽《素问》不能过；其浅而可鄙者，《素问》亦何减于《九卷》？《九卷》之与《素问》，同属《内经》。《素问·通评虚实论》中，有黄帝骨度、脉度、筋度之问，而无对语，王注以为俱在《灵枢》中，此文乃彼经之错简。皇甫谧谓《内经》十八卷即此二书，可谓信而有证。《素问·针解篇》之所解，其文出于《九卷》，"新校正"已言之。又，

《方盛衰论》言"合五诊，调阴阳，已在《经脉》"，《经脉》即《九卷》之篇目。王注亦言之。则《素问》之文，且有出于《九卷》之后矣。《素问》宗此经，而谓此经不逮《素问》，可乎？皇甫谧叙《甲乙经》，谓"《素问》论病精微，《九卷》原本《经脉》，其义深奥不易觉"，其意盖曰：《九卷》之于《素问》，无可轩轾也。故其书刺取《九卷》文多《素问》。杨上善作《太素》，直合两部为一书，亦宗斯意。今取杨氏《太素》之注以注《九卷》，其注之缺者补之，义之未惬者取后学者之说正之，命其书曰《内经九卷集注》。卷之分并，未必俱合于古，亦以存旧名焉尔。

又曰：《素问》不言解剖，《灵枢》忽言解剖……须知古学虽不传，必有迹象散见于古书之中。今从周秦诸子中颇能觅得与《素问》类似之文字，而不能觅得解剖之影响。即此可推断《素问》之为书，至少有若干成分是周秦时人手笔。同时更可推得解剖之学，古时必无其事。（第1卷，第17～18页）

辨曰：太史公曰：百家言黄帝，其言不雅驯，荐绅先生难言之。况医乃专门之事，与周秦诸子所讲之学，绝不相涉。故恽氏所举诸条，见于周秦诸子者，皆属通论，无一语及于医学专门者。解剖之不见于周秦诸子，不亦宜乎？

夫研究之心，人类所同具，古当不异于今。曾谓古人业医治疾，其心乃漠然不欲一睹脏腑内景以为快乎？是故扁鹊有上池水之言，而《灵枢》有"骨度"、"脉度"、"经脉"之文。古人之心切解剖，而急欲讲明之者，如何殷殷。特为时代之所限，知识之所宥，不得彻底研求，不得已以其粗末之所得，比附之以经验之事实，又纬之以当代之思想，以完其说明之责。其说虽误，其意可尊，其情可原也。谁知后人不求进步，直奉之以为金科玉律哉？又谁知有恽氏其人者，曲为辨护，直谓古人不知有解剖哉？

由恽氏之说，将何解于骨度、脉度、肠胃等篇乎？其中所言，长几尺几寸，大几尺几寸，径几寸，大容几斗几升，回运环反几曲等，决非病而后有之事，决非但据疾病证候而可以推测之事，将谓古人真向壁虚造耶？

不宁惟是，由恽氏之说，则古人何由知有心、肝、脾、肺、肾，何由知有胃、大肠、小肠、膀胱、女子胞？此决非病而后有之事，决非但据疾病证候而可以推测之事，将谓古人亦向壁虚造耶？其诬甚矣。

且《灵》《素》所言，其不见于周秦诸子者，岂只解剖一事？其偶与周秦诸子相类似者，不过几条，由恽氏之说，则除此诸条而外，皆不足据，皆可谓古时必无其事矣，恽氏能承认之乎？

张仲景之为人，史无其传；《伤寒论》之为书，梁以前无称者。孙真人作《千金方》时，尚未能得其全书；至作《千金翼》时，始全得之。张守节作《史记正义》，引王叔和《脉经》，而不及仲景《伤寒论》。其书之晚出，明矣，亦可谓之不足据矣，恽氏能承认之乎？藉曰江南诸师秘之不传，故其书难得，然则何独于《内经》而不秘耶？

恽氏于《群经见智录》，曾谓春秋时《内经》为医师所秘，故不见于他种载籍。今忽作此论调，以恽君之矛，攻恽君之盾，不知将居何说也？《易》曰"中心疑者，其辞枝"，恽氏之谓也。

　　抑古有辜磔之刑。《周礼》："杀王之亲者，辜之。"郑注曰："辜之言枯也，谓磔之。"孙诒让《正义》曰："'辜'与《大宗伯》'疈辜'义同。磔人，犹磔牲也。《吕氏春秋·行论篇》曰：舜殛鲧于羽山，副之以吴刀。'副'与'疈'同，亦谓辜磔之。《韩非子·说难篇》亦云：苌弘分胣，田明辜射。皆磔刑也。"考《说文·桀部》："磔，辜也。"段玉裁注曰："凡言磔者，开也，张也，刳其胸腹而张之，令其干枯不收。"按：《汉书·景纪》颜注曰："磔，谓张其尸也。"《公羊·僖三十一年》疏，引李巡曰："祭风，以牲头、蹄及皮，破之以祭，故曰磔。"以此证之，段氏之说信矣。而《说苑》载赵鞅以扬灰辜尸恐敌人，殛刑之惨无人道，于此可见。是以汉景废之，改为弃市也。鲧，舜殛之。《周礼》者，周公之所作也。然则圣如大舜、周公，犹用磔刑，较之解剖，酷烈倍蓰，奈何以此诟新莽耶？由是言之，《灵枢》之有解剖，何足疑乎？

　　且《月令》五祭，春先脾，夏先肺，季夏先心，秋先肝，冬先肾，与《古尚书》"脾木，肺火，心土，肝金，肾水"之说合，郑玄谓"以四时之位及其五脏之上下次之"是也。盖古者，牲南首，肺在上而居南，故属火而先夏；肾在下而居北，故属水而先冬；脾在左而居东，故属木而先春；肝在右而居西，故属金而先秋；心居中央，故属土而先季夏。是《月令》及《古尚书》之说，以位为次，郑说不为无据矣。夫五脏之位，必披胸刳腹，然后可知，断非臆测所能定。古时之有解剖，无疑也。

　　若曰《月令》《古尚书》说就牲言之，非就人言之，则何以郑驳五经异义，牵及今医病之法乎？若曰郑所云医病之法，从《今文尚书》欧阳说，非谓《古尚书》说，则何以《周礼·大司寇》贾疏引阴阳疗病法，有"肺属南方火"之言乎？

窃谓以五脏配五行，古有两法：主位者，《古尚书》之说也，于《月令》见之，贾疏所谓"阴阳疗病法"者用此；主色者，《今尚书》之说也，于《内经》见之，郑氏所谓"今医病之法"者用此。二者皆医师所用，皆就人而言，非但谓牲也。由是言之，古人不但知人之五脏位置，且知人、兽五脏位置之相同矣。然则古时并有比较解剖学之萌芽，岂仅仅人体解剖学而已哉？

又曰：若《素问》所言，仍是玄学本色，惟其言病理之一部份，与《灵枢》之言经络、穴道、骨脉等篇，则别开生面，既非物的研究，亦无玄学气味，其方法与西国心理学极相似。不过心理学所推测者，为心的动作与能力；而我国之言病理，实为躯体自然之反应与其径路。质言之，《灵枢》者，古人以治心理学之方法，研究人类躯体所得之成绩也……今之西医学，从物质研求以明势力者也；《灵枢》《素问》，从势力研求以推测物质者也。（第1卷，第19页）

辨曰：寒热痛痒，研究医学初步所最着眼之点，所谓证候也。观察证候以研求疾病，今谓之证候学，乃今日医学之一部分也。古人智慧未开，研究之门未辟，故考论疾病，专凭外候，此必然之势也，何事张而大之曰"别开生面"耶？惟其但从外候研求，故所得者极肤浅，极笼统。以此臆测疾病之本态，悬揣人体经络之径路，其谬误丛生，亦事之所必不可免。在古人固无足怪，独怪生今之世，物质之理日明，研究之法日密，而犹拘守旧法，奉若神明，以为如是已足，以之自大，以之诬古，以之惑今，其用心真不可思议矣。

至于心理学之蹊径，是否如《灵》《素》之怪诞，凡稍读心理学者，皆能心知其然否。恽氏惯以一知半解、似是而非之言，自惑惑人，如论太极、论气候皆然。其论心理学，犹仍故态也。有目者试取心理学，与恽氏之说比而观之，真妄昭然矣。

又曰：《灵枢》后出，其书真否不可知，要非全出于后人假托。假使此书果与《素问》同为古籍，其中所言，当已经数千百年之经验，其经络、气穴乃从种种病理测验所得者。（第1卷，第19页）

辨曰：恽氏只知经验，而不知经验之上又有研究学问之法，故处处以经验为满足，恃经验为壁垒，何其思想之幼稚耶？盖经验用主观，主观多不可凭，所以然者，宇宙之间一现象之发生，其因子颇极复杂。用主观者，凭其心之所爱憎而取舍之，如谈历者以天为动，地为静，以地能升降，以地能游四极是也。恽氏于麻杏甘石汤，独归功于麻黄，其误亦同。皆因用主观而略客观，凭经验而不核以实验故也。

科学之所以重实验者，谓能排除复杂之因子，而求所以然之真相也，故谬误较少；其犹有不免于谬误者，实验之方法未善也，故有改良，有进步。其已得之于经验，而尚未有善法以行实验者，则存而不论，而汲汲焉思得实验之法以阐明之，故有发明，有创获。今之心理学，亦重实验，无他，忠于学问，实事求是故也。若但凭经验，则自古及今，遂无

进步可言。充其量，不过如谈历者，屡屡损益岁实之数而
已，其对于天地法象之真相，岂有毫末之补益哉？

又曰：然后推想喉证菌在血液中。

辨曰：白喉之菌，始终在咽喉粘膜上，绝不入血中。恽
氏又妄说矣。

又曰：在院每日注射血清，然热迄不退，弛张颇甚，至
十一日而见疹点，即西人所谓猩红热。

辨曰：此证可疑。若是白喉，无每日注射血清至十一日
之治法；若是猩红热，无至十一日而始见点之证，必有误
也。或是血清病，火势白喉将死时之败血症。若谓之猩红
热，则断断非是。

又曰：证之西籍，喉证之为病，愈者本只得百之四十
五耳。

辨曰：不知恽氏何处得知此数。或为血清未发明前之死
亡百分率，亦未可知；或竟出捏造，亦未可知。查德国柏林
初用白喉血清，在一千八百九十四五年之间。今举柏林病院
白喉死亡率之调查表于下，可以证恽氏之说之妄矣。

年次	罹病人数	死亡人数	死亡百分率%	
1890	1792	695	33	
1891	1794	623	35	用血清前
1892	2074	834	40	
1893	2450	951	33	
1894	2890	801	28	
1895	3061	484	16	用血清后
1896	2183	285	13	
1897	1974	266	13	

据上表，可见血清疗法未发明之前，白喉之死亡率，最多者百人中死者四十人，最少者百人中死三十三人；用血清之后，最多者百人死二十八人，最少者百人中死十三人也。恽氏谓"愈者只得百之四十五"，诬也。

又曰：邹君聿文患喉证，延诊，其病极剧，热壮而口中臭气甚烈，喉间白腐满布。诊脉之顷，余觉遍身有异常感觉，且渐渐有恶寒意，心知是传染时光景。

辨曰：此梦中呓语也。人之罹传染病者，当传染之时，不能发生证候，不过某处之病原菌移殖于此人身上而已；必须经过若干时日，至移殖之菌繁生多数，于是毒素之发生亦盛，超过一定限量，病人乃中其毒，而恶寒发热等证候起矣。故各种传染病，各有固有之潜伏期。潜伏期者，自传染至发病之时日也。白喉之潜伏期，短则两日，长则八日，未有甫经传染而即觉洒淅恶寒者，真笑话也。

又曰：麻杏甘石汤能愈喉证，则为显明之事实。毕竟麻杏甘石何故能愈喉证，若云麻杏甘石或者能杀喉菌，此正不然。

辨曰：如恽氏之说果信，则麻杏甘石之愈喉证，是种有效之药物疗法、化学疗法，如六〇六之治梅毒、再归热之类，如土根精治变形虫痢之类，如规宁治疟之类也，大有研究之价值。须将麻杏甘石汤中诸药，分验之，合验之，以确定其奏效者果系何药；知奏效之确在何药矣，进而研究其所以奏效之故，或在杀菌，或在中和毒素，积之以多数之实验，加之以精密之考察，核之以精确之统计，而后恽氏之发明可以大显于天下，扬名全球，延誉万世，岂可量哉？不此之务，而掉以轻心，无理由，无根据，而否决麻杏甘石之杀菌，惜哉！

须知科学之法，不但承认一种事物须有确实之证据、周密之理由，即否认一种事物，亦须有确实之证据、周密之理论也。持之无故，言之不成理，而欲以断天下之疑，乌足以餍学人之心哉？

又曰：麻杏甘石汤之主要药只是麻黄，石膏已是副药。

辨曰：麻杏甘石若果能治喉证及猩红热，其功或在石膏。证以纪文达之记、余师愚之论，吾说或较有据。恽氏必欲归功于麻黄者，为太阳地耳。

又曰：今将麻杏甘石愈喉证，与喉证血清愈喉证，两两比较而讨论之，则有大问题发生。

辨曰：血清治病，是免疫作用、刺戟作用；药石治病，是化学作用、药物作用。免疫作用之功，在抗毒溶菌；药物作用之功，在消毒杀菌。功用相似而途径绝殊，故二者之功绩优劣可以比较，而奏功之理由不能比较，以不相伦类也。恽氏欲比较讨论之，乃其见地之根本谬误处。须知麻杏甘石若果能治喉，亦是一种药物作用，一种化学疗法，如六○六之愈梅毒、愈再归热，规宁之治疟疾、治肺炎之类耳，何必张而大之，以为大问题乎？

又曰：喉证血清愈喉证，因此血清能制喉证菌。……麻杏甘石愈喉证，以麻杏甘石汤能发汗之故。

辨曰：喉证血清，其功用全在能中和毒素。恽氏谓能制菌，误也。麻杏甘石果能治喉证，其功或在石膏。恽氏硬欲归功于麻黄之发汗，太阳地耳。

又曰：不发汗则腐烂之面积渐渐扩大，发汗则腐烂之面积渐渐减少，以至于无。是喉之所以痛而且烂，执果溯因，不得谓非恶寒战栗之故。恶寒战栗，太阳证也。

辨曰：咽喉之病，其有发热恶寒、起白腐者，有数种焉，如腺窝性扁桃腺炎（Tonsillitis lacunaris），如纤维素性咽头炎（Pharyngitis fibrinosa），如伪膜溃疡性咽头炎（Aanina ulceromenbranacea oder Plant-Vincentsche Angina），如猩红热（Scharlach），如白喉（Diphtherie），如咽头梅毒，皆证候相似，而原因绝殊，临证之际，不可不细为分别。其中如腺窝性、纤维素性、伪膜溃疡性炎，可以阿司匹林等发汗而愈；若白喉，若猩红热，则非发汗所能奏效矣。

恽氏于各种病证，不知细为分别，概而言之曰"喉证"，以附会其麻黄万能之发明。此等粗疏简陋之议论，公然发表于今日之学界，亦学者之耻也。

恽氏谓喉之痛而且烂，为由恶寒战栗而生，则凡恶寒战栗，皆能使喉痛且烂矣。彼流行性脑脊膜炎、丹毒等，亦皆有恶寒战栗，何以不发喉证？恶寒战栗之最甚者莫如疟，何以不发喉证？同因异果，理不可通。夫同因异果之事，亦事之所常有，然必有特别之条件可以说明。恽氏不于此等处求彻底明了之解说，安能辞模糊影响之咎耶？

又曰：然则喉证血清愈喉证，因血清能制喉证菌之故；麻杏甘石汤愈喉证，因麻黄能解太阳病之故。……然则血清可以制微菌，解太阳亦可制微菌。于是吾敢下一定义曰：太阳既解，病菌即渐就消灭。

辨曰：恽氏谓"血清可以制菌"，既属荒谬，而于喉证

之诊断，又不能详细分别，审其果属何类，而于麻杏甘石，
复不加精密考论，漫然拔取麻黄，而置杏、甘、石于不顾，
如此轻率无条理，如之何可以论学问也？乃敢下定议，卤莽
极矣。使恽氏谓麻杏甘石亦能制菌，则尚有可解，盖化学作
用、药物作用往往有杀菌破毒之殊能也。今乃谓麻黄能发
汗，发汗能解太阳，解太阳可以制菌，故意迂曲其辞，以与
《伤寒论》之太阳相关合，又复无确乎不拔之理由以证实之。
此等狡狯手段，乌足以语于学问之林哉？乃复敢下定义，真
不可解矣。

　　又曰：凡属急性传染病，其前驱证有恶寒发热者，即为
有太阳证。既太阳病解，微菌不能为害。故凡有太阳证者，
第解其太阳证，而病无不愈。故麻黄能愈喉证，亦能愈伤
寒。故更得下一定义曰：太阳病既解，不论何种病菌，皆渐
就消灭。

　　辨曰：果如恽氏之论，麻黄万能矣，发汗万能矣，解太
阳万能矣，何其言之易也！即以《伤寒论·太阳篇》证之，
可以知其妄矣。

　　《太阳篇》曰"太阳病，发热而渴，不恶寒者，为温病。
若发汗已，身灼热者，名风温"，则风温之太阳，非发汗所
能愈矣。又曰"太阳病三日，已发汗，若吐，若下，若温
针，仍不解者，此为坏病"，则坏病之太阳，非发汗所能愈
矣。又曰"发汗后，身疼痛，脉沉迟"，曰"发汗后，其人
脐下悸者，欲作奔豚"，曰"发汗后，腹胀满"，曰"发汗，
若下之，病仍不解，烦躁"，曰"发汗已，脉浮数，烦渴"，
曰"伤寒，汗出而渴"，由此观之，发汗不皆能愈太阳也。

凡《伤寒论》误汗、不可汗、发汗不彻、发汗过多，皆明白言之；而此诸条，绝不明言，是知为病之进行，而非发汗之不得其法也。然犹可诿之曰："诸条无'太阳'字面，虽属之《太阳篇》中，不可遂谓皆太阳证。"则请更证之。

《太阳篇》又曰"太阳病，发汗后，大汗出，胃中干，烦躁不得眠"，此何谓耶？曰"太阳病，发汗，汗出不解，其人仍发热，心下悸，头眩，身𥆧动，振振欲擗地"，又何谓耶？曰"太阳病，医发汗，遂发热恶寒"，则发热恶寒反因汗而见，并非太阳证所本有矣。曰"伤寒汗出解之后，胃中不和，心下痞鞭，干噫食臭，胁下之水气，腹中雷鸣，下痢"，此则已发汗，太阳已解，而病尚不愈也。

要而言之，太阳证候，其来多端，有为发汗所能愈者，有为发汗所不能愈者。各病有各病之特性，各病有各病之经过，当就其发热之本病，而分别治之。不得一见太阳证，即以发汗为万能，而谓病无不愈也。

恽氏两个定义，其基础全在"麻黄解太阳"一语。恽氏于麻杏甘石汤独取麻黄，已无精密确实之理由可以立脚；而于"解太阳"之意义，又有谬误；复不顾《伤寒》全文，妄谓"第解太阳证，病无不愈"，罅隙百出，瑕不胜掩。前提如此脆弱，而欲树立定义，翻已成之铁案，何其悖耶？

又曰：……假使地球全体略略颤动，则地球上生物当无噍类。以此为例，则人体之表解汗出，其变化甚于地球一部分震动，微菌之消灭也固宜。（第2卷，第48页）

辨曰：地震非能杀生物，乃因地震而电线断绝，煤气管破裂，房屋坍倒，海啸山崩，生物受水火迫击而死耳。以之比发汗消菌，不亦远乎？其误总在认微菌在体表，以附会太阳之所致耳。果如所说，何以恶寒战栗不能消菌耶？

又曰：吾敢昌言对于西国已成铁案之学说有所怀疑，毕竟先有微菌而后有太阳病乎？抑先有太阳病而后有微菌乎？微菌为病原，是否真确，不致倒因为果乎？如云以甲之病菌，种之乙身，乙即患同样之病，是菌为病原之说甚确。然动植物皆有人为的、天产的。假定种菌的喉证，为人为的喉证；自然发生之喉证，为感气化剧变而生之喉证。假使吾谓自然发生之喉证，先有太阳病而后有菌，故解太阳而菌灭，亦有说以反证吾说之非乎？（第2卷，第48页）

辨曰：此说根源，在于"解太阳而菌灭"一句。上文已极论其谬，本无事再论，但不抉其致谬之由，大谬终不可尽解，请略言之。试问解太阳而菌果灭，则其人本无太阳者，虽以人工种菌，当亦无发病之理，何则？先有太阳而后有菌，无太阳，菌即无由生存故也。乃人工种菌，而亦能发同样之病，绝不关太阳病之有无，则其原因不在太阳，明矣。其误一也。

试问人为所种之菌，其种类与天然喉证之菌同乎？异乎？则吾辈所用以行实验之菌，固直接采自天然喉证病人者也。移此人自然发生之菌，置之彼人之喉间，其间所谓人为之迹，不过为搬运播传之事，对于菌之本性非有改造也，其与痰沫传染、杯箸传染、器物传染有以异乎？且与恽氏所谓诊脉之际传染者有以异乎？由恽氏之说，是必否认传染而后可；而喉证之为传染病，恽氏又自认之矣。其误二也。

惟其有传染性，故决非由气化之剧变所致，必有一种特殊之物质作用其间，皎然明矣。此吴又可所以有"戾气"之说，而西哲所以有病菌之发现也。今恽氏承认传染，而致疑细菌，拘守气化。然则恽氏何不传染于家居之时，而偏传染于诊脉之间，将气化只环绕于邹君周围而起剧变耶？其误三也。

恽氏未尝于发生太阳证前后一一检查细菌之有无，即其说固不能发生效力。其对于创造学说之规律，茫然不识。其误四也。

有此四误，以铸成恽氏之错。要亦用心浮浅，致有此失。若持之以沉着，出之以审慎，是数事者，亦不难虑及也。

以上所论，皆恽氏《伤寒论研究》之中坚，余可不必一一细论。以下不过举其最谬之处，略加辨解而已。

又曰：积聚因用泻药而起。

辨曰：泻药有多种，其因刺戟肠壁而致泻者则肠壁蠕动特甚，宿垢可以尽去；其因保留水分而致泻者，亦能荡涤余秽，祛其宿滞。恽氏所说，乃肠中自病，陈积虽去，新积又生，法当治其肠。于此而用泻药，本非清源之法，积之不除，非泻药之罪也。恽氏谓因泻致积，不知泻药之作用者也。

恽氏所谓风积，乃因风致积，治风则积自愈，治积则风尚在，风尚在，故积复生也。此当然之事，无容长言。恽氏之意，在抬高调胃承气中之甘草，故词费如此。细按之，仍不出和缓硝黄之作用，安能脱矫正药之范围耶？

又曰：鄙意以为病型不尽可恃，盖伤寒者，随治法而呈

证象者也。（第3卷，第12页）

　　辨曰：恽氏以病型为不足恃，而以伤寒为随治法而呈证象，上下两句适相反对，此亦恽氏不思之过也。恽氏以为东、西半球，如英、美、德、奥、俄、法、意、日诸国，除却中国一部分旧医之外，其对于伤寒之治法，皆千篇一律乎？若然，则病型之说，诚不可恃。不幸而伤寒治法至今无绝对特效之成绩可为模范，故医者之治伤寒，其法至不一致。或禁固体食物，或反以固体食物饲之；或忌用退热药，或反以退热剂服之；或用化学疗法，或用物理疗法；或乞灵药石，或注意摄养。不但国别其流，亦且人异其撰，则伤寒之热型，当有千差万别，而无一定之程序可见矣。乃伤寒之热型，除我国一部分旧医之外，皆亲验之，目见之，合全球各国各派而如一辙，则"随治法而呈证象"之说为不通矣。

　　恽氏不知听何人之言，谓西医以甘汞治伤寒，遂妄意全地球西医皆无一不用甘汞治伤寒，率然而起三角尖舌及热型之攻击，真痴人说梦也。孟子曰："诐辞知其所蔽。"乃知欲批评人者，不可不详悉彼方之情伪。若只凭一知半解，道听途说，而即肆口弹讥，乌能批郤导窾，发生效力，以引起世人之注目、学者之肯首哉？适足以暴露其粗浅而已。

伤寒发挥

余岩 著

学苑出版社

伤 寒 发 挥

一

我国旧医学之议论,其凌杂淆乱,未有如伤寒之甚者也。伤寒之名,起于《内》《难》,至仲景而始著,以其著《伤寒论》也;到叔和而始昌,以其撰次仲景遗论也。《内经》之言伤寒也,曰:"夫热病者,皆伤寒之类也。"反而言之,伤寒亦热病之类矣。《难经》之言伤寒也,曰:"伤寒有五:有中风,有伤寒,有湿温,有热病,有温病。"是则伤寒为热病之类之总名,又可为热病类中之一专名也。而仲景《伤寒论》中有曰:"太阳病,发热、汗出、恶风、脉缓者,名为中风。"有曰:"太阳病,或已发热,或未发热,必恶寒、体痛、呕逆,脉阴阳俱紧者,名曰伤寒。"有曰:"太阳病,发热而渴,不恶寒者,为温病。"有曰:"若发汗已,身灼热者,名曰风温。"则是仲景之所谓《伤寒论》,乃通论中风、伤寒、温病等热性病之书,与《内经》《难经》同旨,非仅言"脉阴阳俱紧"之伤寒也,明矣。

《千金》引《小品》曰:"云'伤寒',是雅士之辞;云'天行温疫',是田舍间号耳。"《肘后方》曰:"贵胜雅言,总呼伤寒,世俗因号为时行。"《外台秘要》引许仁则论天行病云:"此病,方家呼为伤寒。"《姚公集验》谓伤寒、时气温疫同治。孙真人《千金方·伤寒门》多言天行疫气，辟温杀鬼。张文仲谓伤寒、温病同治。《古今录验》以阴阳毒为伤寒所成。由此观之，仲景、叔和以后，亦以伤寒为时气热病，有传染之性矣。

前乎仲景、叔和之时之人之书，多以伤寒为时气热病；后乎仲景、叔和之时之人之书，亦多以伤寒为时气热病。仲景、叔和之目伤寒，岂如后世庸妄之辈嚣嚣然以为北方之病、冬月之病、风寒直中之病乎？是故《伤寒论》者，时气疫病论也，今之传染病论也。

虽然，《阴阳大论》以下，谓伤寒非时行之气者颇多。《阴阳大论》之言曰："冬时严寒，万类深藏，君子固密，则不伤于寒。触冒之者，乃名伤寒耳……中而即病者，名曰伤寒；不即病者，寒毒藏于肌肤，至春变为温病，至夏变为暑病。暑病者，热极重于温也。是以辛苦之人，春夏多温热病，皆由冬时触寒所致，非时行之气也。凡时行者，春时应暖而复大寒，夏时应大热而反大凉，秋时应凉而反大热，冬时应寒而反大温，此非其时而有其气，是以一岁之中，长幼之病多相似者，此则时行之气也。"自《阴阳大论》之后，历代医家宗其说，以分伤寒、温热之治者，成为风气矣。

《千金》引《小品》云："论治者不判伤寒与时行温疫为异气耳。云伤寒，是雅士之辞；云天行温疫，是田舍间号耳。不说病之异同也。考之众经，其实殊矣。所宜不同，方说宜辨。"是亦以伤寒、温疫为不同也。巢氏《病源候论·温病发斑候》曰："夫人冬月触冒寒毒者，至春始发病。病初在表，或已发汗、吐、下，而表证未罢，毒气不散，故发斑疮。又，冬月天时温暖，人感乖候之气，未即发病，至春又被积寒所折，毒气不至泄，至夏遇热，其春寒解，冬温毒始发出于肌肤，斑斓隐疹如锦文也。"《小品》："葛根橘皮汤，疗冬温未即病，至春被积寒所折，不得发；至夏得热，其春寒解，冬温毒始发出肌中，斑烂隐疹如锦文。"《古今录验》黄连橘皮汤、漏芦橘皮汤，说与《小品》葛根橘皮汤同。此皆伏气为病之说也。

孙真人《千金方》举时行温疫，属之伤寒门中。《外台秘要》析而三之，一变《千金》之主张，是明明以为伤寒、温病、天行三者不同，然未能疆界明划也。综其大要，古人论伤寒温凉之为病，可分为三类。

第一，本气为病，所谓"冬时严寒，触冒之者，名伤寒也"。然详其言，似四时本气皆足以致病，但不甚耳。故《阴阳大论》又曰："其伤于四时之气，皆能为病，以伤寒为毒者，以其最成杀厉之气也。"此言春伤于温、夏伤于暑、秋伤于凉皆能致病，但不如冬伤于寒之厉耳。

第二，岁时不和，温凉失节，中非时之寒热温凉者，谓之时行，亦谓之天行，又谓之温疫。故《伤寒例》曰："其冬有非节之暖者，名曰冬温。"又曰："从春分以后，至秋分节前，天有暴寒者，皆为时行寒疫也。"《病源》又名时行寒疫为时行伤寒。此皆谓伤于非时乖候之寒热温凉而为病者也，所谓时行之气也。

第三，中而不即发，伏于体中，乘间而起者，即后世之所谓"伏气为病"也。《素问·生气通天》所云："春伤于风，邪气留连，乃为洞泄。夏伤于暑，秋为痎疟。秋伤于湿，上逆而咳，发为痿厥。冬伤于寒，春必病温。"此言伏气为病之始也。上文所述《病源候论》温病发斑候所云"冬月触冒寒毒"云云，及"冬月天时温暖，人感乖候之气"云云，亦言伏气为病也。然《素问》之"春伤于风"云云，及《病源》"冬月触冒寒毒"云云，乃指伤于四时本气为病而不即发者为言。若《病源》之"冬月天时温暖，人感乖候之气"云云，则指伤于四时疫气为病而不即发者为言也。则是古人之于时行温疫，亦有"中而不即发，伏气为病"之说矣。

由此观之，伤寒有中而即发与中而不即发之异，温热亦有中而即发与中而不即发之异，时行亦有中而即发与中而不即发之异。三者之别，古人无良法也。惟于时行之气，有显然之表示，曰"非其时而有其气也"，曰"一岁之中长幼之病，多相似也"，如是而已矣。

以上所述者，古人对于伤寒、温热及时行之区别也，而大致皆本于《阴阳大论》及王叔和《伤寒例》。其谬误之处，吴又可已有相当之驳正，见于吴氏《温疫论》。今摘其要如下，于以见倡言非古者，早有其人。古人之言之不足信，非自今日始也。

吴又可曰："十二经络，与夫奇经八脉，无非营卫气血，周布一身，而荣养百骸。是以天真元气无往不在，不在则麻木不仁；造化之机无刻不运，不运则颠倒仆绝。然风寒暑湿之邪，与吾身之营卫，势不两立，一有所干，疾苦作矣。苟或不除，不危即毙。风寒所伤，轻则感冒，重则伤寒。即感冒一证，风寒所伤之最轻者，尚尔头疼身痛、四肢拘急、鼻

寒声重、痰嗽喘急、恶寒发热，当即为病，不能容隐。今冬
时严寒所伤，非细事也，反能伏藏过时而发者耶？"

此乃驳《阴阳大论》"不即病者，寒毒藏于肌肤，至春
变为温病，至夏变为暑病"之言，亦即驳《素问·生气通天
论》"冬伤于寒，春必病温"之言也。直向千古所奉为医学
之圣经放矢攻击，吴氏真千古一人也。

吴氏又曰："更问何等中而即病，何等中而不即病？何
等中而即病者，头痛如破，身痛如杖，恶寒项强，发热如
炙，或喘或呕，甚则发痉，六脉疾数，烦躁不宁，至后传
变，不可胜言。仓卒失治，乃致伤生。何等中而不即病者，
感则一毫不觉，既而延至春夏，当其已中之后、未发之前，
饮食起居如常，神色声气纤毫不异。其已发之证，势不减于
伤寒，况风寒所伤，未有不由肌表而入，所伤皆同营卫，所
感均系风寒。一者何其懵懵，中而不觉，藏而不知；一者何
其灵觉，感而即发，发而狠厉。同源而异流，天壤之隔，岂
无说耶？既无其说，则知温热之原，非风寒所中矣。"

吴氏以为中而即病、中而不即病之言，古人无有明确解
说其理者。后之人徒为无条件之盲从，而不思追求其说之所
从出，以致积非成是，习伪为真，故逐层拷问之也。嗟乎！
吾国医术，苟用吴氏节节追求之法，寻其根据，将无往而不
见荒谬。其能得通明之解说，足以自立于天地间者，盖千不
得一；皆随声附和，莫明其所以然者也。使吴氏生于今日，
其不为医学革命之急先锋，吾不信也。今之旧医，奉无说之
说而强作解人者，皆吴氏之罪人也。

吴氏又曰："且言寒毒藏于肌肤之间，肌为肌表，肤为

皮之浅者，其间一毫一窍，无非营卫经行之地，即感冒些小风寒，尚不能稽留，当即为病，何况受严寒杀厉之气，且感于皮肤最浅之处，反能容隐者耶？以此推之，必无是事矣。"

此吴氏就其"寒毒藏于肌肤"之言而攻之也。

吴氏又曰："凡客病，感邪之重则病甚，其热亦甚；感邪之轻则病轻，其热亦微。热之微甚，存乎感邪之轻重也。二三月及八九月，其时亦有病重，大热不止，失治而死者；五六月亦有病轻热微，不药而愈者。凡温病，四时皆有，但中夏感者多，春、秋次之，冬时又次之。但可以时令分病之多寡，不可以时令分热之轻重也。"

此吴氏就"暑病者，热极重于温也"之言而攻击之也。

吴氏又曰："春温、夏热、秋凉、冬寒，乃四时之常，因风雨阴晴，稍为损益。假令春应暖而反多寒者，其时必多雨；秋应凉而热不去者，此际必多晴。夫阴晴寒燠之不测，寒暑损益，安可以为拘？此天地四时之常事，未必为疫。夫疫者，感天地之戾气也。戾气者，非寒，非暑，非暖，非凉，亦非四时交错之气，乃天地别有一种戾气，多见于兵凶之岁，间岁月亦有之，但不甚耳。"

此吴氏攻击非其时而有其气，为时行之气之说也。

吴氏又曰："盖缘不知戾气为疫，然又知非寒暑之气应时而感，只得以四时交错之气为疫。殊不知四时之气虽损益于其间，及其所感之病，终不离其本源。"

吴氏之意，以为著《阴阳大论》者，对于时行之来，既知非应时之寒暑所能生成，因不知别有戾气之故，只得归咎于春反大寒、夏反大凉、秋反大热、冬反大温等四时交错之气，以为时行发生之原。殊不知虽有交错乖候之气，亦不过寒暑之损益而已。纵能为病，亦只是本气之病，无酿成时疫之理也。吴氏直认寒热温凉本气为病，无论交错到如何程度，乖候到如何程度，损益到如何程度，亦只是本气之病，不能离其本源，决无变为时疫之理。此种思想，真能得科学之精神者也，与西土主张"微生物必由微生物而生，决非自无而变为有"之说，异曲同工。其头脑清晰，其思想透辟，其主旨坚决，其手段斩截，真我国医界千古一人也。必如是，始能解决纠纷，刊落虚伪，拨云雾而见青天也。惜乎继起无人，遂成绝调。吾于以叹吾国医界皆庸妄之辈，熙攘往来者皆行尸走肉者也。可哀也夫！

要而言之，吴氏既以温热病为疫，又反对"中而不即发，伏气为病"之说；复反对"四时交错之气，变为时行"之说，于时独创"别有戾气"之论，以打破古来六气为病之范围。非见之确、思之精、不泥古、不阿世、直舒所见、实事求是者，谁能如此？惜乎当时病原细菌之学尚未发达，戾气之说无实物以证之耳！不然，其功岂让德之科霍、法之巴斯德哉？

吴氏既否认四时交错之气能酿成温疫，然犹以为四时本气确能致病，故以为伤寒之病，确是伤于风寒所致；认为是四时本气所生之病，非戾气之祟，故置之温疫之外也。其实寒热温凉四时之气，决不能为热病之原，今之所谓感冒风寒者，仍是病原细菌为之主人。曰风曰寒，诱因而已耳，媒介之事而已耳。

是故以今日科学之医学观之，仲景之伤寒，亦时行也，

亦传染病也。观其自叙谓"宗族素多，向余二百，建安纪年
以来，犹未十稔，其死亡者，三分有二，伤寒十居其七"，
此岂非长幼之病多相似哉？谓非时行之气乎？特不在一岁之
中而已耳。故吾谓仲景《伤寒论》亦即传染病论也，与吴氏
之所谓温疫，同为病原细菌之祟。而《阴阳大论》之所分
辨，《小品》之所区别，吴氏之所界划，皆不得其真相也。
不若《素问》以热病属伤寒之类，《难经》以伤寒总五病之
名，《肘后》合雅俗为一，姚、张统寒温为治，为能得其要
领，观其会通也。

二

自来言伤寒者，皆宗仲景《伤寒论》；而言《伤寒论》
者，皆不能脱离六经。以余观之，《伤寒论》之最无意义者，
六经也；最荒谬者，六经之说也。

六经者何？太阳、少阳、阳明、太阴、少阴、厥阴也。
其名始见于《内经》十二经脉、十二经筋；其命名之义，又
皆从巫祝之言而生。《素问·至真要大论》曰："帝曰：阳明
何谓也？岐伯曰：两阳合明也。帝曰：厥阴何谓也？岐伯
曰：两阴交尽也。"其义则《灵枢·阴阳系日月篇》详之矣。
其言曰："寅者，正月之生阳也，主左足之少阳；未者，六
月，主右足之少阳。卯者，二月，主左足之太阳；午者，五
月，主右足之太阳。辰者，三月，主左足之阳明；巳者，四
月，主右足之阳明。此两阳合于前，故曰阳明。申者，七月
之生阴也，主右足之少阴；丑者，十二月，主左足之少阴。

酉者，八月，主右足之太阴；子者，十一月，主左足之太阴。戌者，九月，主右足之厥阴；亥者十月，主左足之厥阴。此两阴交尽，故曰厥阴。"马玄台注曰："以正、二、五、六月为少阳、太阳，而三、四月居于其中，则彼二阳合明于其前，故曰阳明也。以七月、八月为阴之初生，而十一、十二月为阳之初生，惟九、十月则为阴之尽，故曰厥阴也。"则其所谓太、少等者，以正月为少阳，二月为太阳，三月为阳明，六月为少阳，五月为太阳，四月为阳明，七月为少阴，八月为太阴，九月为厥阴，十二月为少阴，十一月为太阴，十月为厥阴也。

　　然考之《易纬》，以冬至为十一月中，应足太阴，与《灵枢》十一月太阴合。以小寒为十二月节，应手太阴，与《灵枢》十二月少阴不合。以大寒为十二月中，应足少阴，与《灵枢》十二月少阴合。以立春为正月节，应足少阳，与《灵枢》正月少阳合。以雨水为正月节，应手少阳，与《灵枢》正月少阳合。然郑注以为于脉宜为手太阳，则与《灵枢》不合矣。以惊蛰为二月节，应足太阳，与《灵枢》二月太阳合。以春分为二月中，应手太阳，与《灵枢》二月太阳合。以清明为三月节，应足阳明，与《灵枢》三月阳明合。以谷雨为三月中，应足阳明，与《灵枢》三月阳明合。以立夏为四月节，应手阳明，与《灵枢》四月阳明合。以小满为四月中，应足太阳，与《灵枢》四月阳明不合。以芒种为五月节，应足太阳，与《灵枢》五月太阳合。以夏至为五月中，应人手阳脉。据《灵枢》例，宜作太阳，然《易纬》所分配不尽与《灵枢》合，则其所谓阳脉者，不知指何阳也。

以小暑为六月节，应足阳明，与《灵枢》六月少阳不合。以大暑为六月中，应手少阳，与《灵枢》六月少阳合。以立秋为七月节，应足少阳，与《灵枢》七月少阴不合。以处暑为七月中，应手太阴，与《灵枢》七月少阴不合。以白露为八月节，应足太阴，与《灵枢》八月太阴合。以秋分为八月中，应手少阳，与《灵枢》八月太阴不合。以寒露为九月节，应足厥阴，与《灵枢》九月厥阴合。以霜降为九月中，应足厥阴，与《灵枢》九月厥阴合。以立冬为十月节，应手少阳，与《灵枢》十月厥阴不合。以小雪为十月中，应心主脉。心主者，手厥阴也，与《灵枢》十月厥阴合。以大雪为十一月节，应手心主，与《灵枢》十一月太阴不合。此以月值为言，其理既不根，其数又各异，可以知其不可据矣。

余尝考其十二经起止，而知其阴阳命名之大略。如所谓阳者，皆在外侧；所谓阴者，皆在内侧。所谓阳者，多在手足之背；所谓阴者，多在手中之心。

手足之小指，外侧最外之部也，脉之起止于此，而循行乎外侧者，谓之太阳。如手小肠太阳之脉，起于小指之端，循手外侧；膀胱足太阳之脉，出外踝之后，循京骨，至小指外侧；手太阳之筋，起于小指之上；足太阳之筋，起于足小指上是也。是故太阳云者，犹言最外也。

其次，则小指次指之间，脉之起止于此而循行乎外侧者，谓之少阳。如三焦手少阳之脉，起于小指次指之间；胆足少阳之脉，循足跗上，入小指次指之间；手少阳之筋，起于小指次指之端；足少阳之筋，起于小指次指上是也。是故少阳云者，犹言次外也。

　　其又次者，则起止于中指以内，然其筋脉所循之途仍在外侧，谓之阳明。如大肠手阳明之脉，起于大指次指之端……入肘外廉，上臑外前廉。胃足阳明之脉，下循胫外廉，下足跗，入中指内间。手阳明之筋，起于大指次指之端，结于腕上，循臂，上结于肘外。足阳明之筋，起于中三指，结于跗上，邪外上，加于辅骨，上结于膝外廉。手阳明之筋，起于大指次指之端……上结于肘外是也。

　　大指者，内侧之最内者也。脉之起止于此而循行乎内侧者，谓之太阴。如肺手太阴之脉，循臂内，上骨下廉，入寸口，上鱼，循鱼际，出大指之端。脾足太阴之脉，起于大指之端，循指内侧……上内踝前廉，上踹内，循胫骨后……上膝股内前廉是也。手太阴之筋，起于大指之上；足太阴之筋，起于大指之端内侧是也。

　　其次者，为大指以内，脉之起止于此，而循内侧以行者，谓之厥阴。如心主手厥阴之脉，循臑内，行太阴、少阴之间……循中指，出其端。肝足厥阴之脉，起于大指丛毛之际，上循足跗上廉，去内踝一寸。此虽与脾足太阴同起于大指，然脾足太阴循指内侧，此则起于丛毛，较之脾脉为在外，故为厥阴也。手心主之筋，起于中指，与太阴之筋并行，结于肘内廉；足厥阴之筋，起于大指之上，上结于内踝之前是也。

　　其又次为小指，脉之起止于此，而其途径仍循行乎内侧者，谓之少阴。如心手少阴之脉，入掌内后廉，循小指之内，出其端；肾足少阴之脉，起于小指之下，邪趋足心，出于然谷之下，循内踝之后；手少阴之筋，起于小指之内侧，结于锐骨，上结肘内廉；足少阴之筋，起于小指之下，并足太阴之筋，邪走内踝之下，结于踵是也。

由此观之，其行于手足外侧之脉，皆谓之阳，以起止于最外者为太阳，其次为少阳，其又次为阳明；其行于手足内侧之脉，皆谓之阴，以起止于最内者为太阴，其次为厥阴，其又次为少阴。果以此法命名，则所谓"两阳合明"、"两阴交尽"之说，又不可解矣。以上所言者，手足六经之命名，不可理解者也。

至于言六经之病，则又奇焉。《灵枢》之《经脉》《经筋》篇，虽历举手足十二经之病，然《终始篇》所言六经之终，则但举太阳、阳明等六经之名，不明言手足，然详其证候，则足之六经也。《素问·热论篇》所举之巨阳、阳明等六经之名，不明言手足，然详其证候，亦足之六经也。仲景《伤寒论》，但举太阳、阳明等六经之名，而不明言手足，然详其证候，亦足之六经也。故昔人有"伤寒传足不传手"之说。张景岳谓此言创自刘草窗，然朱奉议《活人书》已明言之矣。后之辩之者，纷然而起。刘河间言之于前，陶节庵论之于后，而张景岳、方中行、魏荔彤、闵芝庆、柯韵伯，聚讼纷纭，莫宗一是矣。今请举其大要于后，以见古人空言之无补，无征之言之不可信也。

其主"伤寒传足不传手"之说者，张子和《伤寒心镜》曰："伤寒只传足六经，仲景本论无说，古今亦无言者。惟庞安常谓'阳主生，故足太阳水传足阳明土，土传足少阳木，为微邪。阴主杀，故木传足太阴土，土传足少阴水，水传足厥阴木，为贼邪'，盖牵强附会，胡不观《内经·阴阳

离合论》曰：'太阳根起于至阴，名阴中之阳；阳明根起于
厉兑，名曰阴中之阳；少阳根起于窍阴，名曰阴中之少阳；
太阴根起于隐白，名曰阴中之阴；少阴根起于涌泉，名曰阴
中之少阴；厥阴根起于大敦，名曰阴之绝阴。'其次序正于
此合。"

　　此则以《阴阳离合论》之次序，为伤寒传经之次序也。
然《阴阳离合论》之次序亦极杂乱，无理由可言，何足据之
以为证乎？且不过足经次序相合而已，而于"只传足经，不
传手经"之事，亦未有说以处之也。彼讥庞安常为牵强附
会，此得非牵强附会耶？

　　又曰："以六气考之，厥阴为初之气，少阴为二之气，
太阴为三之气，少阳为四之气，阳明为五之气，太阳为终之
气，此顺也。逆而言之，正与此合。缘伤寒为病，逆而非顺
也。"此则更牵强矣。

　　至刘草窗，则谓"足之六经属水、木、土，皆不胜寒气
所伤，故水遇寒则涸而冰，木遇寒则叶落枝枯，土遇寒则坼
而不坚。手经所属皆金与火，金与火不畏寒，故金遇寒则愈
坚，又火体极热，寒不能袭"云云，此则完全五行性气为
说，且认伤寒为真属寒邪所伤之病。其立论之无理可笑，不
待明言也。

　　然刘河间《宣明论》曰："《热论》又曰：'三阴三阳、
五脏六腑皆受病，营卫不行，五脏不通，则死矣。'未尝只
传足经，不传手经。"

　　陶节庵曰："传足不传手，此庸俗之谬论，岂有是哉？
人之充满一身，无非血气所养，昼夜循环，运行不息。焉有

只行于足，不行于手之理乎？……盖风木之令，起于大寒节，正当十二月中，至春分后方行温令，故风寒亦能伤之。足阳明、太阴，中土也，与冬时无预，而亦受伤寒者，缘土无定位，无成名，无专气，寄王于四时，能始终万物，故四时寒热温凉之气皆能伤之也……手之六经，主于夏秋，故不伤也。足之六经，盖受伤之方分境界也。若言'伤足不伤手'则可，以为'传足不传手'则不可也。"

此盖言受病在足经，既病之后则无所不传也。虽能知"传足不传手"之谬，然所持"伤足不伤手"之论，亦本于五行四时为说也。

李梴《医学入门》亦宗节庵"伤足不伤手"之说，而其论"传足不传手"，则曰："上古止分三阴三阳，而不分手足。"又曰："手足三阳，同手，走头至足；手足三阴，同足，走胸腹与手。"岂有经络同而受病又有不同者哉？

张景岳作《类经》，其注《伤寒热论篇》，即本李梴之意，而畅言之也。曰："伤寒传变，止言足经，不言手经，其义本出此篇。奈何草窗刘氏不明其理，遂谬创'伤寒传足不传手'之说，谓：足经所属皆水、木、土，水寒则冰，木寒则凋，土寒则坼，是皆不胜其寒也；手经所属皆金与火，金得寒则愈坚，火体极热而寒不能袭，所以伤寒只传足经，不传手经。巧言要誉，昧者称奇，妄诞欺人，莫此为甚。夫人之金、火两脏，不过以五行之气各有所属耳，岂即真金、真火，不能毁伤者耶？斯言一出，遂起人疑，致有谓'足经在下，手经在上，寒本阴邪，故传足也'，有谓'足之六经，皆东北方及四隅之气；手之六经，皆西南方之气。寒气中人，必在冬春，同气相求，故先自水经以及木、土，而金、火则无犯也'，有谓'无奇经则无伤寒，奇经惟附于足也'，纷纷议论，争辩不明，其说皆谬。夫人之血气，运行周身，流注不息，岂传过手经而邪有不入者哉？"

此乃驳"传足不传手"之说，即本诸河间、节庵之说而推衍之也。

景岳又曰："然本经之不言手者，何也？盖伤寒者，表邪也，欲求外证，但当察于周身，而周身上下脉络，惟足六经则尽之矣，手经无能遍也；且手经所至，足经无不至者，故但言足经，则其左右、前后、阴阳诸证，无不可按而得，而手经亦在其中，不必言矣。此本经所以止言足者，为察周身之表证也。"

此乃辩《内经》言足不言手之义，即本李梴之说，而言之更明耳。然十二经行次部伍，《内经》所说，无一不谬。（已详拙著《灵素商兑》）是故凡根据经络行次部位以为说者，亦无一不谬，其根本先拔故也。

三

后人以根据经络之言，不能适合于伤寒六经之说，于是有脱离十二经脉以言六经者。盖"伤寒传经，自外入内"之说，古人多有言之。至明·方中行撰《伤寒条辨》，为图于卷首，以为阳病在表，自外而内；阴病在里，自下而上。其说略曰："风寒之着人，人必皮肤当之。皮肤在躯壳之外，故曰表。表合太阳足膀胱经。合者何？膀胱开窍于前，前者

表阳之道，故合也。言太阳而不言膀胱经与皮肤者，不待言
而可知也。然太阳犹有手小肠经，安知所言非此乎？小肠经
不与皮肤合，不合则不主病，不主病则不足言，不足言则不
在言内，亦可知也。"

此以太阳为躯壳最外层之皮肤，而牵膀胱经以合之。膀
胱、皮肤无从牵合，乃以"开窍于前"为说，然则眼、鼻、
口、生殖器皆开窍于前者，皆得为太阳矣？其牵强附会如
此。又，既膀胱附会于皮肤，于是遂谓小肠经不与皮肤合，
故不在言内。以是为伤寒传足不传手之理，真专横骄恣，指
挥自适矣。

方氏又曰："阳明者，风寒之邪过皮肤而又进接皮肤者，
肌肉也。不曰肌肉，而曰阳明者，肌肉居五合之中，为躯壳
之正，内与阳明足胃合也。合谓何？胃亦中，为五脏六腑之
海，合内外之正，以正合正也，故又曰正阳。然则阳明虽有
二经，其手大肠经不与肌肉合，不在言内，而所言者为胃
经，可知也。"

此以阳明为表之中层，以肌肉当之，牵合于足阳明胃
脉，胃与肌肉无从牵合，则以居中为说。其牵强附会又
如此。

方氏又曰："少阳者，邪过肌肉而又进，则又到躯壳之
内、脏腑之外，所谓半表半里者，少阳足胆经之合也。合者
何？胆不自立，粘连于肝而不离，与'外不属躯壳而不离躯
壳，内不属腑脏而不离腑脏'者同道，故合也。"

此以少阳为躯壳之内、腑脏之外，而以足少阳胆牵合
之，以'胆不自立，粘连于肝而不离'为说。其牵强附会又

如此。

方氏又曰："太阴，脾也。脾居中而主事，故次少阳，而为三阴之先受。少阴，肾也。厥阴，肝也。阴道逆，主下。故肝虽近而居上，脾肾虽远而居下，肾反次脾受，肝最后受，阴道自下而上逆，固如此。"

方氏既以阴病为自下而上，而又以脾居中位，不合其自下而上之论，则又以居中主事为说，真可谓之任所欲为者矣。

方氏又曰："心肺何以不受哉？《灵枢》曰：心为人一身之主，不受外邪。以不受外邪，故位高而居上。肺主出不受纳，故最高而极上。"

此以心肺不受邪，为伤寒不传手三阴之理。自今言之，心肺受外邪之病甚多，凿凿可据。且古未有言肺不受邪者，横谓之位高居上，不受外邪，以附会不传手之说，其妄甚矣。

继方氏辨'专言足六经，不言手经'者，为魏荔彤《伤寒论本义》，其略曰："足太阳膀胱，其经行身之背。初感风邪，多感于背，足太阳之经分，故病邪在是，治亦在是；况足太阳主皮肤，如天之无不包，且不止行身后也。若手太阳小肠，非病邪所及，故不必治也。"

此以太阳行于身后，乃袭经络之旧言；而又以太阳主皮肤，则又用方氏之说矣。相容并蓄，欲以巩固其说，不择事之可凭、言之可征者以为之基础，专掇拾其可以便吾之说者，穿凿附会，以充奥援。是东郭乞食之齐人，恐不能餍足，又顾而之他之术也，焉往而不得醉饱乎哉？然为学如此，其不为家人所讪笑者，鲜矣。

魏氏又曰："足阳明胃，受足太阳之表邪，变热入里。因营卫在表者，原出于胃，故热邪得从营卫通胃之络入胃。病邪在胃，自当治胃。若手阳明之大肠病，邪及之，亦不必治。"

此以太阳传阳明，为由营卫通胃之络矣。柯韵伯则谓心主营，肺主卫，风寒来犯营卫，即是手经。嗟乎！一营卫也，魏氏用之以说明伤寒传足阳明胃，柯氏用之以驳斥伤足不伤手。可见无稽之言，任何方面皆可利用，其无足重轻，可以知矣。

要而言之，不认识营卫之果为何物，不穷究其界限崖岸，漫然择其有利于吾之说者，引而用之，则逞其笔舌，天地亦可翻覆，上下亦可倒置矣，岂但区区牵合附会医说而已哉？至谓"邪入大肠，可不必治"，真可谓鲁莽灭裂之言矣。

魏氏又曰："足少阳胆，本为苍天生气，凡一身之气，无论邪正，皆由少阳而升。故肠胃之邪欲上升者，必传于胆。病邪在胆，若手少阳三焦……以其无形，藉躯壳之形为形，故不能专受传经病邪。"此说更为渺茫，可不必辩。

魏氏又曰："少阳之邪，不升散而传里，如木之发火，其烟必投湿土……若手太阴肺，即有连及之邪，亦不必专治。"

此纯粹以五行立说。五行之说，今日之旧医界亦觉其非，更无俟吾之喋喋矣。

魏氏又曰："足少阴在下，以水承土，其邪最易入也。邪入足少阴，即治足少阴矣。若手少阴心经，非邪直犯心，无论何病，俱不受邪，皆以手心主代之，不必治也。"

以水承土之言，亦依五行立论，不必辩也。至谓心不受邪，今日之肠窒扶斯，其致死之原因，多为心脏衰弱，邪之能直犯心脏也，确实有据。心不受犯之言，君主政体下之想象而已。

魏氏又曰："足少阴受邪，无论寒热，皆传足厥阴肾。水中有火，其气无论邪正，必缘木而上也。病邪在肝，治必在肝。若手厥阴心包络，亦惟代心受病，并不受他经之邪。"

肾水中有火之说，出自道家。火必缘木，附会易传，皆属空想。以肾属水，以肝属木，不过汉儒今文家一师之说，又复荒唐。心包络代心受病，与心主不受邪之说，同一无稽。魏氏之论，无一句是处。

要之，方氏以阴阳立说，魏氏以五行为论，皆不足以证伤寒传经为真理，更不足以证"但言足经，不言手经"为事实也。

方、魏之后，欲于六经寻新出路、新生命者，为慈溪之柯韵伯。柯之言曰："仲景于诸病之表里阴阳，分为六经，清理脉证之异同、寒热之虚实，使治病只在六经。夫一身之病，俱受六经范围者，犹《周礼》'六官以总百职也'。若伤寒，不过是六经中一证。叔和不知仲景之六经是经略之经，而非经络之经，妄引《内经》'热病论'作叙例，以冠仲景之书，而混其六经之证治。夫热病之六经，专主经脉为病……仲景之六经，是分区地面，所该者广。凡风寒湿热、内伤外感、自表至里、寒热虚实，无所不包，所以六经提纲各立一局，不为经络所拘，勿为风寒划定也。"

此盖欲于经络之外，别求六经立足之地，不从方氏之体层阴阳之说，不祖魏氏五行性理之论，而独以为区分地面，盖浸浸乎专以病之证候解说之矣。然其所谓地面者，仍不能脱离经络之旧窟，故昔人有举棋不定之讥。试详观其地面之论，可以知其所持之说，无坚固不拔之特质矣。

柯氏之"地面论"曰："腰以上为三阳地面，三阳主外而本乎里。心者，三阳夹界之地也。内由心胸，外自巅顶，前至额颅，后至肩背，下及乎足，内合膀胱，是太阳地面……内自心胸，至胃及肠，外自头颅，由面及腹，下及于足，是阳明地面。由心之咽，出口颊，上耳目，斜至巅，外至胁，内属胆，是少阳地面……腰以下为三阴地面，三阴主里而不及外。腹者，三阴夹界之地也。自腹由脾，及二肠、魄门，为太阴地面。自腹至两肾，及膀胱、溺道，为少阴地面。自腹由肝上膈至心，从胁肋下及于小腹、宗筋，为厥阴地面。"

由此言观之，既曰腰以上为三阳地面矣，而又谓太阳及阳明之地面下及于足，是自乱其例也。其以出口颊、上耳目、至巅为少阳地面，即《灵枢·经络篇》"胆足少阳之脉，起于目锐眦，上抵头角，下耳后，下加颊车"之文也。其以由肝上膈至心，从胁肋下及于小腹、宗筋为厥阴地面，即《经脉篇》"肝足厥阴之脉，过阴器，贯膈，布胁肋；其支者，从肝别贯膈"之文也。然则柯氏所言六经地面，安在其非经络之经乎？真所谓持之无故，言之不能成理者矣。

柯氏又曰："心为六经之主，故六经皆有心烦之证。"

又曰："心愦愦、心惕惕、心中懊憹、一切虚烦，皆属阳明，以心居阳明地面也。"

又曰："今伤寒书皆以膀胱为太阳，故有'传足不传手'之谬。不知仲景书只宗阴阳之大法，不拘阴阳之经络也……仲景以心为太阳，故得外统一身之气血，内行五脏六腑之经隧。"

观乎此等言论，柯氏既以心太阳，又谓心为六经之主，又以为心居阳明之地面，举棋不定，自相矛盾，其树本不固，立说无主，诞妄其明，岂待辩哉？

总而言之，伤寒六经，自王叔和、成无己、朱奉议以来，皆据经络为言，而阳明、厥阴之义与《内经》不合。方中行起而易以体层之内外及上下，以由外而内说三阳，以自下而上说三阴。魏荔彤和之，更附会之以五行之说，而仍不可通也。至柯韵伯，又易以地面之说，而仍依回于经络之间，以心为太阳，而辟足膀胱经为太阳之言，然无能自坚其说也。

此外，则或言传经，或言不传。有言再传者，成无己是也。有言不再传者，闵芝庆是也。（见魏荔彤《伤寒论本义》）或计日数，"一日太阳受之，二日阳明受之"之类是也。或谓不可拘以日数。（闵芝庆）且又有所谓循经传、越经传、误下传、循经得度传等名。（李东垣）凡此，皆不能打破六经之罗网，从而为之词也。

夫经络之妄谬，今已尽人知之。阴阳五行之说，更不必论。体层之言，亦为空想。今之行皮下注射者，不须臾而药力周于身矣，岂待一二日而始传里哉？即此可以明体层之说之非矣。地面之论，羌无故实。求之古训，既无所据；按之实物，又无所征。其为臆度之谈，不俟辩而其妄可知矣。

吾故曰：《伤寒论》之最无意义者，六经之说也。六经之说破，而所谓六经分纲、六经递传之说，亦随之而渐灭；而后《伤寒论》之纠葛纷扰，可以一举而肃清之矣。夫如是，然后可以说《伤寒论》，然后可以说传染病。

四

《伤寒论·辨脉法》云："寸口脉浮而紧，浮则为风，紧则为寒，风则伤卫，寒则伤荣，荣卫两伤，骨节烦疼，当发其汗也。"此为说《太阳篇》者三纲鼎立之所自。朱奉议曰："桂枝主伤卫，麻黄主伤荣，大青龙主荣卫俱伤也。"此为《太阳篇》三纲鼎立之始，嗣后许学士因之。至方中行《伤寒论条辨》，遂分《太阳篇》为上、中、下三篇，而以风伤卫为上篇，寒伤荣为中篇，荣卫俱伤为下篇。喻嘉言袭其说而作《尚论篇》，魏荔彤因之而作《伤寒论本义》。后之说《伤寒论》者，多以风伤卫、寒伤荣、风寒两伤荣卫三纲鼎立，为不祧之法。欲知其谬，不可不自认识荣卫始。

《灵枢·营卫生会篇》曰："清者为营，浊者为卫。营在脉中，卫在脉外。"

又曰："营出于中焦，卫生于下焦。"

又曰："中焦亦并胃中，出上焦之后，此所受气者，泌糟粕，蒸津液，化其精微，上注于肺脉，乃化而为血，以奉生身，莫贵于此，故独得行于经隧，命曰营气。"

由此观之，营者血也，血遇寒则凝，冻伤、冻瘃之类是

也。是寒伤营之说，似有据矣。然冻伤、冻瘃之病，绝不类
《太阳篇》伤寒。若欲牵强附会之，则冻伤之为病，未始无
脉紧、恶寒之候，然此外如嗜眠，如行步蹒跚等证，非太阳
伤寒所有。且必待气温降至摄氏零下十余度始能发生，在南
方极不易觏，安能如仲景所说"宗族死亡，三分之二皆为此
病"耶？此必如秦皇士所说，仲景为江北南阳之人，伤寒为
北方冬月之病，而后始可附会。而秦氏之说，世补斋已辟其
谬。然则冻伤之与《太阳篇》伤寒，如风马牛之不相涉，明
矣。太阳伤寒之非"寒伤营"，亦明矣。

　　至于卫，至今尚不知为何物。以《内经》"浊者为卫"
之说观之，则身体中无用之废物也。以"卫生下焦"之说观
之，则膀胱之小便也。盖《灵枢·生会篇》有曰："下焦者，
别回肠，注于膀胱，而渗入焉。"此即吾以卫为小便之证也。
小便在身为废物，亦与"浊者为卫"之说合。

　　又以"卫行脉外"之说观之，凡人身之中，其网络之径
路与脉管相似者，为神经，为淋巴管。然神经不得谓之浊，
且神经受伤，则必有疼痛、麻痹之候，而太阳伤寒无之。故
卫之非神经，可以确定矣。然则卫者，淋巴也。

　　淋巴液者何？以广义言之，血管以外之体液也。凡组织
细胞间之液体，而不为脉道所包围，不行经隧之中者，皆得
谓之淋巴，脑脊管之液、心包中之液皆与焉。然此二者不得
谓之浊，且此二者受伤，必发脑脊髓膜炎证候及心包炎证
候。盖其液之变化，实受脑脊髓膜炎、心包炎之影响，在被
动之地位，非自能发病也。

　　故所谓卫者，非广义之淋巴矣。然则卫也者，其狭义之

淋巴，乃组织细胞间及淋巴管中之淋巴液乎？考淋巴液……
出自脉管也，挟带营养成分而来，其还入脉管及别向细淋巴
管而流也，挟带老废物而去，所谓浊也。然其结果，一部分
仍还入血管，一部分虽别经淋巴管，而终亦入于血管，则此
而受伤，即营血受伤也。岂得别营血之伤而独立哉？

牵强言之，风伤营者，乃今之空气传染诸病也。盖风非
能为病，风之为病，以其挟秽也。宋玉《风赋》曰："夫庶
人之风，瑍然起于穷巷之间，堀蝶扬尘，勃郁烦冤，冲孔袭
门，动沙堁，吹死灰，骇溷浊，扬腐余，邪薄入瓮牖，至于
室庐。故其风中人状，直憯溷郁悒，毆温致湿，中心惨怛，
生病造热，中唇为胗，得目为曦。"余杭章师以为风之致病，
即在"骇混浊，扬腐余"，使病原微生物得飞扬空气之中，
以播种于人体也。此言可谓能揭风之隐矣。所谓善言古者，
必有验于今也。

空气中既有病原微生物飞扬而中于人，自口鼻吸入，或
附着于皮肤损伤之口，以成诸种之病，如猩红热，如麻疹，
如痘疮，如流行性感冒，皆是也。发病之时，则因病菌入血
之后，繁殖廾类，产生毒素，以致发病，不得认为淋巴之病
矣。其证候则视其所染之病之个性而异，其疗法亦视其病所
加害之点而殊，岂可以"风伤卫"而主以桂枝，为三纲之
一哉？

由上之言，既知"寒伤营"非《伤寒论·太阳篇》之伤
寒，又知"风伤卫"非桂枝证之中风，则其第三纲所谓"风
寒两伤营卫"者，根本不能成立，其妄可不待言而知矣。

三纲鼎立之说，昔人亦有知其非者，柯韵伯是也，易

"风伤卫"、"寒伤营"之名而代以桂枝证、麻黄证之目。此法盖本诸孙真人《千金翼》用桂枝汤法,用麻黄汤法之意。而畅其流,极其变者,徐灵胎《伤寒类方》也。

徐氏《伤寒类方》叙曰:"《伤寒论》当时已无成书,乃叔和之所搜集者,虽分定六经,而语无诠次,阳经中多阴经治法,阴经中多阳经治法。"

又曰:"当时著书,亦不过随证立方,本无一定之次序也。"

此言余极以为是。盖仲景之书,当时之方案耳。施治不必一人,疏方不定一时,随证随地而立方耳。亦非尽出于仲景一手,观其自叙中所谓博采众方而成,乃古人之方案耳。施治亦不必一人,疏方亦不定一时,亦随证随地而立方耳。后之学者,不知此义,而颠倒之,错乱之,更易前后,审辨真伪,务使上下衔接,聊为一气,以演成特别之条贯。此则后人之《伤寒论》,而非仲景之《伤寒论》也。以为是可以得仲景原文之本来面目,不亦远乎?自方中行而下,仆仆然不惮烦琐,真所谓庸人自扰者矣!

《太阳篇》中三纲鼎立之外,最为诸家所聚讼者,桂枝汤也。自来医家皆谓仲景之法,有汗用桂枝,无汗用麻黄;且因《伤寒论》有"桂枝本为解肌,若其人脉浮紧、发热、汗不出者,不可与也"之言,于是遂谓桂枝汤之"歠热稀粥,温复,令遍身微似有汗"之法,为桂枝解肌之法,而以解肌专属之桂枝。徐洄溪号为能读古书,亦持此说,余子何论焉?

《深师方》有麻黄解肌汤,见《外台》卷一,其药四味,其分量、煎法、服法，悉与仲景麻黄汤同，惟桂枝作桂心耳。且其后有注曰："本仲景麻黄汤。"又《外台》卷三载《肘后》麻黄解肌汤，其药无桂，是麻黄解肌，古人所通知。故《别录》述麻黄之用，而有"解肌"二字也。《肘后》又有"葛根解肌汤"之名。由是，可知后世之以解肌专属桂枝，嚣嚣然发舒空论者，皆目光如豆，坐井观天者之言也。

桂枝之能发汗，《本经》虽无明文，而《别录》有之。且征诸仲景书中，用桂枝汤发汗者，历历可数。

如《太阳上篇》曰："服桂枝汤，大汗出，脉洪大者，与桂枝汤如前法。"

又曰："服桂枝汤，大汗出，后大烦渴不解，脉洪大者，白虎加人参汤主之。"

此皆言服桂枝汤后大汗，则桂枝不仅能发汗，且能发大汗矣，即桂枝汤服法中所谓"如水流离"也。

又如《太阳中篇》曰："太阳病，外证未解，脉浮弱者，当以汗解，宜桂枝汤。"

又曰："病常自汗出者，此为荣气和，荣气和者外不谐，以卫气不共荣气谐和故耳……复发其汗，荣卫和则愈，宜桂枝汤。"

又曰："病人脏无他病，时发热自汗出而不愈者，此卫气不和也，先其时发汗则愈，宜桂枝汤。"

又曰："伤寒不大便六七日，头痛有热者，与承气汤；其小便清者，知不在里，仍在表也，当须发汗，若头痛者，必衄，宜桂枝汤。"

又曰："伤寒发汗已解，半日许复烦，脉浮数者，可更发汗，宜桂枝汤。"

《阳明篇》曰："阳明病，脉迟，汗出多；微恶寒者，表未解也，可发汗，宜桂枝汤。"

又曰："病人烦热，汗出则解，又如疟状，日晡所发热者，属阳明，脉实者宜下之，脉浮虚者宜发汗，下之与承气汤，发汗宜桂枝汤。"

《太阴篇》曰："太阴病，脉浮者，可发汗，宜桂枝汤。"此皆仲景用桂枝汤发汗之明文也。

又，《太阳上篇》末条有"增桂令汗出"之语，而《太阳中篇》小柴胡汤后加减曰："若不渴，外有微热者，去人参，加桂枝三两，温覆，微汗，愈。"此增加桂枝以发汗之明文也。

然《伤寒论》中又有桂枝加附子汤主发汗漏不止，桂枝甘草汤主发汗过多，桂枝二越婢一汤主无阳不可发汗等文，于是又疑桂枝非发汗之药。是以王海藏以桂枝为非能开腠理发出其汗，又非能闭汗孔，而归其功于调营和卫。夫营卫本身尚未明白确定，调和之云，更无从说。甚矣，旧医之敢为荒诞也。虽然，此非海藏之罪，罪在仲景也。

仲景《伤寒论》屡多矛盾之言。其言营卫也，《太阳中篇》曰："病常自汗出者，此为荣气和，荣气和者，外不谐，以卫气不共荣气和谐故尔。以营行脉中，卫行脉外，复发其汗，荣卫和则愈，宜桂枝汤。"又曰："病人脏无他病，时发热，自汗出而不愈者，此卫气不和也，先其时发汗则愈，宜桂枝汤。"此则以汗自出者为荣气和，卫气不和，以发汗为和卫矣。其荣气本自和，无调和之必要也。

《太阳上篇》曰："太阳中风，阳浮而阴弱。阳浮者热自发，阴弱者汗自出。"此则以汗自出者为阴弱。旧医书"阴""阳"二字，用途至广。或指血气荣卫言，或指脉言。此条"阴""阳"二字指脉言，亦即指营言，指血言也。何以知之？此条以微与浮对立，浮是脉象，知微亦脉象也。

然《太阳中篇》曰："若下之，身重心悸者，不可发汗，当自汗出乃解。所以然者，尺中微脉，此里虚，须表里实，津液自和，便自汗出，愈。"又曰："假令尺中迟者，不可发汗，何以知然？以荣气不足，血少故也。"

总此两条观之，所以知不可发汗者，以尺脉微、尺脉迟故也。尺脉迟微，则归其因于里虚及荣气不足，更申之曰血少。然则其所谓里虚者，无他，荣气不足也；质而言之，则血少也。

又，《太阳上篇》曰："脉微而恶寒者，此阴阳俱虚，不可更发汗，更吐，更下也。"成无己注曰："阳，表也；阴，里也。脉微为里虚，恶寒为表虚。"然则脉微里虚，即阴虚阴弱，亦即荣气不足，血少矣。

《太阳中篇》曰："太阳病，发热汗出者，此为荣弱卫强，故使汗出。欲救邪风者，宜桂枝汤。"可知阴弱即荣弱矣。

吾故曰：前条之阴阳，指脉言，亦即指气血荣卫言也。其所谓阴，即营也。乃观仲景之文，则曰："阴弱者，汗自出。"又曰："自汗出者，此为营气和。"徐洄溪曰："荣气和者，荣气不病。"夫阴弱即荣气不足，然则荣气不足，即荣气不病乎？此《伤寒论》言营卫之矛盾也。

其用桂枝也，《太阳上篇》曰："桂枝本为解肌，若其人脉浮紧，发热，汗不出者，不可与之也。常须识此，勿令误也。"此言无汗不可用桂枝，垂戒深矣。

乃桂枝汤方后曰："遍身漐漐微似有汗者，益佳。"是其在服桂枝汤以前，并微似有汗者而亦无之也。吾不知其所谓"汗自出者"，且较"微似汗者"更微乎？

又曰："若不汗，更服，依前法；又不汗，后服小促其间。"又曰："若汗不出，乃服至二三剂。"吾不知其所谓不可与桂枝汤之无汗，与此须服至二三剂之汗不出，将若何分别耶？

又，《太阳中篇》曰："发汗后，不可更行桂枝汤。汗出而喘，无大热者，可与麻黄杏仁甘草石膏汤。"柯韵伯曰："仲景每于汗下后表不解者，用桂枝更汗。"又曰："汗下后，表未解者，更行桂枝汤，是治风寒之常法。"

于此可见"发汗后，不可更行桂枝汤"之言为矛盾矣。以其喘耶？则喘家作桂枝汤，加厚朴、杏仁斯可矣。以其汗耶？此正宜用桂枝。何以舍桂枝而用麻黄？以其无大热耶？何以用石膏？此以旧说绳之，皆不可通者也。故柯氏改"汗出而喘"为"无汗而喘"，以合方中之麻黄；改"无大热"为"大热"，以合方中之石膏。说虽未当，诚知其不可通也。陈修园谓喘为麻黄本证之喘，以汗出为麻黄本证之汗未出，以无大热为热盛于内，上乘于肺，外热反轻。说虽未当，诚知其不可通也。然说者虽多，求其毫发无遗憾者，竟不可得。此无他，仲景本自矛盾，非后贤所能救也。

仲景之书，矛盾极多，而于桂枝汤为尤甚。井研廖平乃

谓桂枝汤不止一方，必有数方同名桂枝汤者，如承气汤之有
大小承气、调胃承气之类。于是摭拾《圣济总录》之四味桂
枝汤、五味桂枝汤等十九方以实之，以为得此而桂枝汤之
说，始能昭明。其说虽新，非起仲景于九泉而质之，谁能信
其果否耶？

五

《伤寒论》中最不可通者，结胸也。其论结胸之原因也，
曰："病发于阳而反下之，热入，因作结胸……所以成结胸
者，以下之太早故也。"又曰："太阳病，脉浮而动数……医
反下之，动数变迟，膈内拒痛，胃中空虚，客气动膈，短气
躁烦，心中懊憹，阳气内陷，心下因硬，则为结胸。"又曰：
"伤寒五六日，呕而发热者，柴胡汤证具，而以他药下之
……若心下满而硬痛者，此为结胸也。"又曰："太阳、少阳
并病，而反下之，成结胸。"此谓误下而成结胸也。

又曰："伤寒六七日，结胸热实。"此谓不必误下，而亦
成结胸也。如成无己注曰："此不云'下后'，而云'伤寒六
七日'，则是传变之实热也。"张兼善注曰："早下结胸，事
之常；热实结胸，事之变。"程郊倩《伤寒后条辨》曰："结
胸……不必误下始成。伤寒六七日，有竟成结胸者。"汪苓
友《辨证广注》曰："此言结胸证，亦有不因误下而成者。"
是皆以仲景此条为不因误下而竟成结胸也。

《伤寒论》又曰："寒实结胸，无热证者，与三物小陷胸
汤，白散亦可服。"宋版《伤寒论》此条下注云："一云：与

三物小白散。"按：注说是也，然亦衍"小"字。考《玉函
经》及《千金翼》无"陷胸汤"及"亦可服"六字，亦作
"与三物小白散"，与注所谓"一云"者合。《医宗金鉴》亦
谓"三物小陷胸汤，当是三物白散"。尤在泾《贯珠集》亦
曰："'小陷胸汤'及'亦可服'七字疑衍。"庞安时《总病
论》作"与三物白散"，其下注曰："小陷胸者，非也。"徐
灵胎《类方》白散下注云："按《活人书》云'与三物白
散'，无'小陷胸汤亦可服'七字。盖小陷胸寒剂，非无热
之所宜也。"《玉函经》乃《伤寒论》之别本，《千金翼》所
载者，唐时之《伤寒论》也。朱奉议之《活人书》、庞安时
之《总病论》，皆宋时之物，其所载当可据，故当从之。而
《伤寒论》中更无大白散，故《玉函》《千金翼》小白散之
"小"字亦衍文也。当从《活人书》《总病论》为是。此结胸
亦非因早下而成，似与冷水潠灌有关。

　　总上观之，《伤寒论》所说结胸之起源，多因伤寒早下；
亦有无其他原因，自热发生者，热实结胸是也；亦有自寒发
生者，寒实结胸是也。

　　其论结胸之证候也，曰："按之痛，寸脉浮，关脉沉，
名曰结胸也。"又曰："结胸者，项亦强，如柔痉状。"又曰：
"结胸证，其脉浮大者，不可下，下之则死。"又曰："结胸
证悉具，烦躁者亦死。"又曰："太阳病，脉浮而动数……医
反下之，动数变迟，膈内拒痛，胃中空虚，客气动膈，短气
躁烦，心中懊憹，阳气内陷，心下因硬，则为结胸。"又曰：
"结胸热实，脉沉而紧，心下痛，按之石硬。"又曰："不大
便五六日，舌上燥而渴，日晡所小有潮热，从心下至少腹硬

满而痛，不可近。"又曰："小结胸病，正在心下，按之则痛，脉浮滑。"

总上诸证观之，其言脉不可凭，盖寸关非有两截，浮则俱浮，沉则俱沉，非有寸浮关沉之脉也。其中"心下至少腹硬满而痛，不可近"，及"心下痛按之石硬"为其主证。凡伤寒因下之而得此证者，为肠穿孔性腹膜炎，其病最凶，故《明理论》曰："伤寒错恶，结胸为甚。"《伤寒广要》曰："伤寒以结胸为恶证。"至于项强躁烦，则侵入脑矣。故《伤寒论》曰："躁烦者亦死。"尤在泾《贯珠集》曰："颈项强直，结胸之甚者。"此乃是穿孔性腹膜炎，而延为脑膜炎也。

伤寒之肠穿孔，不必因误下而生，亦有自己发生者。《伤寒论》所谓结胸热实，即此也。其寒实结胸及小结胸，则为胃中障碍，而非穿孔性腹膜炎矣。

又，动数变迟、膈内拒痛、短气躁烦、心中懊憹，则黄疸之前驱证往往如此，颇有似于结胸，故曰："阳气内陷，心下因硬，则为结胸。"谓有此种前驱证，再进一步而心下作硬者，则为结胸也。其实伤寒发黄疸者，往往有之。仲景见其不作结胸，而发黄疸也，故曰："若不结胸……身必发黄。"此条实是黄疸证候，而仲景误以为将作结胸也。

盖结胸为穿孔性腹膜炎，穿孔性腹膜炎脉必细数，故《伤寒蕴要》曰："脉微细沉，手足冷者，皆难治也。"《伤寒证治明条》曰："沉微细小者，决难救矣。"而动数变迟，实为黄疸之的证，以黄疸之脉多迟也。若穿孔性腹膜炎之脉变迟，则必进而成脑膜炎。或能如此，未有未成穿孔性腹膜炎之前而脉先变迟也。

　　由原因、证候两者并勘，已知结胸之为穿孔性腹膜炎矣。穿孔性腹膜炎惟用外科手术，涤荡秽污，或有万一回生之望，决非陷胸丸汤所能救治。其曰陷胸丸、陷胸汤主之者，非治法也。且此病因下之而成，岂有再下而可愈之理？此吾所谓不可通也。

　　与结胸相似者，为痞。《伤寒论》曰："脉浮而紧，而复下之，紧反入里，则作痞。按之自濡，但气痞耳。"方中行注曰："濡，言不硬不痛而柔软也。"按，方说是也。《管子·幼官篇》"藏温濡。"注曰："君之所藏也，温和濡缓。"是"濡"可训"软"。又，《集韵·二十八·狝》有"𩆓"（软），通"濡"，是"濡"即"软"字矣。柯韵伯改"濡"作"硬"，徐灵胎训"濡"为"湿"，皆非是。《伤寒论》又曰："心下痞，按之濡。"又曰："但满而不痛者，此为痞。"

　　总诸条观之，《伤寒论》之痞，乃伤寒鼓肠证而不甚者也。若鼓肠之甚者，按之亦不软，其危险亦大。所谓脏结者，或即此乎？

　　结胸之后，所当注意者，热入血室也。《伤寒论》"热入血室"凡有三条，曰："妇人中风，发热恶寒，经水适来，得之七八日，热除而脉迟，身凉，胸胁下满，如结胸状，谵语者，此为热入血室也。"又曰："妇人中风七八日，续得寒热发作有时，经水适断者，此为热入血室，其血必结，故使如疟状，发作有时。"又曰："妇人伤寒发热，经水适来，昼日明了，暮则谵语，如见鬼状者，此为热入血室，无犯胃气及上二焦，必自愈。"

　　欲论此候，当先决定血室之果为何物。成聊摄《明理

论》以为血室即冲脉，方、喻诸家从而和之。柯韵伯以为是
肝，徐灵胎以为是心、肝两脏，皆以意为说，而无明确之证
据。陈自明《妇人良方》以为是胞门子户，罗谦甫《卫生宝
鉴》以为是女子胞，程式《医彀》以为是子宫，张景岳《三
焦命门辨》亦以为是子户。

考《金匮要略·妇人杂病二十二》有曰："妇人少腹满
如敦状，小便微难，而不渴，生后者，此为水与血俱结在血
室也，大黄甘遂汤主之。"然则《伤寒论》所谓"胸胁下满，
如结胸状"等，乃在少腹也。少腹者，膀胱、子宫之所在
也。子宫有病，其影响往往及于膀胱，故曰小便微难也。以
此论之，陈、罗、程、张四子之说，较为有据矣。且独见诸
妇人，又独见诸妇人月经之时及生产之后，其为子宫，更可
无疑。

由此观之，所谓热入血室者，小骨盆腹膜炎也，子宫周
围炎也。其剧者亦能生脑膜炎，故呓语。而神经衰弱之女
子，每至经行之期，神经证候更甚，故见鬼也。其轻者能自
愈，故曰"无犯胃气及上二焦，必自愈"。如疟状，发作有
时者，化脓热也。

余尝诊一左姓女子，经来中止，发热，小腹胀痛不可
近。送至同德医院，此时长院者为庞京周先生，以其为处子
也，不欲遽检查其生殖器，姑以泥膏敷其小腹，以观其经
过。至入院之第三日，突然有白色之脓大量从阴道出，自是
病候顿减，无几日，全愈而退院矣。此乃局限性小腹部化脓
症（或是盲肠周围局限性脓疡），自阴道破溃而出者也。此
亦热入血室之例也。

　　然病不在子宫内，无所谓血室。谓之热入血室者，古人想象悬拟之辞，今则不宜用矣。今世医家，但见妇女热病有呓语者，不问其小腹有无满硬，方案上多书"热入血室"字样，可谓不思之甚矣。想象悬拟之辞，流弊如此也。

　　《伤寒论》曰："伤寒脉结代，必动悸，炙甘草汤主之。"又曰："脉，按之来缓，而时一止复来者，名曰结。又，脉来动而中止，更来小数，中有还者，反动，名曰结阴也。脉来动而中止，不能自还，因而复动，名曰代阴也。得此脉者，必难治。"按，结代等脉，拙著《皇汉医学批评》已论之矣。若以较严格言之，结代脉者，即新医之不规则脉中之期外收缩及房室刺戟传达障碍也。

　　何谓期外收缩？何谓房室刺戟传达障碍？非明心脏刺戟传达之生理不可，今请略言之。

　　脉之动，全由于心之动。心之动，为一收缩，一扩张。收缩之时，在乎心室中之血被逼而迸出，而入于脉中，脉乃为之膨胀，同时脉内之血乃为之前进，此即脉动之真因也。心不动，脉亦不动；心几动，脉亦几动。不但两手寸口动脉如此，全身动脉无不如此。凡耳前动脉、足背动脉、颈动脉等，可以手按而得者，皆可按以实验。

　　然心力衰弱甚者，心一收缩，所输出之血量甚少，不足以使脉管作明著之膨胀，则无脉可按矣。故有心动而脉不动者（新医谓之"无脉搏性收缩"），未有心不动而脉能自动者也。是故脉之代结，无他，乃心之代结耳，实心动有中止故也。

　　心何以动？以有刺戟故也。心脏受刺戟，何以能收缩？盖肌肉之为物，一受刺戟，皆能收缩。心脏亦肌肉所组成，故亦受刺戟而收缩也。心动何以中止？以刺戟发生异常，或传达其刺戟之径路发生妨碍也。心者，藐小一物耳，刺戟之，宜可全心受其影响。

何以必须有传达径路？盖心之为物，分上下两截，在上者为左、右心房，在下者为左、右心室。房、室皆肌肉，而中有结缔组织隔之，各自独立，不相连属也。故须有传达之器，然后一方受刺戟，能传至他方也。

今知心脏之刺戟，发自静脉窦，在右心上半，即右心房之静脉血入口之附近也。此处受刺戟，经传达径路而至心室，故心房收缩后，即见心室收缩也。心室收缩，始能令血进出。故脉之动，全赖乎心室之收缩；而心脏之收缩，全在乎刺戟也。

此外，又有一特异状态，不可不明者。当心脏收缩期及扩张之初期，若再有外来之刺戟加于心脏，此时心脏不再发生影响，故亦不别起收缩，此谓之"刺戟无反应期"。此现象与代结之说明，有极大之关系也。

心脏本来之刺戟，发自静脉窦近旁者，有一定不变之期限，故心之一收一放，亦井然。今有特别之刺戟，发生于心室，不随定期，又不在无反应期之内，则心脏受彼刺戟，又起收缩，而脉又一至。此一收缩，与前次之正常收缩，相距之时间较短，故其脉如连来两至。期外收缩之后，正常之刺戟又至，若适在无反应期中，心脏即不受影响，故不再引起收缩，必待下次之正常刺戟始能收缩，故休息之时间较长，而其脉若中断矣。概而言之，则其脉如连来两至而略止也。旧谓结脉之能自还，为略止而连来两至，误矣。若一次正常

收缩，一次期外收缩，交互而至者，则似略止而连来两至，
然其本体亦仍是连来两至而略止耳。旧说颠倒其先后也。

　　由此言之，旧以中止而能自还者为结脉，即今之心室性
期外收缩也。然若当期外收缩之来，此时心室内收容之血液
尚在甚少之时，则心虽收缩，而进出之血量不足以使动脉作
明显之膨胀，成为上述之无脉搏性收缩；而其后之正常收
缩，又被无反应期所湮没，必待下次正常收缩时始能见脉，
则无脉之时间更长矣。以其无连来两至之现象，故按之似觉
较常脉直少一脉矣。旧谓之不能自还，谓之代脉，实则脉虽
如此，而听其心部，固显然有期外收缩之音可证明也。旧以
中止之脉能自还、不能自还分结代而卜吉凶，徒熟知切脉，
而不知听心。心虽能自还，而脉有如不能自还者乎？是则旧
医论脉者所梦想不到者矣。

　　房室刺戟传达障碍者，由心房传至心室之路径发生障碍
也。其证之轻者，自心房传至心室之机能不甚敏活，而传达
之时间为之延长。故心脏每收缩之距离渐渐延长，至一定程
度，心房传来之刺戟，心室不起反应，此时脉搏即中止，而
脱漏一至矣。中止须臾，其传达之机能恢复原状，于是收缩
之距离暂时缩短几许，乃又渐渐延长，复至于不起反应而
止。故有此证者，脉来必缓，与仲景"按之来缓"合。中止
而后，更来之脉较数于前，此亦所谓"自还"也，亦与仲景
所说结阴之脉合。故房室刺戟传达障碍，亦即仲景之结
脉也。